AF396744

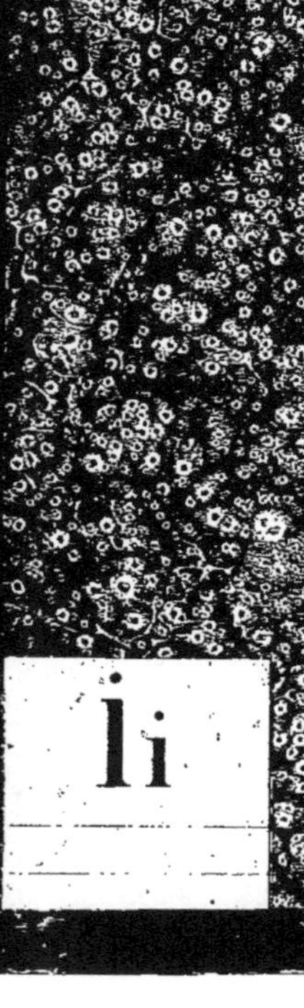

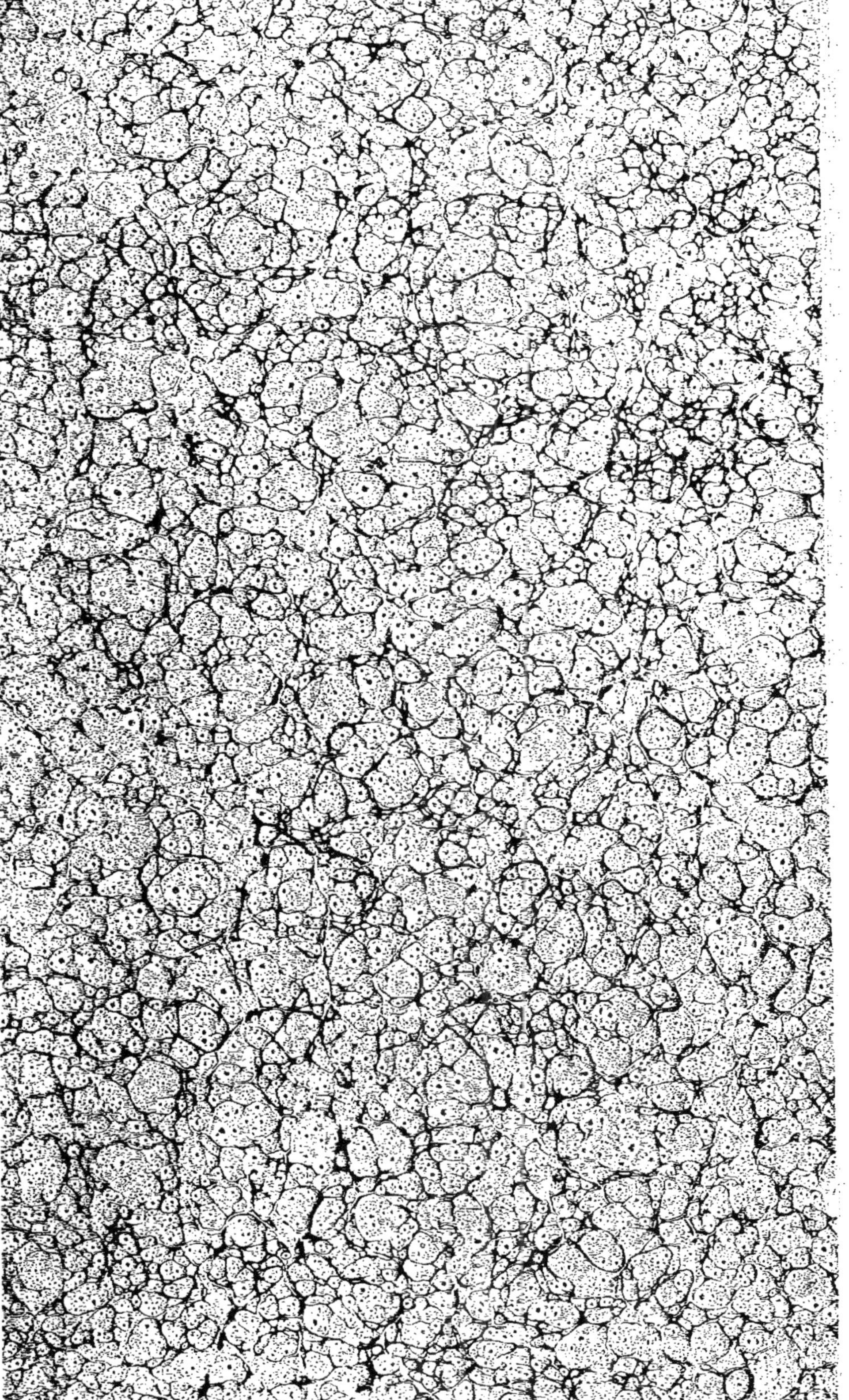

LEÇONS

SUR

LA PHYSIOLOGIE ET LA PATHOLOGIE

DU

SYSTÈME NERVEUX.

—

I.

Imprimerie de L. Martinet, rue Mignon, 2.

COURS DE MÉDECINE
DU COLLÉGE DE FRANCE.

LEÇONS

SUR

LA PHYSIOLOGIE ET LA PATHOLOGIE

DU

SYSTÈME NERVEUX,

PAR

M. Claude BERNARD,

MEMBRE DE L'INSTITUT DE FRANCE,

Professeur de médecine au Collége de France,
Professeur de physiologie générale à la Faculté des sciences, Membre des Sociétés de Biologie,
Philomatique de Paris, correspondant de l'Académie
de médecine de Turin, des sciences médicales et des sciences naturelles de Lyon,
Constantinople, Édimbourg, Stockholm, Francfort-sur-le-Mein, Munich,
de Suisse, de Vienne, etc., etc.

Avec figures intercalées dans le texte.

TOME I.

PARIS,

J.-B. BAILLIÈRE ET FILS,

LIBRAIRES DE L'ACADÉMIE IMPÉRIALE DE MÉDECINE,

Rue Hautefeuille, 19.

Londres,   New-York,
H. BAILLIÈRE, 219, REGENT-STREET. | H. BAILLIÈRE, 290, BROADWAY.

MADRID, C. BAILLY-BAILLIÈRE, CALLE DEL PRINCIPE, 11.

M DCCC LVIII

L'auteur et les éditeurs se réservent le droit de traduction.

AVANT-PROPOS.

Dans leur développement, les sciences présentent toujours deux côtés à considérer : l'invention ou la découverte des faits nouveaux, et la critique ou la coordination des connaissances acquises. Parmi les hommes qui cultivent chaque science, les uns se proposent pour but d'en porter plus loin les limites, en y introduisant des notions nouvelles; les autres s'attachent plus particulièrement à critiquer les découvertes des premiers dans leurs rapports avec les idées actuelles.

La nature de l'enseignement du Collége de France nous place, comme on le sait, dans le premier cas, et ce rôle scientifique nous paraît d'autant plus important en médecine, que cette science n'étant pas faite, la tendance constante à la généralisation systématique n'en existe pas moins. C'est dans ces conditions surtout qu'il est utile de montrer des faits nouveaux en opposition avec les théories prématurées qui veulent s'imposer comme définitives.

Nous cherchons donc dans nos cours à remuer, le plus possible, toutes les questions, afin de faire jaillir de cet examen quelques vues ou quelques résultats inattendus qui tiennent la science en éveil sur des questions qu'elle pouvait croire résolues.

Pour le système nerveux, on avait pu penser que les découvertes considérables, faites dans ce siècle, avaient établi les bases définitives de la névro-physiologie. Cependant on verra, par les deux volumes de leçons que nous publions aujourd'hui, que dans cette direction il y a encore beaucoup de lacunes à remplir, et que des questions fondamentales sont encore à élucider. Le meilleur moyen d'appeler les travaux des physiologistes et des médecins pour la solution de ces problèmes est de ne pas laisser croire que la science est achevée sur ces points.

Dans le premier volume, où sont examinées les propriétés générales des nerfs et des centres nerveux, on trouvera des recherches très étendues sur un des phénomènes les plus importants et les plus controversés du système nerveux : la sensibilité récurrente. Cette question neuve a été traitée aussi complétement qu'elle peut l'être pour le moment.

On trouvera sur les propriétés électriques des nerfs, des muscles et de la peau, de même que sur la question si débattue des rapports fonctionnels du système nerveux et du système musculaire, un grand nombre de résultats et d'arguments nouveaux.

Dans le premier volume sont encore rapportées des expériences qui me semblent de nature à donner des idées nouvelles sur l'action des centres nerveux dans les fonctions organiques. Le diabète artificiel produit par la piqûre du plancher du quatrième ventricule est dans ce cas, ainsi que beaucoup d'autres expériences sur la moelle épinière, dont les résultats sont encore difficiles à expliquer.

Dans le second volume, où les nerfs sont considérés dans leur histoire particulière, il semblerait que notre tâche ait dû être beaucoup plus facile, parce qu'on croit généralement que l'histoire topographique des nerfs périphériques est très bien connue. Si cela est vrai pour certains nerfs, il y en a d'autres, comme on le verra, sur les fonctions desquels règne encore une très grande obscurité.

Plusieurs nerfs de la face, ainsi que le pneumo-gastrique, ont été pour nous le sujet d'expériences très multipliées. Nous avons également traité avec beaucoup de détails le nerf spinal ou accessoire de Willis.

Pour le grand sympathique, nous avons également réuni un grand nombre d'expériences et beaucoup de résultats nouveaux et définitifs, quoique cependant l'histoire d'ensemble de ce nerf soit loin d'être terminée. C'est particulièrement sur son influence circulatoire ou sur ses actions vaso-motrice et calorifique qu'ont porté nos investigations.

Enfin, j'ajouterai que dans toutes ces leçons j'ai, à propos des questions qui sont restées à l'état d'ébauche, donné le plus grand nombre de détails expérimentaux possibles, afin qu'ils puissent servir de point de départ à ceux qui voudraient poursuivre ces recherches.

Le but que je me suis toujours proposé et que j'ai la satisfaction d'avoir déjà atteint autant que cela a été en moi, c'est de découvrir des faits et de poser ou de faire naître des questions nouvelles. Ces dernières, parcourant ensuite, au milieu de la discussion, comme toujours, leur évolution scientifique, ont pour effet de provoquer un mouvement de travaux éminemment utile aux progrès de la science.

Ces leçons ont été recueillies et rédigées par mon élève et ami M. le docteur A. Tripier.

Mars 1858.

CLAUDE BERNARD.

LEÇONS

SUR

LA PHYSIOLOGIE ET LA PATHOLOGIE

DU

SYSTÈME NERVEUX.

PREMIÈRE LEÇON.

17 DÉCEMBRE 1856.

SOMMAIRE : Objet du cours. — Importance du système nerveux. — Idées des anciens sur ses fonctions. — *De la méthode expérimentale.* — Difficultés de l'expérimentation tenant aux tendances de l'expérimentateur. — Art expérimental. — Esprit expérimental. — Idées préconçues et idées fixes. — Rôle de l'observation pure et de l'hypothèse. — Danger des hommes à idées fixes. — Observer et expérimenter. — Expériences comparatives. — Des relations de cause à effet.

MESSIEURS,

Le système nerveux, qui sera cette année le sujet de nos leçons, est de tous les systèmes de l'organisme celui que la nature et la variété de ses fonctions semblent placer au premier rang ; à tel point qu'on a pu dire avec raison que les animaux étaient d'autant plus parfaits que leur système nerveux était plus développé. C'est lui qui met en jeu et régularise non-seulement tous les phénomènes de la vie de relation ; mais nous retrouvons

encore son influence dans les phénomènes de la vie organique, dans tous les actes de nutrition, sécrétions, production de chaleur, etc. Il n'y a plus de doute aujourd'hui
sur la réalité de ce rôle général : en effet, nous pouvons,
par des actions sur le système nerveux, troubler non-
seulement les actes de la vie de relation, mais modifier
encore les phénomènes de sécrétion, de calorification ;
ces phénomènes, quoique d'ordre purement physique ou
chimique, sont cependant dans une dépendance étroite
de l'influence nerveuse, qui embrasse ainsi tous les actes
de la vie et assure le rang le plus élevé au système organique qui est chargé de l'exercer.

Les progrès dans la physiologie du système nerveux
sont de date récente. C'est dans le commencement de ce
siècle seulement que les travaux de Ch. Bell et de Magendie ont montré, dans les nerfs, des conducteurs distincts pour le mouvement et pour le sentiment. Bien
que les anciens eussent reconnu l'importance de ce
système, ils n'avaient que des notions assez confuses sur
les propriétés et l'agencement de ses diverses parties.
L'importante découverte de la distinction des nerfs, en
nerfs sensitifs et nerfs moteurs, est devenue le point de
départ de toutes les recherches faites depuis dans cette
branche de la physiologie. La nature sensitive ou motrice
de presque tous les nerfs a été déterminée par un même
procédé expérimental qui consiste à opérer la section d'un
nerf et à voir ensuite laquelle des facultés motrice ou
sensitive est abolie. On a ainsi constitué une physiologie
topographique du système nerveux. Cette étude est aujourd'hui en grande partie faite ; elle a seulement laissé

des points obscurs sur les nerfs que l'expérimentation n'a pas pu atteindre.

Cette analyse expérimentale des nerfs par la soustraction de leur influence à l'aide de la section, et par la restitution de cette influence par certains excitants, par le galvanisme en particulier, a indiqué l'usage de chaque partie ; elle a permis de localiser les phénomènes, mais elle n'apprend rien sur la nature et les propriétés spéciales de l'agent nerveux.

L'histoire générale de cet agent est encore inconnue ; mais cependant on a commencé de nouvelles études qui ont conduit à des résultats remarquables sur la régénération des nerfs et sur les courants divers qui peuvent s'y développer.

Les anciens avaient, sur la nature du fluide nerveux, des idées qu'il n'est pas sans intérêt de rappeler dans ce rapide aperçu sur l'histoire du système nerveux. Elle était en réalité, pour eux, aussi satisfaisante que celles que nous avons aujourd'hui. En effet, comme toutes les théories, ces idées n'étaient que l'expression d'une manière de voir destinée à expliquer les faits, et il est remarquable de voir combien leur théorie des esprits animaux semblait en rendre compte d'une manière satisfaisante et parfaitement lucide. Ainsi Willis parle des esprits animaux qui, sécrétés dans la partie corticale du cerveau, descendent dans la moelle allongée qui leur sert de réservoir ; en piquant ce point, on donne issue aux esprits animaux, ce qui cause subitement la mort.

Dans les idées de Willis et des anciens, ce fluide, auquel on donnait le nom d'esprits animaux, représentait la quintessence du sang et du chyle. Le cerveau en séparait les parties les plus ténues, qui circulaient ensuite dans le système nerveux.

Ces vues rendaient très bien compte, avons-nous dit, des faits observés : en effet, si l'on empêche le sang d'arriver au cerveau, les fonctions de cet organe sont anéanties; l'agent nerveux n'existe plus. On trouve d'autre part, dans les effets d'une alimentation suffisamment réparatrice et fortifiante, la preuve que les qualités du sang sont pour beaucoup dans la réparation de l'activité nerveuse.

Willis explique avec détail ses idées, et il dit comment il se fait que l'on paralyse le diaphragme pour une ligature posée sur le nerf phrénique : on empêche, dit-il, les esprits animaux de descendre du cerveau. Que l'on vienne ensuite à exciter le nerf phrénique au-dessus de la ligature, on ne déterminera aucun mouvement du diaphragme, parce que les esprits animaux ne peuvent plus passer; qu'au contraire on porte l'excitation au-dessous de la ligature, on déterminera encore des contractions, parce que la petite quantité d'esprits animaux que la partie inférieure du nerf peut tenir en réserve agissent encore. Si je vous rappelle ces idées qui n'ont plus cours depuis longtemps, c'est pour vous montrer qu'on a pu changer les mots, remplacer les esprits animaux par un fluide impondérable, sans réaliser pour cela un véritable progrès. Tant qu'on n'a fait que substituer une théorie à une théorie sans preuve directe, la science n'y a rien gagné ; celle des anciens en vaut une autre. Aujourd'hui les esprits animaux ne sont plus

en cause; les progrès de la physique et quelques analogies, assez séduisantes d'ailleurs, leur ont fait substituer le fluide électrique; mais si nos connaissances sont
plus avancées sur ce sujet, ce n'est pas que nos théories
valent mieux : c'est que nous avons la connaissance d'un
grand nombre de faits qu'on ignorait. Pour ce qui est
de la théorie moderne basée sur les analogies de l'agent
nerveux avec l'électricité, nous aurons à y revenir bientôt, et nous verrons que la force nerveuse, bien qu'elle
soit liée à l'accomplissement des phénomènes chimiques
de l'organisme, diffère essentiellement de la force
électrique; aussi a-t-on proposé de lui donner un autre
nom.

Haller avait réellement commencé l'étude des propriétés nerveuses en les examinant dans leurs relations
avec les propriétés des autres tissus; c'est ainsi qu'il avait
pu déjà considérer que la contractilité musculaire était
due à un agent distinct de l'excitabilité nerveuse. Depuis
Haller, ces idées ont été longuement discutées; mais nous
verrons que ces questions sont élucidées aujourd'hui
par des expériences concluantes.

Les deux ordres de points de vue que nous venons de
rappeler nous tracent le programme que nous avons à
suivre.

D'une part, nous aurons à envisager les propriétés
générales des nerfs et les rapports de ces propriétés générales avec celles des autres tissus. Ce que nous pourrons savoir du fluide nerveux en lui-même, de ses analogies avec le fluide électrique, etc., trouvera là sa place.

Ensuite, passant à l'application de ces notions, nous

interrogerons chaque nerf en particulier ; dans cette
étude, les observations pathologiques interviendront plus
directement et nous seront souvent un précieux moyen
de montrer l'application à l'homme des faits que nous
observerons directement chez les animaux soumis à notre
expérimentation. Nous vous exposerons les résultats les
plus récents, les conséquences qu'on en a tirées, cherchant dans la discussion de ces faits, dans la critique de ces
conséquences le point de départ d'expériences qui puissent ajouter à nos connaissances sur ce sujet.

Quant à la méthode que nous suivrons dans les recherches auxquelles nous nous livrerons, je n'ai plus à
vous en parler. L'expérimentation seule dans notre science
peut conduire à des résultats sérieux ; il n'y a donc pas
à choisir. Si nous ne l'avons vue intervenir que tardivement en physiologie, c'est qu'elle avait besoin du secours
incessant de sciences qui, comme la physique et la chimie,
n'étaient pas dans un état assez avancé pour lui fournir
les instruments, les moyens de mesure ou d'appréciation
qui lui sont indispensables. Les conquêtes nombreuses
et variées de la physiologie moderne montrent suffisamment aujourd'hui que les entraves tenant à l'insuffisance
des moyens d'observation vont en diminuant de plus en
plus : nous avons maintenant de meilleurs instruments,
il ne faut plus que savoir s'en servir.

Mais ici, messieurs, je veux particulièrement vous
signaler des écueils qui ne tiennent ni à la méthode, ni
aux moyens dont elle dispose, mais à l'expérimentateur
lui-même.

Tout le monde croit être apte à interroger la nature

par l'expérimentation : c'est là le plus souvent une grave erreur. Mais remarquez bien que cette espèce de confiance avec laquelle on aborde les questions les plus compliquées ne se rencontre guère que dans les choses du domaine de la médecine et de la physiologie. Lorsqu'une personne compétente traite un sujet spécial de chimie ou de physique, ceux qui ne sont ni physiciens ni chimistes, se taisent et évitent de se mêler à une discussion pour laquelle ils se sentent incompétents. Eh bien, la même chose n'a plus lieu quand il s'agit de médecine ; tout le monde croit pouvoir en parler et en parle. En raison même de leur obscurité, les sujets qui touchent à la vie ne sont donc pas de nature à rebuter ceux qui les abordent sans une préparation suffisante ; aussi voyons-nous tous les jours les expériences les plus incomplètes se produire.

Ayant à vous amener à mon point de vue, je dois vous signaler les vices de méthode et d'appréciation qui frappent de nullité des résultats auxquels il ne faudrait pas accorder la valeur des faits bien observés, sous le prétexte qu'on a eu la prétention d'interroger la nature.

En effet, quand on parle d'expériences, il y a deux choses à considérer : 1° l'art expérimental, 2° l'esprit expérimental.

L'art expérimental, qu'il ne faut pas confondre avec l'esprit expérimental, consiste dans la manière plus ou moins ingénieuse de préparer un appareil, de conduire une série d'épreuves. Il s'acquiert dans les laboratoires, exige des connaissances profondes en anatomie, et des notions exactes en physique, en chimie, une grande habitude des manipulations, mais il ne s'enseigne pas.

L'esprit expérimental est tout autre chose : son histoire mériterait d'être faite et offrirait matière à des considérations qui, indiquées çà et là par les philosophes, formeraient un des chapitres les plus curieux de l'histoire de l'esprit humain.

Dans toute expérience il faut avoir un point de départ, et ce point de départ doit donner naissance à une idée préconçue qu'on soumet ensuite à la vérification expérimentale ; c'est toujours ainsi que procède l'expérience proprement dite. On comprend, d'après cela, que l'observation doive toujours précéder l'expérimentation, et que souvent même une expérience première n'ait pas d'autre but que de fournir matière à une observation, que l'esprit interprétera de façon à en tirer une idée préconçue, qui sera ensuite vérifiée par une expérience ou même par une observation nouvelle. Ce dernier cas se voit en astronomie, où l'on ne peut pas expérimenter cela arrive encore pour les observations pathologiques.

On a cherché à définir l'expérimentation en disant que c'était une observation provoquée, ou bien encore que l'observation n'était que la contemplation des phénomènes tels qu'ils se montrent dans l'ordre naturel des choses, tandis que l'expérience serait leur observation dans des conditions particulières plus ou moins artificielles ou perturbatrices. Or, comme je le disais, il y a des sciences où, d'après cette définition, on ne peut qu'observer sans expérimenter. En astronomie, par exemple, on observe le cours des astres, mais on ne peut pas le troubler artificiellement. On exécute seulement l'observation à l'aide d'instruments spéciaux, comme les naturalistes le font dans maintes circonstances.

Il est vrai que dans une expérimentation il y a généralement trouble des phénomènes, tandis que dans l'observation cela n'a pas lieu ordinairement; mais cependant il serait fort difficile de délimiter ainsi l'observation de l'expérimentation. Je pense, quant à moi, que le procédé expérimental est beaucoup plus dans le but que l'esprit se propose, que dans les moyens dont on fait usage. On doit, en effet, d'abord chercher à bien constater un fait et ses conditions par l'observation, et ensuite on remonte à la recherche de la cause, c'est-à-dire de la loi du phénomène par des expériences instituées dans ce but, ou même par des observations qui peuvent aussi quelquefois en tenir lieu.

En résumé, l'observation n'est que le résultat d'une application des sens, pour la constatation d'un fait ou d'un phénomène, tandis que l'expérience suppose une idée préconçue et une série d'opérations intellectuelles, avec l'emploi d'un raisonnement logique pour arriver à une conclusion.

Ici, comme nous faisons des recherches qui reposent sur des faits déjà observés, nous ferons beaucoup d'expériences. Mais je vous prie de ne pas confondre une idée préconçue avec une idée fixe. C'est toujours en prenant ce dernier terme en mauvaise part que l'on parle des gens à idées préconçues; je vois là une erreur de mots. Les idées préconçues sont nécessaires, indispensables: on ne fonde rien sans elles; il faut savoir seulement les abandonner lorsqu'elles n'ont plus de raison d'être. A ce moment, si l'on s'y rattachait, elles cesseraient d'être idées préconçues pour devenir idées fixes, et constituer une véritable infirmité de l'esprit. L'idée préconçue est toujours interrogative; c'est une question adressée à la nature. Il faut écouter froidement la réponse et cesser de faire la question, quand la réponse, quelle qu'elle soit, a été donnée.

Il nous serait facile de vous montrer que tous les grands expérimentateurs, Harvey, Spallanzani, Réaumur, etc., ont eu des idées préconçues : c'est avec des idées qu'ils ont interrogé l'expérience qui leur a répondu.

Les hommes à idées fixes n'interrogent que pour la forme ; ils ont fait d'avance la demande et la réponse. Semblables à ces gens qui, bien décidés sur ce qu'ils doivent faire, vous demandent des conseils qu'ils ne suivront pas, s'ils sont contraires à leurs idées, car au fond ils cherchent une approbation et non un conseil.

Les recherches que l'on entreprend sur un sujet ont toujours pour point de départ une hypothèse pure ou bien une induction, c'est-à-dire une hypothèse qui a un fait pour origine, comme je vous le disais tout à l'heure. Si l'expérimentateur se trouve sans aucune donnée, il fera une expérience à tout hasard, observera et cherchera dans ce qu'il aura vu matière à une hypothèse qui puisse lui fournir une idée pour établir un système préconçu de recherches ; ce n'est que du moment que l'hypothèse ou l'induction a été formulée que l'expérimentation a un but ; avant ce ne pouvait être que de l'observation. Je ne puis mieux vous faire comprendre la liaison des observations et des expériences, ainsi que les opérations intellectuelles qui les coordonnent et leur donnent un sens, qu'en vous rappelant l'histoire de la grande découverte dont je vous parlais au commencement de cette leçon.

Les anciens avaient eu l'idée de l'existence distincte possible de nerfs moteurs et de nerfs sensitifs. Galien avait observé des paralysies distinctes de ces deux ordres de fonctions.

Lorsque Ch. Bell, disséquant les nerfs de la face, vit que les filets du facial allaient presque tous dans les muscles, et que les filets de la cinquième paire allaient à la peau, il faisait une simple observation : mais ensuite il fit une hypothèse et se demanda s'il n'était pas possible que le nerf facial fût moteur et le trijumeau sensitif. — Ch. Bell, qui était plus anatomiste qu'expérimentateur, fit vérifier la supposition par Schaw, qui opéra sur des ânes : l'expérience donna raison à sa supposition. Cette expérience, vous le voyez, ne fut pas entreprise d'emblée et sans but.

Ch. Bell observa ensuite alors avec soin les nerfs de la face sur lesquels il avait expérimenté : il vit que le nerf de la cinquième paire avait sur son trajet un ganglion, et que le facial n'en avait pas de semblable. Ce caractère faisait ressembler le nerf de la cinquième paire aux racines postérieures des nerfs rachidiens, et le facial aux racines antérieures. Les racines postérieures n'étaient-elles pas sensitives? les racines antérieures n'étaient-elles pas motrices? Telle fut la question ou l'hypothèse qui se déduisit d'une observation et qui devint l'indication d'une nouvelle expérience.

Il arrive souvent qu'à une même époque, une même

question est à l'étude dans différents pays, et plusieurs hommes alors suivent la même idée. L'expérience fut faite par Magendie, et donna raison à l'induction de Ch. Bell ; mais comme dans les cas les plus heureux, et celui-ci est du nombre, l'expérience a toujours de l'imprévu. Les expériences de Magendie rectifièrent différents points de l'idée préconçue du physiologiste anglais : ainsi Magendie prouva, par exemple, que la cinquième paire avait sur les phénomènes de nutrition de la face une influence que n'avait pas soupçonnée Ch. Bell ; son expérience sur les racines rachidiennes a fait disparaître les nerfs respirateurs supposés par Ch. Bell, et a montré l'existence de la sensibilité des racines antérieures que Ch. Bell avait été amené à nier par la théorie. De sorte que, ici même où l'expérience a été très heureusement d'accord avec l'idée préconçue, elle a cependant en dehors de cette idée, et même en contradiction avec elle, apporté des connaissances qui sont aujourd'hui acquises à la science. Aussi, dans cette grande découverte, la justice exige qu'on ne sépare pas le nom de Magendie de celui de Ch. Bell.

Lorsqu'on se propose de résoudre expérimentalement une question, on doit s'attendre à tous les cas possibles : il arrive quelquefois que l'expérience répond à la question ; souvent elle répond autre chose. Je viens de vous montrer des inductions en partie justifiées par l'épreuve expérimentale ; je vais maintenant vous donner un exemple d'un résultat contraire.

Quand autrefois je voulus couper le nerf grand sympathique dans la tête, je supposais, d'après les idées reçues à tort, que cette section, diminuant l'intensité des phénomènes nutritifs dans la partie, y produirait un abaissement de température. Je fis l'expérience, et c'est exactement le contraire qui eut lieu ; je dus donc abandonner cette première idée, mais j'eus soin de garder le fait. Dans cette circonstance, vous voyez l'expérience donner un résultat opposé à celui qu'on en attendait.

La lecture des grands expérimentateurs vous montrerait qu'en physiologie il en est presque toujours ainsi, et que le plus souvent la réponse de l'expérience n'a aucun rapport avec la question qu'on s'était posée. On peut dire alors, comme cela arrive souvent en effet, qu'en cherchant une chose on en trouve une autre.

Quand on étudie les mathématiques, chaque pas que l'on tente en avant part d'un axiome ou d'une vérité démontrée : en raisonnant juste, on arrive certainement à des conclusions irréfutables. Dans les sciences naturelles il n'en est plus de même, parce que nous n'avons jamais la certitude de la valeur de notre point de départ, qui, au lieu d'être un axiome, est toujours une hypothèse plus ou moins probable.

Le criterium des sens, précieux quand on raisonne au point de vue de l'utile ou de l'agréable, fait défaut lorsqu'on aborde la science purement spéculative. La vérité ne peut être connue que par une expérience établissant, suivant l'expression de Gœthe, entre le *moi* et le *non-moi* un intermédiaire dans lequel les opérations de l'esprit ont une trop large part pour ne pas exercer sur l'appréciation des faits une influence trop souvent fâcheuse. C'est alors que les idées préconçues prennent un empire qui les constitue à l'état de véritables hallucinations; elles deviennent les *idola* que Bacon a décrites au nombre de quatre, et parviennent souvent à plier les faits à leurs exigences.

Je ne vous parlerai pas ici, messieurs, de ceux qui n'ont pas du tout recours à l'expérience pour confirmer ou modifier leurs idées; il s'en rencontre cependant.

D'autres, et ceux-ci sont extrêmement nombreux, demandent à l'expérience la confirmation d'une *idée fixe*, et ne lui demandent pas autre chose. Ils expérimentent, non pour *chercher*, mais pour *prouver* : leurs conclusions sont posées avant que leur travail soit commencé. Tout ce qui ne rentre pas dans leurs idées est considéré comme non avenu, comme expérience mal faite, etc. Ces réflexions me mettent en mémoire une conversation qu'eut autrefois M. Magendie avec un membre de l'Académie des sciences célèbre, mais pas en physiologie expérimentale. Ce dernier, parlant à Magendie d'un mémoire qu'il préparait sur un point intéressant de physiologie, disait : « Je serai incessamment en mesure de lire mon travail; le mémoire est terminé, il ne reste plus à faire que les expériences. »

Ceux qui veulent ainsi plier les résultats de l'expérience à leurs vues, et malheureusement ils sont nombreux, sont très dangereux parce qu'ils sont ordinairement très logiques et qu'on se laisse aller au charme de leur raisonnement, sans s'inquiéter suffisamment de leur point de départ ou de la réalité des faits qui leur servent d'arguments. Un autre danger, c'est que, assez attachés à leurs idées pour ne pas tenir compte des faits, ils mettent à les défendre une verve, un entraînement qui suffisent à persuader beaucoup de ceux qui les entendent. C'est là cette classe d'hommes voués à l'erreur, exclusifs et passionnés : leurs idées font grand bruit tant qu'ils sont là pour les faire valoir ; mais ils ne sauraient rien découvrir et, en définitive, ne laissent rien. L'histoire des sciences médicales vous offre malheureusement bien des hommes de cet esprit. Ils n'ont pas du tout la conscience de ce que c'est qu'une notion scientifique ; ils veulent que tout soit clair, que tout s'explique, et qu'il ne reste pas un coin obscur dans un travail. On peut dire, quand un travail se présente avec ces apparences de clarté universelle et de logique, qu'il est faux et en partie une œuvre d'imagination plus que d'expérience. En effet, quelque heureux que l'on puisse être dans des recherches expérimentales, on ne peut jamais arriver qu'à éclairer partiellement un ordre de phénomènes ; mais il y a toujours à côté des questions plus ou moins connexes qui restent encore obscures. Si tout était éclairé d'un coup, la science serait finie ; cela ne sera jamais, et chaque question résolue laisse toujours à côté d'elle des questions nouvelles à résoudre, car, comme le dit Priestley, toutes les fois qu'une expérience parvient à lever un doute, elle nous en montre dix nouveaux à élucider.

En opposition avec ces organisations qui ne tiennent pas compte des faits et sont entièrement impropres à tirer profit de l'expérimentation, vous trouverez des observateurs qui, dans la crainte d'être systématiques, ne raisonnent pas assez et concluent directement d'après un fait brut.

Mais ici une nouvelle difficulté se présente : il ne suffit pas de voir, il faut savoir juger et conclure. Les observations, pour être fructueuses, doivent être non-seulement vérifiées par l'expérience, mais encore conduites suivant certaines règles que l'expérimentateur le plus intègre ne saurait négliger sans s'exposer à des méprises regrettables sur les relations de cause à effet.

Il faut d'abord, lorsqu'on observe, n'être pas trop crédule et, quand on a obtenu un résultat, le vérifier toujours par une expérience contradictoire.

Quelle que soit la perspicacité de l'observateur, il ne peut, quand il ne fait pas d'expériences comparatives, voir qu'un côté de la question. Bacon, qui donnait le nom d'*idola tribus* à l'erreur des esprits qui concluent d'après les faits isolés et sans la contradictoire, en cite comme exemple un homme qui, conduisant un voyageur dans le temple d'Esculape, lui montrait, comme preuve de la confiance qu'on pouvait avoir dans Esculape, les nombreux ex-voto suspendus à ses autels. — Je voudrais, dit l'autre, voir à côté les portraits de ceux qui ont fait des vœux et sont morts. Combien n'aurions-nous pas d'exemples de ce vice de raisonnement en médecine, si nous voulions puiser dans les observations données à l'appui des méthodes thérapeutiques, qu'on préconise en ne citant que les malades guéris, sans tenir plus compte de ceux qui sont morts avec le médicament que de ceux qui ont guéri sans lui.

Il faut donc toujours, dans notre science, être dans une disposition d'esprit assez désintéressée pour être apte à regarder le pour et le contre. En médecine, les circonstances

favorisent assez rarement cette double observation contradictoire pour qu'on s'explique la tendance générale à
s'en passer ; et la fréquence des jugements erronés qui,
n'ayant pas la ressource de se baser sur une comparaison
ou une expérience comparative, partent seulement des
relations de succession pour conclure à la relation de
cause à effet : *Post hoc, ergo propter hoc.*

Dans les expériences physiologiques, où l'observateur
dispose jusqu'à un certain point des circonstances, il
devient de précepte d'éviter cette cause d'erreur, la plus
facile de toutes. Pour cela, il faut faire l'expérience
contradictoire, car il ne suffit pas de prouver qu'une
chose existe, dans certaines circonstances ; il faut encore
prouver que, dans des conditions opposées, le contraire
a lieu. En outre, il faut souvent, pour la simple constatation d'un phénomène, faire ce que nous appellerons
des expériences parallèles, c'est-à-dire faire deux expériences semblables qui ne diffèrent entre elles que par
une seule condition, afin qu'on soit bien sûr que l'on ne
se trompe pas dans la relation que l'on a établie entre
le phénomène et sa cause prochaine.

Un autre principe expérimental consiste à réduire la
décision d'une question au moins grand nombre d'expériences possibles ; car sans cela on est exposé à voir les
expérimentateurs discuter sur des expériences diverses
sans s'entendre. La méthode expérimentale physiologique est en général la soustraction des organes pour analyser la fonction et savoir le rôle de l'organe qu'on
enlève. Nous ne pouvons pas, en physiologie, faire la
synthèse. C'est cette méthode d'ablation que nous em-

ploierons dans l'étude du système nerveux, et elle est plus simple là que partout ailleurs. La décision de la question se réduira en général à une seule expérience, sur laquelle tout le monde discutera. Dans d'autres parties de la physiologie, il n'en est pas ainsi; on ne peut pas enlever les organes, parce que les désordres que l'on produirait seraient tels, qu'il deviendrait impossible de démêler ce qui appartient au procédé opératoire ou à l'organe enlevé. Alors on est obligé de faire beaucoup d'expériences indirectes dont on tire la conclusion générale. Alors, il faut voir cet ensemble si l'on veut juger la question, autrement si l'on ne prend que les résultats isolés, on peut arriver aux conclusions souvent les plus opposées.

Resterait à vous parler des obstacles tenant à l'insuffisance des moyens; quelques-uns peuvent être surmontés par une meilleure institution des expériences, par des procédés opératoires plus ingénieux; d'autres tiennent à l'état trop peu avancé des sciences qui prêtent leur secours à la physiologie: ces difficultés expliquent les rapports étroits qui lient les progrès de la physiologie au développement général des sciences physiques.

En résumé, j'ai voulu vous montrer qu'il ne suffit pas de dire qu'on est expérimentateur, car il y a deux classes d'expérimentateurs: les uns qui sacrifient les faits à leurs idées, les autres qui sacrifient leurs idées aux faits qu'ils trouvent. Les premiers sont systématiques passionnés, veulent imposer leurs idées aux faits et par conséquent aux hommes; ils sont les promoteurs de discussions inutiles et souvent même nuisibles. Ils argumentent comme des avocats, cherchent à trouver leurs adversaires en défaut plutôt qu'à trouver la vérité, etc. C'est en parlant d'eux que Bacon a pu dire que la science avait souvent l'œil humecté et obscurci par toutes les passions humaines. Les autres, vrais expérimentateurs et vrais savants, ont l'esprit calme, parce qu'ils sont tenus en doute dans cette indifférence philosophique qui leur permet de sacrifier toutes leurs idées à la vérité. Ils fuient toute discussion oiseuse et poursuivent leurs travaux dans une voie féconde en découvertes où ils sont à l'abri des mesquines jalousies, car ils cherchent à agrandir le champ de la science sans se soucier beaucoup des agitations qui se passent autour d'eux.

Je ne m'arrêterai pas davantage sur les principes expérimentaux desquels mon enseignement s'efforcera de ne pas dévier, et que vous trouverez appliqués dans l'étude des phénomènes généraux du système nerveux que nous commencerons dans la prochaine leçon.

DEUXIÈME LEÇON.

19 DÉCEMBRE 1856.

SOMMAIRE : Des propriétés générales du système nerveux. — Mouvement et sentiment. — Paire nerveuse. — Son unité physiologique. — De la sensibilité récurrente. — Expériences par lesquelles on la constate.

MESSIEURS,

Nous avons vu, dans la leçon précédente, que toutes les études dont le système nerveux a été l'objet ont été faites dans deux directions. Tantôt on s'est attaché à observer les phénomènes généraux qui expriment le mode d'activité de ce système, et on a étudié les propriétés spéciales du tissu nerveux comme celles des autres tissus, en cherchant à se faire une idée aussi exacte que possible de la nature même de l'agent nerveux ; tantôt, prenant chaque nerf en particulier, on a eu en vue son influence sur le fonctionnement d'un appareil, d'un organe. Je vous ai dit que dans chacune de ces directions, des observations, chez l'homme, de paralysies générales ou localisées avaient souvent apporté à l'expérimentation physiologique l'aide de vérifications pathologiques précieuses.

C'est par l'étude des propriétés générales que nous commencerons, nous réservant ainsi de n'aborder l'histoire particulière des nerfs, que suffisamment édifiés sur les notions que l'on a aujourd'hui sur leurs propriétés communes.

Lorsqu'une science met au service de la physiologie les moyens d'investigation dont elle dispose, il est rare que l'intérêt qui s'attache au moyen employé ne fasse pas un peu perdre de vue le but que l'on devait poursuivre. C'est ce qui arrive souvent dans les recherches physiologiques entreprises par les physiciens et les chimistes. Elles sont en général très exactes, mais les conditions physiologiques ont généralement été négligées. Ce n'est donc qu'après avoir fait les réserves nécessaires pour conserver au phénomène son caractère physiologique, qu'il est possible de l'étudier fructueusement avec les moyens que la physique met en notre pouvoir.

Quelque variés que soient les phénomènes dans lesquels il a sa part d'action, le système nerveux ne se manifeste que par des expressions de deux ordres : sensibilité et mouvement. Il y a des nerfs conducteurs du mouvement, d'autres du sentiment ; ces nerfs ne sauraient se remplacer mutuellement. Il ne faudrait cependant pas conclure de là que les propriétés sensitives et les propriétés motrices soient séparables les unes des autres ; partout où il y a mouvement, il y a sentiment. Sans doute, l'esprit peut pour une abstraction séparer ces deux propriétés ; mais voir là autre chose qu'une abstraction, serait reconnaître une chose qui ne se rencontre pas chez les êtres doués de la vie. Aussi Cuvier faisait-il remarquer que, lorsque les poëtes ont voulu impressionner par des images émouvantes, ils n'ont rien trouvé de plus saisissant que d'enfermer des êtres humains sensibles dans une forme immobile, dans un arbre, un rocher. Si donc l'expérimentateur analyste peut à volonté considérer ensemble ou séparément ces deux ordres de manifestations, la chose n'existe pas physiologiquement; un phénomène de sentiment ne se manifestera jamais que par le mouvement.

Voyons maintenant quels sont les nerfs moteurs, quels sont les nerfs sensitifs et quels rapports ils affectent entre eux. Dans cet exposé, nous prendrons nos types de description chez l'homme.

C'est surtout dans les nerfs rachidiens que la distinction anatomique entre les nerfs moteurs et les nerfs sensitifs est nettement établie. Ces nerfs forment trente-une paires, constituées chacune par deux racines distinctes qui se réunissent ensuite pour former un nerf mixte, auquel la racine postérieure donne ses propriétés sensitives, tandis que la racine antérieure lui donne ses propriétés motrices.

On comprend *à priori* la relation qui peut exister entre la sensibilité et le mouvement. Sous l'influence d'une sensation, il y a tantôt mouvement réflexe, tantôt volontaire; mais ce n'est pas sur cette relation générale du nerf de sentiment avec le nerf de mouvement que je veux aujourd'hui appeler votre attention.

Nous avons dit que, dans chaque tronc nerveux, à un élément moteur correspond un élément sensitif; ils forment une véritable paire. Un nerf moteur ou un nerf sensitif n'existe pas plus physiologiquement à l'état isolé qu'un élément zinc ou un élément cuivre n'existe au point de vue électrologique. Dans une pile il n'y a que des couples de métaux, dans les nerfs mixtes on ne saurait voir que la réunion d'un certain nombre de paires élémentaires de nerfs.

La paire nerveuse est l'ensemble constitué par deux racines correspondantes, l'une antérieure, l'autre postérieure.

En examinant une paire rachidienne, plus propre à montrer clairement les origines et la solidarité des deux racines, on voit la racine antérieure naître par un chevelu du sillon antérieur de la moelle (fig. 1) ; la racine postérieure naît brusquement du sillon postérieur par des filets qui se réunissent bientôt (fig. 2).

Mais ce qui les fait distinguer plus facilement encore que leur origine, c'est la présence sur le trajet de la racine postérieure d'un ganglion g qui manque à la racine antérieure. C'est immédiatement après ce ganglion que les deux racines se réunissent pour former un nerf mixte m.

Le nerf mixte se distribue à tous les systèmes de l'économie. Car tous les appareils sont constitués à la fois par des parties motrices ou sensibles, auxquelles se distribuent les filets nerveux provenant des racines antérieure et postérieure, qui se terminent finalement soit dans des parties contractiles, soit dans des parties sensibles. Mais il y a deux espèces de mouvement, l'un volontaire, l'autre involontaire ; on trouve dans la paire nerveuse les éléments excitateurs de ces deux systèmes de mouvements. En effet, à chaque racine se rattachent (nous ne parlons ici que des connexions) de petits filets qui en partent ou y arrivent. Ces filets se rendent à un système de ganglions, d'où partent de nouveaux filets qui vont se distribuer, eux aussi, à des tissus moteurs

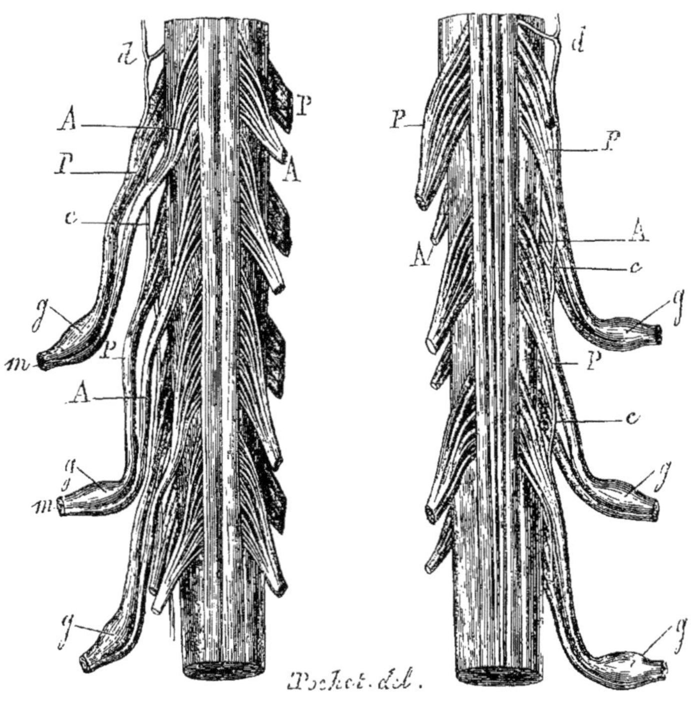

FIG. 1.   FIG. 2.

Origine des racines rachidiennes.

Fig. 1. — La moelle est vue par sa face antérieure ; A, A, A, racines antérieures rachidiennes naissant par des divisions radiculaires qui se réunissent ensuite pour constituer les faisceaux de la racine ; — P, P, P, racines postérieures ; — c, d, filaments anastomotiques existant entre les racines postérieures ; — g, g, g, ganglions des racines postérieures ; — m, m, nerfs mixtes formés par la réunion de deux racines.

Fig. 2. — La moelle est vue par sa face postérieure ; — P, P, P, racines postérieures partant du sillon postérieur par des filaments radiculaires volumineux, et naissant brusquement sans divisions radiculaires ; — A, A, racines antérieures ; — c, d, anastomoses entre les racines postérieures ; — g. g, g, ganglions intervertébraux des racines postérieures.

ou sensibles, aux muscles de la vie organique et aux muqueuses. Le système nerveux sensitif et moteur des organes splanchniques est ce qu'on appelle le grand sympathique. Dans le système de la vie de relation, les nerfs se distribuent à des organes de mouvement volontaire et à des surfaces pourvues d'une sensibilité consciente. Le système cérébro-spinal agit par la volonté sur les mouvements qui sont sous sa dépendance; les phénomènes soumis à l'action du grand sympathique sont en dehors de la conscience et de la volonté.

Mon but pour aujourd'hui est de vous faire voir que la paire nerveuse forme un tout, malgré les rôles différents auxquels sont destinés ses filaments, et de vous montrer que les deux racines qui semblent se séparer par leurs aptitudes fonctionnelles, sont cependant étroitement liées par des propriétés communes. Je fonderai mes arguments sur une vue qui n'avait pas été soupçonnée lorsqu'on découvrit les propriétés différentes des nerfs. Ch. Bell avait cru à tort, et on l'a répété après lui, que les nerfs moteurs étaient complétement insensibles, tandis que les nerfs sensitifs seuls avaient la propriété d'être doués de sensibilité. Aujourd'hui on sait que, malgré leur rôle différent, les deux ordres de racines sont sensibles, et que cette sensibilité leur vient de la même source. Ce fait, découvert et démontré par Magendie, a reçu de lui le nom de phénomène de la *sensibilité récurrente* ou *en retour*. Je crois pouvoir vous démontrer que cette sensibilité des racines antérieures est le lien qui les unit physiologiquement aux racines postérieures correspondantes, de manière à accoupler en quelque sorte, paire

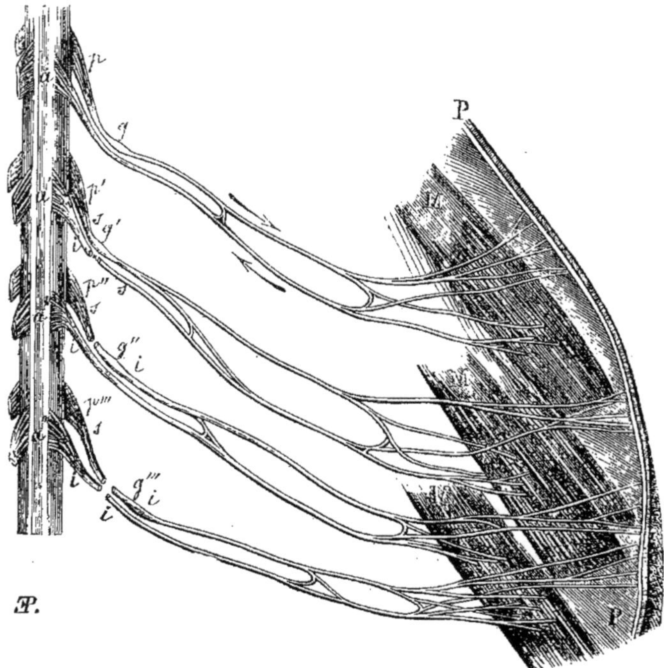

FIG. 3.—*Figure schématique de la distribution des racines rachidiennes et de la sensibilité récurrente.*

a, $a^{\prime}$, $a^{\prime\prime}$, $a^{\prime\prime\prime}$, origine des racines antérieures rachidiennes à la moelle épinière ; — p, $p^{\prime}$, $p^{\prime\prime}$, $p^{\prime\prime\prime}$, racines postérieures ; — P, P, peau dans laquelle se termine spécialement la racine postérieure, quoiqu'elle envoie aussi quelques filets dans les muscles M, M, M, pour leur donner la sensibilité ; — M, M, M, muscles dans lesquels se termine spécialement la racine antérieure, quoiqu'elle envoie aussi quelque filament pour les éléments contractiles de la peau.

La sensibilité émane de la racine postérieure à son origine à la moelle, et elle se propage quand les racines sont intactes (première paire), du centre à la périphérie, et revient par la racine antérieure jusqu'à la moelle ; de telle sorte que, si l'on coupe la racine antérieure en laissant la postérieure intacte (deuxième paire), le bout périphérique s reste sensible, et le central i est insensible. Si l'on coupe la racine postérieure en laissant l'antérieure intacte (troisième paire), cette dernière devient insensible, de même que le bout périphérique de la racine postérieure i ; le bout central de la racine postérieure reste sensible. Si l'on coupe à la fois les deux racines (quatrième paire), tous les bouts de section sont insensibles, excepté sur le bout central de la racine postérieure s. — g, $g^{\prime}$, $g^{\prime\prime}$, $g^{\prime\prime\prime}$, ganglions des racines postérieures.

par paire, les deux ordres de racines. C'est, je crois, là la signification qu'il faut donner à ce phénomène de la sensibilité récurrente.

Voici d'abord le fait sur lequel s'établit cette sensibilité commune aux deux racines. Lorsque, sur un animal vivant dont le canal rachidien a été ouvert et les racines nerveuses mises à nu dans de bonnes conditions, on vient à pincer successivement la racine postérieure et la racine antérieure, on voit que toutes deux sont sensibles. Cette sensibilité se reconnaît aisément aux cris de l'animal.

Si alors on coupe la racine antérieure a', la postérieure p' étant intacte, on constate que le bout central i de la racine antérieure coupée est complétement insensible, tandis que le bout périphérique s est resté sensible.

D'où vient donc cette sensibilité qui persiste dans un bout de nerf séparé du centre nerveux? En analysant le fait, on peut le voir. Si, en effet, l'on vient à couper à son tour la racine postérieure, on ne retrouve plus cette sensibilité notée précédemment dans le bout périphérique de la racine antérieure correspondante coupée. A ce moment de l'expérience, les deux racines étant coupées, si l'on interroge la sensibilité des quatre bouts qui résultent de cette double section, on trouve que le bout central de la racine antérieure a''' est insensible ainsi que son bout périphérique, que le bout périphérique de la racine postérieure est insensible; seul, le bout central de la racine postérieure a conservé sa sensibilité : c'est donc de là que venait la sensibilité de toute la paire.

Mais comment se transmet cette sensibilité entre les deux racines?

Est-ce par la moelle? — L'insensibilité du bout central de la racine antérieure fait prévoir qu'il n'en est rien.

Est-ce par la partie périphérique? Le point de jonction anatomique des deux racines serait-il leur point de réunion physiologique, ou bien la sensibilité arriverait-elle à la racine antérieure en parcourant un circuit, passant des dernières ramifications des nerfs sensitifs aux filets terminaux des nerfs moteurs, et revenant par eux à la moelle?

On avait pensé d'abord que cette sensibilité se transmettait de la racine postérieure à la racine antérieure, au point où les deux racines se réunissent pour former le nerf mixte ; que des filets récurrents, appartenant à la racine postérieure, se réfléchissaient un peu après le ganglion et venaient donner leur sensibilité à la racine antérieure.

L'expérience a donné tort à cette supposition. Si elle était exacte, la section du nerf mixte à une certaine distance après la jonction des racines rachidiennes respectant ces filets devrait laisser sa sensibilité à la racine antérieure. Or, ce n'est pas ce qui s'observe : la section du nerf mixte prive la racine antérieure de sa sensibilité, ce qui n'aurait pas lieu si elle la tenait de filets récurrents venant de la racine postérieure au niveau de leur point de réunion. La communication physiologique se fait donc beaucoup plus loin : probablement à la périphérie.

De ce qui précède il résulte donc : qu'il y a communication de propriétés entre les racines postérieure et antérieure ;

Que toutes deux sont sensibles, mais que la sensibilité de la racine antérieure lui vient de la racine postérieure non par la moelle, mais par la périphérie.

Mais le point sur lequel je veux surtout appeler votre attention, c'est que cette communication des propriétés de la racine postérieure à la racine antérieure est spéciale et n'établit la solidarité physiologique qu'entre les deux racines correspondantes de la même paire. La section des racines postérieures situées au-dessus ou au-dessous n'enlèvera pas sa sensibilité à une racine antérieure, tant qu'on respectera la racine postérieure qui lui correspond ; il y a donc, entre les deux racines correspondantes, une communauté de propriétés qui fait de la paire nerveuse une unité physiologique qu'on doit ne pas oublier toutes les fois qu'on veut rester dans l'appréciation exacte des phénomènes dans lesquels intervient le système nerveux.

Nous concluons encore de ce qui vient d'être dit que, toutes les fois donc qu'une racine postérieure donnera sa sensibilité à une racine antérieure, c'est elle qui lui correspondra et qui formera avec cette racine antérieure une paire nerveuse.

J'ai vu que la sensibilité se propage toutefois, avec une intensité décroissante, de la racine postérieure à la racine antérieure, et lorsqu'elle disparaît, elle se retire de l'antérieure vers la postérieure.

Il est une manière de faire l'expérience, qui montre

ce résultat sans qu'on soit obligé de couper la racine postérieure : ce procédé, que j'ai signalé déjà depuis longtemps, permet en outre d'assister au retour de la sensibilité après l'avoir une fois supprimée et de la supprimer de nouveau.

Pour cela, après avoir ouvert le canal vertébral de l'animal sur lequel on opère, on le soumet à des inhalations d'éther ou mieux de chloroforme. On voit alors, à mesure que les effets de l'anesthésie se prononcent, la racine antérieure devenir insensible, puis la peau, puis la racine postérieure, et enfin la moelle. Lorsqu'on cesse les inhalations, la sensibilité revient dans un ordre inverse à celui qui a signalé sa disparition : c'est-à-dire qu'on la retrouve d'abord dans la moelle, puis à la peau ; enfin la racine antérieure redevient sensible à son tour.

La même chose peut avoir lieu sous l'influence de causes épuisantes très variées, et dont quelques-unes peuvent naître des circonstances mêmes de l'opération quand on a, par exemple, affaire à un animal épuisé. Or, il est réel que l'épuisement qui suit une opération ou une grande fatigue quelconque, produit une sorte d'anesthésie comparable à celle qui détermine l'éthérisation. Dans ces cas encore, on peut trouver la racine antérieure insensible ou beaucoup moins sensible que la racine postérieure ; ce qui tient uniquement à ce que la perte de sensibilité a commencé à s'effectuer en suivant l'ordre habituel, en se manifestant d'abord dans la racine antérieure ; ce qui a pu, ainsi que nous le verrons, induire des observateurs en erreur et leur faire croire que la racine antérieure n'était pas sensible.

Ce phénomène de la sensibilité récurrente est le fait
plus important de l'histoire générale du système nerveux, en ce qu'il montre le lien qui unit deux éléments
associés dans leurs fonctions, et qu'il établit l'unité physiologique de la paire nerveuse, unité que les tendances analytiques de la nevrologie topographique
auraient pu faire méconnaître. C'est à ce criterium
nouveau que nous aurons recours pour distinguer, parmi
les nerfs crâniens, ceux qui jouent le rôle de racines antérieures, et ceux qui jouent le rôle de racines postérieures, et le mode de leur association pour former des
paires nerveuses.

Un exemple vous fera immédiatement voir comment
une expérience fondée sur cette donnée peut trancher
des questions insolubles autrement.

Vous savez que, dans les essais qu'on a faits pour
grouper par paires les nerfs crâniens, on regardait
comme formant une paire le pneumogastrique et le
spinal un accessoire de Willis, le pneumogastrique représentant l'élément sensitif et le spinal l'élément moteur. Or, il n'en est rien : en examinant quel nerf
fournit au spinal la sensibilité récurrente, on voit que
ce n'est pas le pneumogastrique. La sensibilité du spinal
lui vient de la racine postérieure de la deuxième paire
cervicale.

En étudiant ce phénomène sur les nerfs rachidiens,
nous verrons que toujours une racine postérieure sensible communique la sensibilité à une seule racine motrice. Mais en remontant vers la tête, les choses ne se
passent plus de même, et l'on voit que la racine sensi-

tive peut communiquer à plusieurs racines motrices la sensibilité récurrente : ces racines, quoique multiples, ne représentent donc que l'élément moteur d'une seule paire nerveuse.

Je voulais, avant d'aborder au point de vue physiologique l'étude du système nerveux, vous signaler seulement aujourd'hui les données physiologiques d'après lesquelles nous considérons la paire nerveuse. Au commencement de la prochaine séance, nous vous donnerons la preuve expérimentale de son unité physiologique en vous faisant l'histoire, aussi complète que possible, de la sensibilité récurrente.

TROISIÈME LEÇON.

24 DÉCEMBRE 1856.

SOMMAIRE : Historique de la découverte de la sensibilité récurrente. — Vicissitude de cette question. — Des conditions dans lesquelles doit être observé le phénomène.

MESSIEURS,

Nous avons établi, dans la dernière leçon, ce qu'on doit entendre par l'unité nerveuse, et comment elle se compose nécessairement de deux éléments, l'un moteur, l'autre sensitif, qui cependant, malgré leur rôle différent, se trouvent constamment associés par une propriété commune.

Maintenant que nous avons indiqué la signification que l'on doit donner à la sensibilité récurrente, nous allons vous montrer immédiatement les expériences qui l'établissent. Mais comme il s'agit ici d'un des phénomènes nerveux les plus importants, et d'une de ces propriétés fugaces qui, par son absence ou sa présence, dans des cas différents, a amené des apparences contradictoires dans les résultats des expérimentateurs, je désire vous faire connaître, par l'évolution même de la découverte, toutes les difficultés de cette question importante. Nous aurons en même temps l'histoire des autres propriétés nerveuses dont la sensibilité récurrente est inséparable.

Je vous ai déjà dit quelle différence existait entre les *fonctions* des racines postérieures chargées de transmettre les impressions sensitives et les racines postérieures chargées de transmettre l'excitation motrice. Ch. Bell avait avancé par induction, vers le commencement de ce siècle, que les racines postérieures devaient être sensitives, et les racines antérieures motrices. Vous savez que plus tard Magendie trouva, en coupant séparément les unes et les autres, que, sur ce point, les vues de Ch. Bell étaient exactes. Voilà pour les fonctions. Mais Ch. Bell avait été plus loin et avait émis théoriquement, sur les propriétés de ces organes, des vues qui ont été ensuite reconnues inexactes. Or, tandis que personne ne discutait plus sur le rôle fonctionnel des racines nerveuses, leurs propriétés restaient l'objet d'une controverse très vive. D'accord avec Ch. Bell sur le rôle des racines antérieures et postérieures, Magendie, en découvrant la sensibilité récurrente, cessait de l'être sur les propriétés de l'élément nerveux. En effet, le physiologiste anglais pensait que les racines postérieures, sensitives, étaient sensibles, tandis que les racines antérieures, motrices, étaient insensibles; vue théorique que vous savez déjà être inexacte : les deux racines sont sensibles; seulement leur sensibilité vient d'une même source. En 1822, Magendie, voulant soumettre à l'expérimentation les vues de Ch. Bell, trouva quelquefois les racines antérieures sensibles, quelquefois à peine sensibles, quelquefois complétement insensibles; quant aux racines postérieures, elles étaient toujours sensibles.

Ces expériences, ayant été répétées en 1839, donnè-

rent des résultats assez constamment positifs pour que
Magendie pût conclure que les racines antérieures étaient
sensibles. Depuis 1822 il avait fait d'ailleurs des expériences sur les nerfs de la face, et vu non-seulement que
le facial était sensible, mais encore qu'il tenait sa sensibilité de la cinquième paire. Puis, trouvant plus tard
que la racine antérieure était sensible, il put encore reconnaître qu'elle tenait sa sensibilité de la racine postérieure, et que cette sensibilité lui arrivait non par la
moelle, mais par la périphérie. Bien qu'une série d'expériences eût établi parfaitement la réalité des faits qu'il
annonçait, les résultats négatifs antérieurement observés
existaient toujours. Plus tard ils se reproduisirent, même
avec persistance : il y avait là une singularité qu'on ne
s'expliquait pas.

C'est ici même qu'expérimentait Magendie. M. Longet,
qui suivait alors le cours du Collége de France, fréquen-
tait le laboratoire et assistait aux expériences, il crut
pouvoir réclamer l'idée de la découverte, dans des lettres
adressées à la *Gazette des hôpitaux* du temps.

Quelque temps après, M. Longet, après avoir voulu
répéter les expériences de Magendie, ne réclamait plus
rien ; il publiait, au contraire, un travail dans lequel il
établissait que la sensibilité récurrente n'existait pas. Les
résultats contradictoires qu'avait obtenus Magendie en
1822, 1829 et 1839 lui furent alors reprochés très amè-
rement et très injustement. Le fait est que Magendie avait
dit toujours ce qu'il avait vu, sans se préoccuper des
variétés que pouvait offrir le phénomène, et que l'aveu
même des résultats différents de l'expérience témoignait

d'une entière bonne foi et d'un grand amour de la vérité. Cependant, chose bizarre et bien faite pour dérouter l'expérimentateur, dans des expériences postérieures à 1839 Magendie et d'autres ne purent plus rencontrer la sensibilité récurrente, et l'on crut même que sa non-existence devait être définitivement admise.

Pourtant un phénomène que l'on a observé même une seule fois existe. Que des résultats contraires viennent ensuite à se produire, ils ne détruisent en rien les premiers, et en présence de l'incertitude qu'ils peuvent jeter sur des conclusions trop affirmatives, le moyen d'arriver à la vérité n'est pas de nier les résultats positifs au nom des résultats négatifs, ou réciproquement, mais bien de chercher la raison de leur divergence.

A cette époque (1839) je suivais le cours de Magendie, et je fréquentais aussi le laboratoire. J'avais été témoin des faits qu'il avait signalés, je les avais vus de près, je les avais touchés, et bien que dans ses nouvelles expériences Magendie ne retrouvât plus la sensibilité des racines antérieures, je ne pouvais pas pour cela admettre que ce que j'avais vu n'existât pas.

Cependant, plus tard, je répétai moi-même à diverses reprises les expériences sur la sensibilité récurrente dans des cours de physiologie que je faisais, et pendant plusieurs années je ne la trouvais pas.

Je m'arrêtai dès lors à l'idée d'une propriété fugitive, dont les conditions d'existence étaient à fixer. Mais ce ne fut que quatre ans après, alors que la question pouvait sembler jugée, et que les racines antérieures étaient généralement regardées comme insensibles, que mon attention se porta sur les conditions différentes dans lesquelles les expériences avaient été faites.

Je me rappelai qu'en 1839, quand je suivais le cours de Magendie, on préparait l'expérience dans la matinée, et que ce n'était que dans l'amphithéâtre, après avoir laissé reposer l'animal, qu'on interrogeait la sensibilité des racines antérieures, sensibilité qui se montrait toujours très évidente. Dans les expériences faites depuis, on pinçait au contraire les racines antérieures séance tenante, immédiatement après les avoir mises à nu, et on les trouvait insensibles. J'avais pensé même que la promptitude était dans ce cas une condition de réussite. D'après mes dernières réflexions sur la situation des animaux chez lesquels j'avais vu la sensibilité récurrente exister, la condition contraire paraissait être la raison de faits observés, car dans ce cas l'animal avait pu jouir, après l'expérience, de quelques heures de repos, qui en faisant disparaître la fatigue de l'opération, avaient dû sensiblement rapprocher le phénomène des conditions de sa production normale.

Une autre considération venait à l'appui de cette manière de voir : le facial est sensible ; lorsqu'on le coupe, le bout périphérique accuse une sensibilité récurrente qui ne manque jamais. Pourquoi? — Parce qu'il est facile de couper le facial sans fatiguer l'animal ; qu'une simple incision permet d'arriver sur ce nerf, opération qu'on ne saurait comparer à l'ouverture du canal vertébral. Mon attention s'étant portée sur ce point, je reconnus que, chez un animal auquel on vient d'ouvrir le canal vertébral, le bout périphérique du facial coupé est insensible. Si donc, opérant sur les nerfs rachidiens, on ne trouvait pas les racines antérieures sensibles, cela tenait à ce que la douleur et la fatigue de l'opération les avaient amenés à un état d'épuisement qui diminue considérablement la sensibilité.

En effet, quand on commence l'opération, on entend d'abord l'animal crier lorsqu'on coupe la peau, qu'on divise les muscles; plus tard, quand le canal vertébral a été ouvert, on pince la peau, on la recoud, sans faire crier l'animal. Faut-il en conclure que la peau est insensible? La sensibilité disparaît momentanément chez un animal soumis à une cause intense et brusque d'épuisement; certaines parties perdent leur sensibilité avant les autres : c'est là toute l'explication.

A un moment donné, suffisamment rapproché de l'opération, la sensibilité récurrente peut donc manquer complétement, alors qu'une heure après elle existe très appréciable. C'est donc une propriété mobile, sujette à de telles oscillations qu'on ne peut apprécier les conditions du phénomène, à l'état normal, qu'en s'en rapprochant le plus possible. De tous les systèmes organiques, le système nerveux est celui qui souffre le plus de l'épuisement que cause la fatigue. Le chloroforme agit dans le même sens, et je vous ai déjà dit que, sous son influence, la sensibilité récurrente disparaissait pour renaître, dès que les effets de l'anesthésie se dissipent. Cette influence de l'épuisement est aujourd'hui bien établie, et nous pouvons prévoir assez exactement si, dans un cas donné, on doit trouver ou ne pas trouver les signes de la sensibilité des racines antérieures.

L'expérience sur la sensibilité récurrente est d'autant plus facile, les résultats en sont d'autant plus nets, qu'on a affaire à un animal plus vigoureux, mieux nourri. C'est surtout sur des chiens que nous avons fait nos constatations; ils se prêtent mieux à l'opération. Les chats peuvent être employés, quoiqu'il soit déjà plus difficile chez eux d'isoler les racines. Pas une seule fois je n'ai réussi chez les lapins; ces animaux meurent presque toujours pendant l'opération; il en est de même des chevaux, qui, s'ils ne meurent pas, sont toujours trop épuisés pour conserver la sensibilité de la racine antérieure.

Nous allons maintenant vous exposer les expériences par lesquelles nous avons été obligé de passer pour arriver à déterminer les conditions d'existence de la sensibilité récurrente. Nous ne vous raconterons pas toutes les expériences que nous avons faites, nous signalerons les principales. Malgré cela, la narration sera encore longue. Mais nous désirons vous faire assister, pour ainsi dire, à l'évolution expérimentale de la question, et vous montrer l'immense variété avec laquelle peut s'offrir un phénomène physiologique.

Voici une première série, dans laquelle la sensibilité récurrente a manqué, parce que nous la cherchions immédiatement après l'opération, sans tenir compte de l'ébranlement qu'a éprouvé l'animal.

Les expériences de Magendie sur la sensibilité récurrente furent produites en 1839, et les expériences contradictoires de M. Longet furent faites en 1840 et publiées en 1841. C'est à cette époque que nous entreprîmes, de notre côté, des expériences pour rechercher la sensibilité récurrente. Nous ouvrions largement le canal vertébral des deux côtés, et nous avions soin, comme nous l'avons dit précédemment, d'examiner les racines aussitôt qu'elles étaient mises à découvert, pensant à tort, ainsi que nous l'avons appris plus tard, les prendre ainsi dans les conditions les plus rapprochées de l'état physiologique.

Exp. (16 avril 1841.) — Chien d'une forte taille, âgé de dix à douze mois, bien portant. La région lombaire de la moelle épinière est largement mise à nu, l'animal a perdu beaucoup de sang. Il a conservé cependant la mobilité et la sensibilité dans les membres postérieurs.

On isole alternativement sur quatre paires la racine antérieure, et on la pince sans développer la moindre trace de douleur. Le résultat est constant pour les quatre racines. Les racines postérieures correspondantes sont douées d'une vive sensibilité qui persiste dans le bout central, lorsque la racine est coupée.

Exp. (19 avril 1841.) — Chien de forte taille, huit mois. La moelle épinière est mise à nu des deux côtés dans la région lombaire. L'expérience a été faite rapidement. Six racines antérieures ont été mises à découvert et isolées, trois de chaque côté.

On pince successivement chacune de ces racines antérieures : sur l'une d'elles, le pincement ne détermine aucune douleur. Seulement, au moment où l'on pince la racine antérieure, on observe un léger frémissement musculaire dans le membre.

Sur une deuxième paire nerveuse, on coupe la racine antérieure en laissant la postérieure intacte. Au moment de la section de la racine, aucune douleur ne se manifeste. Mais il y a eu à ce moment une contraction brusque dans les muscles du membre, comme si elle avait été produite par l'excitation électrique. Les deux bouts, après leur section, sont successivement pincés et trouvés complétement insensibles.

La racine postérieure correspondante est très sensible.

Sur une troisième paire rachidienne, le pincement de la racine postérieure manifesta une sensibilité très vive. Celui de la racine antérieure n'en détermina aucune. On fit la section de cette racine : il y eut à ce moment une contraction brusque dans les muscles. Les deux bouts résultant de la section étaient complétement insensibles.

Sur une quatrième paire rachidienne, la racine postérieure, qui était comme composée de deux faisceaux, était très sensible, tandis que la racine antérieure était complétement insensible ; son pincement produisit seulement un léger frémissement dans les muscles du membre.

Sur une cinquième paire, on fit la section de la racine antérieure en laissant la postérieure intacte. Le pincement des deux bouts de la racine antérieure ne manifesta aucune douleur. Le pincement de la racine postérieure provoqua seulement une douleur obtuse, ce qui tenait, sans doute, au long temps depuis lequel la moelle épinière était mise à nu : il y avait, en effet, près d'une heure que l'opération était commencée. L'animal était pourtant encore vivace.

Sur une sixième paire rachidienne, la racine antérieure fut trouvée complétement insensible, et la racine postérieure était d'une sensibilité obtuse. Avec une aiguille à cataracte, on piqua alors les faisceaux antérieurs de la moelle, qui étaient complétement insensibles, tandis que la sensibilité des faisceaux postérieurs persistaient encore, mais considérablement émoussée.

De 1841 à 1844, nous avons répété souvent des expériences analogues et toujours sans trouver la sensibilité récurrente, que nous cherchions dans les mêmes conditions que précédemment. C'est en 1844 que l'idée nous vint que les conditions dans lesquelles nous nous placions devaient être différentes de celles dans lesquelles Magendie avait observé la sensibilité récurrente, et que probablement il fallait laisser reposer les animaux, au lieu d'expérimenter tout de suite sur leurs racines rachidiennes. D'après ces nouvelles vues, nous entreprîmes d'autres tentatives qui ne réussirent cependant pas immédiatement, comme on peut le voir par les deux expériences qui suivent :

Exp. (30 septembre 1844.) — Sur un chien adulte, assez vigoureux, à jeun, la portion lombaire du canal vertébral fut largement ouverte. L'opération ne dura guère qu'une demi-heure, mais l'animal perdit une assez grande quantité de sang. Toutefois les mouvements du train postérieur étaient assez libres, et, aussitôt qu'on délia l'animal, il put se sauver.

Une heure et demie après l'opération, l'animal était

dans le même état ; mais le train postérieur paraissait peu sensible, et il fallait que les pincements fussent excessivement énergiques pour provoquer des cris de douleur. On examina alors l'état des racines rachidiennes. On pinça légèrement les racines postérieures qu'on trouva douées d'une vive sensibilité. Toutefois, quand on ne faisait que les toucher, il n'en résultait pas de douleur, comme cela a lieu chez beaucoup d'animaux. On pinça alors une racine antérieure, ayant eu soin de laisser la racine postérieure correspondante intacte. On la trouva complétement insensible. Il faut ajouter qu'avant de pincer cette racine du côté droit, on avait coupé préalablement deux ou trois des racines lombaires postérieures du côté gauche. L'animal paraissait un peu affaibli, et il n'y avait pas de réaction dans sa plaie.

Exp. (24 septembre 1844.) — Sur un chien adulte, de taille moyenne, très vigoureux, la moelle épinière lombaire fut mise à découvert. Aussitôt après l'expérience, le train postérieur de l'animal était un peu engourdi, et il fléchissait sur ses membres, spécialement sur le membre droit. Cependant les deux paires étaient restées sensibles. Peu à peu l'engourdissement disparut ; l'animal se soutenait bien sur ses membres et se sauvait, quoique la patte droite postérieure restât toujours évidemment plus faible que la gauche. Quand l'animal s'arrêtait ensuite, il ne touchait pas le sol avec cette patte postérieure droite, qu'il tenait fléchie et relevée.

La plaie du dos fut recousue et on laissa l'animal jusqu'au lendemain. Alors (25 septembre) l'animal était couché triste et morne; il n'avait pas mangé. Quand il marchait, son train postérieur était roide et les mouvements moins faciles que la veille. La faiblesse persistait toujours plus grande dans la patte droite. On décousit la plaie, on la nettoya et on examina l'état des racines. On constata alors, du côté droit, que la racine postérieure de la troisième paire lombaire s'était trouvée coupée dans l'opération, très près de son ganglion; la racine antérieure correspondante était intacte. On broya cette racine antérieure, ce qui ne donna aucune trace de sensibilité, tandis que le bout de la racine postérieure attenant à la moelle était très sensible.

En soulevant un peu la moelle épinière par un pincement de la dure-mère, on dégagea du côté gauche une racine antérieure, et on la pinça sans obtenir aucune trace de sensibilité, tandis que la racine postérieure correspondante ainsi que les autres étaient très sensibles.

Alors l'animal fut empoisonné avec l'extrait alcoolique de noix vomique, introduit avec une flèche dans l'aisselle du côté droit. Au bout de dix minutes les convulsions tétaniques se manifestèrent, et voici ce qu'on observa du côté de la moelle et des racines rachidiennes.

Lorsque les convulsions commencèrent et un peu avant leur explosion, la sensibilité de la moelle et des racines postérieures était évidemment exagérée, et le plus léger attouchement, qui avant n'aurait déterminé qu'une très légère réaction, déterminait actuellement des cris et des mouvements violents. A cause de cette sensibilité excessive des parties, il fut impossible d'isoler convenablement les racines antérieures pour voir si elles avaient acquis de la sensibilité. Au moment où les convulsions et où la roideur tétanique existaient, la moelle épinière, les racines postérieures, touchées ou pincées, paraissaient complétement insensibles. Peut-être cela tient-il à ce que les membres convulsés ne pouvaient plus réagir pour manifester aucun signe de douleur.

De 1844 à 1846 nous ne pûmes pas revenir sur ces expériences. Ce n'est qu'au commencement de 1846 que nous recommençâmes une série de recherches nouvelles qui, après une suite de tâtonnements et d'essais, nous amenèrent à connaître les conditions de l'expérience, et nous permirent d'établir alors les procédés d'après lesquels il faut se diriger pour mettre les animaux dans les conditions telles que les circonstances de l'opération elle-même ne nuisent pas au développement physiologique des phénomènes nerveux que l'on veut observer.

Comme il s'agit ici d'une des questions les plus délicates du système nerveux, je désire que cet enseignement vous soit donné comme nous l'avons acquis nous même, c'est-à-dire par l'observation directe des faits ; et c'est pour cela que je vais vous rapporter, bien qu'elle soit un peu longue, la série des expériences que nous avons faites pour arriver à la détermination des conditions d'existence de cette propriété nerveuse, qui présente cette particularité singulière d'avoir été entièrement perdue, après avoir été trouvée et bien constatée.

Nous suivrons, dans ce récit, l'ordre chronologique, et vous verrez que c'est en étudiant la variété des ré–

sultats obtenus, et en cherchant leurs rapports avec les conditions dans lesquelles nous nous trouvions, que nous avons pu en déduire les conclusions définitives.

Exp. (10 janvier 1846.) — Sur un jeune chien de deux mois environ, très vif, en pleine digestion, on ouvrit le canal vertébral dans la région lombaire. L'opération dura environ vingt minutes, mais l'animal perdit beaucoup de sang.

Un instant après l'opération, on pinça successivement les racines antérieures, qui se montrèrent bien sensibles. Toutefois cette sensibilité était plus vive dans les premières racines pincées, et l'animal, perdant toujours du sang, allait s'affaiblissant : la sensibilité était devenue très obtuse, et même douteuse, vers la fin de l'opération. Peu de temps après, l'animal finit par mourir d'épuisement, ou plutôt par hémorrhagie.

Exp. (23 janvier 1846.) — Sur un chien adulte à jeun, on ouvrit le canal vertébral dans la région lombaire ; l'opération fut assez longue ; l'animal en parut affaibli. Aussitôt après l'opération, on pinça la racine antérieure, et l'animal sembla éprouver une sensation, mais assez confuse. Les racines postérieures étaient, au contraire, douées d'une vive sensibilité.

Exp. (26 janvier 1846.) — Sur un chien adulte en digestion, on découvrit la moelle épinière. L'expérience, fort laborieuse, dura une heure ; l'animal, qui en était très fatigué, resta couché sur le flanc. On le laissa reposer après avoir fermé la plaie ; il revint peu à peu, et ce n'est que deux heures après que l'on examina l'état des racines.

En pinçant une racine antérieure à gauche, il y eut, comme à l'ordinaire, des mouvements dans le membre ; mais l'animal parut en même temps éprouver de la douleur. Plusieurs racines présentèrent ce même résultat, seulement c'est au pincement de la première racine que la douleur se montra plus prononcée.

Exp. (28 janvier 1846.) — Sur un chien adulte, à jeun depuis 3 ou 4 jours, on ouvrit le canal vertébral dans la région lombaire. L'expérience fut assez longue (dura une demi-heure environ), et l'animal était très fatigué, quoiqu'il n'eût pas perdu une grande quantité de sang. Les racines antérieures, examinées aussitôt après, ne jouissaient d'aucune sensibilité, tandis que les racines postérieures offraient les signes d'une sensibilité très évidente, mais cependant moins vive qu'à l'ordinaire.

L'épuisement de l'animal augmenta encore, et la sensibilité devint de plus en plus obtuse dans les racines postérieures. Quand on les pinçait, l'animal ne poussait plus de cris et ne se livrait pas aux mouvements généraux par lesquels se manifeste la douleur.

D'après les expériences ci-dessus rapportées, nous pouvons déjà remarquer que, chez les derniers chiens affaiblis soit par des expériences antérieures, soit par la longueur de l'opération, soit par l'abstinence qui leur permet moins de résister à l'opération, la sensibilité récurrente émoussée ne se voyait que tardivement ou pas du tout ; tandis que nous l'avons rencontrée presque de suite chez un chien jeune, vif, en digestion, et qui avait mieux résisté à l'affaiblissement qui suit l'opération.

Mais nous devions nous demander si, chez les animaux où nous n'avons pas constaté la sensibilité, elle n'avait pas disparu simplement par le fait de l'épuisement provoqué par l'ouverture du canal vertébral.

Il était difficile de juger la question directement, parce qu'il aurait fallu pour cela pouvoir examiner la sensibilité récurrente d'une même racine, avant d'avoir ouvert le canal vertébral et après son ouverture.

Cependant on pouvait arriver à juger la question indirectement et savoir si l'ouverture du canal vertébral pouvait par elle-même rendre le nerf moteur insensible ; et cela en prenant un autre nerf, le nerf facial, par exemple, dont on examinerait la sensibilité récurrente avant l'ouverture du canal vertébral et après l'opération. C'est pour cette raison que, dans les expériences qui suivent, nous avons quelquefois examiné la sensibilité du facial concurremment avec celle des racines rachidiennes.

Exp. (12 février 1846.) — Sur un jeune chien de deux mois, en digestion, très vif, on fit l'ouverture du canal vertébral, en l'ouvrant aussi peu largement que possible et en enlevant seulement deux arcs de vertèbres. Aussitôt après on pinça une racine antérieure, en ayant eu soin de laisser intacte la racine postérieure correspondante. Le pincement de la racine antérieure manifesta très évidemment de la douleur, que l'on put constater fort nettement à deux reprises différentes.

Sur ce même animal, on découvrit ensuite le nerf facial, et on pinça sur la face les trois branches de ce nerf, qui toutes furent trouvées sensibles. Ensuite on les divisa et on pinça successivement les bouts périphériques. Deux bouts, l'inférieur et le moyen, paraissaient plus sensibles que le supérieur, qui ne l'était que d'une manière douteuse.

Exp. (30 mai 1846.) — Sur deux jeunes chiens barbets, vifs, et très bien portants, en pleine digestion, âgés de deux à trois mois, on fit les deux expériences suivantes :

1° Sur l'un d'eux, le canal vertébral fut ouvert dans une petite étendue dans la région lombaire. L'opération rapidement faite dura tout au plus dix minutes ; mais l'animal perdit une assez grande quantité de sang, ce qui l'affaiblit très vite comme cela se voit chez les jeunes animaux. On avait épongé la plaie avec de l'eau tiède pour ne pas refroidir la moelle. Aussitôt après l'expérience, une racine antérieure fut pincée, et au moment du pincement l'animal, qui était calme, poussa un gémissement qui dénota la douleur qu'il éprouvait. On pinça ensuite la même racine plus près de la moelle épinière, et l'animal n'éprouva pas la moindre douleur. Puis on la pinça du côté de la périphérie, au-dessous du premier point contondu, et, cette fois, on provoqua le même gémissement, c'est-à-dire la même douleur. De sorte qu'on put constater : 1° que la racine antérieure était sensible ; 2° qu'après le premier pincement le bout périphérique était sensible, tandis que le bout central était insensible. Toutefois, sur la fin de l'expérience, l'animal, qui perdait toujours du sang, était tellement épuisé, que d'autres racines antérieures examinées ne manifestaient aucune trace de sensibilité. A ce moment, on mit à découvert le nerf facial. L'animal ne manifesta aucune douleur quand on lui coupa la peau ; de même que quand on divisa les trois branches du nerf. En pinçant ensuite les trois bouts périphériques du nerf, on ne vit pas la moindre manifestation douloureuse.

2° Sur l'autre chien, également en digestion, et dans les mêmes conditions, mais un peu plus vif, on ouvrit la moelle épinière dans la région lombaire en se servant d'eau tiède pour éponger la plaie. Aussitôt après l'ouverture du canal, on pinça une racine antérieure, la postérieure étant restée intacte. Au moment du pincement, l'animal éprouva une douleur vive, qu'il manifesta très évidemment.

On pinça de suite la racine au-dessus du point pressé d'abord : il n'y eut aucune douleur perçue. Puis, on la pinça au-dessous, plus près de la périphérie, et alors une douleur très évidente se manifesta.

Dans toutes les épreuves, la racine antérieure était très bien séparée et nullement tiraillée.

On répéta l'expérience sur deux autres racines antérieures sur lesquelles on trouva une sensibilité très marquée persistant uniquement dans le bout périphérique, au-dessous du point où elles avaient été pincées d'abord.

A ce moment, on découvrit la moelle épinière dans une plus grande étendue, en remontant et ouvrant plus largement le canal vertébral, ce qui épuisa encore l'animal. J'examinai alors les racines antérieures sur les parties récemment mises à découvert, et le pincement n'y détermina aucune manifestation douloureuse.

Il faut remarquer qu'avant l'ouverture du canal vertébral, on avait mis à découvert sur ce chien les trois branches du nerf facial. L'animal avait manifesté une vive douleur à l'incision de la peau. Les trois branches du nerf étaient sensibles lorsqu'elles étaient intactes, et, après leur division, le pincement des trois bouts périphériques, produisait une douleur très évidente.

Après l'ouverture du canal vertébral, on vérifia de nouveau la sensibilité des bouts périphériques du facial, qui existait toujours, quoique moins prononcée. Après qu'on eut ouvert le canal vertébral plus largement, et lorsque l'animal était très épuisé, on vérifia de nouveau la sensibilité des trois bouts périphériques du nerf facial, et on trouva que leur sensibilité avait complétement disparue. De sorte que , dans cette expérience, il y a eu un rapport évident entre la disparition de la sensibilité dans les racines antérieures, et dans les bouts périphériques du nerf facial.

Exp. (13 juin 1846.) — Sur un chien de six mois environ , de taille moyenne, bien nourri, ayant bu du lait une heure avant. L'ouverture du canal vertébral fut assez difficile ; les os étaient durs, et la moelle épinière fut découverte un peu au-dessus du renflement lombaire, un peu plus haut qu'à l'ordinaire. Ensuite , en voulant séparer la dure-mère de la graisse qui l'entoure, l'animal fit un mouvement à la suite duquel la dure-mère fut piquée. Une certaine quantité de liquide céphalo-rachidien s'écoula par la piqûre. Il sembla qu'après cet écoulement du liquide céphalo-rachidien , l'animal fut plus irritable qu'avant.

Alors on isola une racine antérieure, en laissant la postérieure intacte et en la pinçant ; il y eut une douleur

très évidente perçue par l'animal. Il devint très difficile ensuite de reproduire l'expérience sur la même racine : l'animal, turbulent, était devenu très difficile à
maintenir. Cependant on put constater que la racine
antérieure, sensible, avait conservé sa sensibilité dans le
bout périphérique, au-dessous du point primitivement
pincé.

On fit ensuite des essais infructueux pour arriver à
constater les propriétés de la racine antérieure du côté
opposé, parce que l'agitation de l'animal y mettait obstacle. Alors on se décida, pour rendre l'opération plus
facile, à ouvrir plus largement le canal vertébral en
enlevant les arcs de deux vertèbres de plus. Aussitôt
après cette nouvelle opération, l'animal faiblit rapidement, et, au lieu d'être turbulent comme avant, il devient parfaitement calme. Alors les racines antérieures
purent facilement être isolées ; mais, lorsqu'on les pinçait,
elles ne manifestaient pas la moindre trace de sensibilité.
Alors on mit à nu les branches du nerf facial, et on
trouva qu'elles étaient complétement dépourvues de
sensibilité. Les racines postérieures lombaires avaient
toujours conservé leur sensibilité.

Messieurs, toutes les expériences que nous vous avons
fait connaître jusqu'à présent nous amènent graduellement à la connaissance des conditions sous l'influence
desquelles la sensibilité récurrente peut disparaître et
reparaître, et nous voyons combien ces notions sont différentes de celles que nous avions supposées *à priori*. En
effet, nous avions pensé qu'il fallait agir aussitôt après
l'ouverture du rachis, tandis qu'il faut au contraire

attendre, laisser reposer les animaux un certain temps après l'opération, pour qu'ils puissent se remettre de la fatigue et des troubles nerveux qu'a amenés nécessairement la dénudation de la moelle. Toutefois il ne faut pas attendre trop longtemps, car le lendemain, l'animal devenant malade et l'inflammation s'emparant des tissus, la sensibilité peut avoir disparu.

Au commencement de la prochaine leçon, nous reviendrons sur ces conditions qui vont servir de base à l'établissement définitif du procédé opératoire auquel il convient d'avoir recours dans ces expériences.

QUATRIÈME LEÇON.

26 DÉCEMBRE 1856.

SOMMAIRE : Suite des expériences sur la sensibilité récurrente. — Conditions qui en modifient les résultats : pertes de sang. — Contusions des racines postérieures. — Douleur excessive. — Anatomie du plexus lombo-sacré chez le chien. — Procédé opératoire.

MESSIEURS,

Par toutes les expériences qui ont été exposées jusqu'ici, vous avez pu voir combien il est quelquefois difficile de saisir les conditions exactes d'une expérience. Ici les difficultés de l'expérimentation physiologique sont incomparablement plus grandes que celles qu'on rencontre dans la physique ou dans la chimie, par exemple. Dans ces dernières sciences, en effet, à l'aide de certains instruments, tels que le baromètre, le thermomètre, etc., on peut toujours se placer dans des conditions à peu près identiques, et reproduire les phénomènes que l'on veut étudier. Mais quand il s'agit de la nature vivante, l'extrême complexité de ses actes, la grande mobilité de ses manifestations, s'opposent à ce qu'on puisse examiner d'une manière complète toutes les conditions du phénomène, afin de pouvoir le reproduire à volonté. Vous avez vu, en effet, qu'il ne suffit pas, pour trouver la sensibilité récurrente, de prendre un animal de même espèce, et en apparence dans le même état ; mais une foule d'autres conditions, telles que l'affaiblissement de l'animal, les pertes de sang, le refroidissement de la moelle, etc., constituent des circonstances dont il faut encore tenir compte, et auxquelles s'attache un caractère d'exactitude tout spécial que ne peut donner pour le moment aucun instrument physique ou chimique; c'est une pure appréciation physiologique.

Ce sont là des notions fondamentales, qu'il ne faut jamais oublier quand on s'occupe de recherches appliquées aux êtres vivants; c'est pourquoi je crois utile d'insister encore, par de nouveaux exemples, sur l'influence que peuvent avoir certains états de l'organisme sur la sensibilité récurrente.

Constatons encore, par plusieurs exemples, que l'on trouve toujours la sensibilité récurrente quand on n'ouvre pas largement le canal vertébral, et quand l'on attend quelque temps pour laisser reposer l'animal.

Exp. (2 juin 1847.) — Chien adulte, vivace, en digestion. On ouvrit la colonne vertébrale du côté droit, de façon à isoler les racines antérieures des dernières paires lombaires.

Au bout de quelque temps de repos, les racines furent trouvées très sensibles; mais les bouts périphériques ne présentaient cependant pas la turgescence particulière qui a été observée dans certains cas.

Exp. — Dans le courant du mois de juin, je fis l'expérience sur quatre chiens adultes, en découvrant toujours la moelle du côté droit. Dans les quatre cas, je constatai toujours la sensibilité récurrente du bout périphérique de la racine antérieure coupée. Seulement, pour voir cette sensibilité bien développée, il a fallu attendre quelque temps.

Exp. — Chez un autre chien, jeune, très vivace, très bien nourri, j'ai constaté une sensibilité très vive de la racine antérieure avec cette turgescence particulière déjà observée dans le bout périphérique. J'ai cru remarquer que cette particularité s'observait chez les chiens les plus vivaces, et qui se trouvaient en général opérés vers la fin de leur digestion, c'est-à-dire sept ou huit heures après leur repas.

Nous vous avons dit que les pertes de sang sont une cause d'insensibilité de la racine antérieure. Voici une expérience qui vous en offrira une preuve directe.

Exp. — Sur trois chiens adultes, chez lesquels la sensibilité récurrente des racines antérieures existait très manifestement, on retira par la carotide, au moyen d'une seringue, une quantité de sang assez considérable de sang pour affaiblir l'animal. Sous cette influence, la sensibilité récurrente des racines disparut bientôt, tandis que celle des racines postérieures persistait toujours.

Alors, pour faire réapparaître la sensibilité, on essaya de réinjecter le sang, sans déplacer la seringue ; mais les trois chiens moururent sur-le-champ de cette réinjection. Surpris de ce résultat, je fis l'autopsie du troisième chien aussitôt après la mort, pour en rechercher la cause, et je trouvai dans le tissu du cœur des ecchymoses nombreuses. Alors je pensai que la mort avait pu être causée par le refoulement du sang du côté du cœur, refoulement qui avait déterminé l'occlusion des valvules sigmoïdes, en produisant une injection violente du sang dans les artères cardiaques, qui naissent au-dessus de ces valvules.

Ces accidents, du reste, avaient été produits parce que l'injection avait été faite par la carotide droite. Par la carotide gauche, cet accident ne saurait avoir lieu, parce que le sang, arrivant par ce vaisseau, ne va pas contre le courant qui sort du cœur, mais suit au contraire le courant qui va dans l'aorte.

Il peut arriver quelquefois aussi qu'en ouvrant le canal vertébral, on vienne à contondre une ou plusieurs racines postérieures. De là résulte nécessairement une insensibilité de la racine antérieure, qui tire sa sensibilité de la racine postérieure contendue ou froissée. Toutefois cette simple contusion, qui a fait disparaître momentanément la sensibilité, peut plus tard permettre aux phénomènes nerveux de se rétablir, ainsi que le prouve l'expérience suivante :

Exp. (16 juillet 1847.) — Un chien de taille moyenne âgé de huit mois, ayant fait son avant-dernier repas vingt-quatre heures avant et son dernier deux heures avant l'opération. Le canal vertébral ouvert comme à l'ordinaire dans la région lombaire, les racines antérieures furent isolées et trouvées sensibles d'une manière évidente, aussitôt après l'opération. On attacha les extrémités des nerfs avec un fil, on recousit la plaie et on laissa reposer l'animal pendant une heure. Après ce temps, la sensibilité du bout périphérique de la racine antérieure était considérablement exaltée, au point que son attouchement produisait, en apparence, autant de douleur que l'attouchement de la racine postérieure elle-même.

Ce bout périphérique de la racine antérieure était gonflé et turgide.

Alors on coupa une racine postérieure de la paire nerveuse située au-dessous de celle dont la racine antérieure avait été reconnue sensible. Puis on tirailla le bout central de cette racine postérieure, de manière à faire éprouver une vive douleur à l'animal, afin de savoir s'il en résulterait un affaiblissement de la sensibilité de la racine antérieure située au-dessus; mais il n'en fut rien, car aussitôt que l'animal fut calmé, on pinça le bout périphérique de la racine antérieure préalablement examinée, et on le trouva très sensible encore. À ce moment, on aplatit, en la comprimant avec les pinces, la racine postérieure correspondant à la racine antérieure sensible. Par cette contusion, la sensibilité se trouva abolie instantanément dans la racine antérieure. On recousit la plaie, et on laissa l'animal en repos.

Le lendemain, vingt-quatre heures après, on examina le bout périphérique de la racine antérieure, qui était devenu insensible au moment même du pincement de la racine postérieure correspondante, et on trouva qu'il était extrêmement sensible, de sorte que le passage de la sensibilité s'était rétabli à travers la partie comprimée de la racine postérieure.

Enfin, il se rencontre des cas dans lesquels les animaux, sans perdre en apparence plus de sang que d'autres, subissent une sorte d'épuisement rapide de la sensibilité. Il y a même certains animaux qui semblent mourir de la douleur que produit l'opération : tels sont parfois les lapins, les chevaux, etc.; ce qui est remarquable, c'est que l'on peut, en éthérisant ces animaux, pratiquer la même opération à laquelle ils résistent, alors qu'on a supprimé l'impression douloureuse à laquelle ils auraient succombé sans cela.

Nous dirons encore qu'il y a des chiens beaucoup plus sensibles que d'autres, suivant certaines espèces, et cela se rencontre même chez des chiens d'une même portée, comme on va le voir par les expériences qui suivent :

Exp. (15 mars 1847.) — On eut deux chiens de la même portée, âgés de deux mois et demi ; tous deux étaient bien nourris.

1° Sur le plus vivace des deux, on ouvrit avec les précautions que nous avons appris à connaître le canal vertébral dans la région lombaire, et on mit la moelle épinière à nu. On souleva avec précaution et on isola trois racines antérieures du même côté ; puis sans les avoir coupées, on pinça chacune d'elles, et on trouva que le pincement donnait dans toutes lieu à des signes de sensibilité bien évidents.

Ensuite on coupa les racines, on examina les deux bouts, et on constata que le bout central était complétement insensible, tandis que le périphérique avait conservé sa sensibilité.

Du côté opposé, on constata aussi la même sensibilité sur plusieurs racines antérieures, et on s'assura que cette sensibilité du bout périphérique de la racine antérieure disparaissait quand on coupait la racine postérieure correspondante.

L'animal était très vivace au début de l'expérience ; mais toutes ces épreuves furent longues et durèrent plus d'une heure et demie. Pendant tout ce temps la moelle épinière de l'animal avait été nécessairement mise à nu, aussi la sensibilité s'était-elle peu à peu émoussée; si bien que les racines postérieures devinrent de moins en moins sensibles et finirent par ne plus l'être du tout.

La moelle épinière était refroidie et ne manifestait plus qu'une sensibilité obtuse lorsqu'on l'essuyait avec l'éponge. Néanmoins le chien robuste avait conservé encore beaucoup de vivacité et de vigueur. La perte de sensibilité de la moelle parut être le résultat, non de l'épuisement de l'animal, mais de l'action toute locale du contact prolongé de l'air et de l'abaissement de température.

En effet, vers la fin de l'expérience qui avait duré plus d'une heure et demie, on découvrit le facial sur ce même animal, et on constata que les branches étaient sensibles. Après l'avoir divisé, on constata que les deux bouts, aussi bien le périphérique que le central, étaient doués d'une vive sensibilité, ce qui prouva que la sensibilité récurrente existait encore dans ce nerf qui n'avait pas été mis à l'air.

2° Sur l'autre chien, on ouvrit également la portion lombaire du canal rachidien; mais cet animal résista très peu à l'expérience : il faiblit très rapidement et tomba dans un état d'insensibilité qui résultait évidemment de son épuisement.

On pourrait pousser les recherches plus loin sur ce sujet. Toutefois vous pouvez remarquer, messieurs, par ce seul exemple, qu'il peut y avoir de grandes différences entre les chiens sous le rapport de la résistance qu'ils peuvent offrir aux opérations.

Le dernier chien n'avait pourtant pas paru perdre plus de sang que l'autre; néanmoins l'opération l'a affaibli immédiatement et l'a jeté dans un état de prostration très grande: c'est parce qu'on ne peut pas toujours expliquer ces affaiblissements par la quantité de sang perdue, que certains médecins ont dit que l'organisme peut être affaibli par des pertes d'influx nerveux comme par les pertes de sang. Toutefois on avait remarqué que le premier chien, qui a bien résisté, s'était toujours montré plus méchant et plus vorace, d'où l'on pourrait être porté à conclure qu'il faut, pour ces expériences, choisir les animaux les plus vigoureux et les plus voraces. Du reste, j'ai remarqué aussi qu'il y a des races de chiens qui résistent mieux les unes que les autres aux expériences.

En général, on peut dire encore que, toutes choses égales d'ailleurs, les chiens en digestion résistent mieux que ceux qui sont à jeun, quoiqu'il m'ait semblé remarquer que ces derniers perdent en général beaucoup moins de sang. Enfin, quoiqu'il soit difficile de déterminer rigoureusement toutes les conditions dans lesquelles doit se trouver l'organisme, on peut dire qu'il doit être placé autant que possible dans des conditions de bonne alimentation les plus propres à favoriser le développement de la vigueur de l'animal.

D'après les expériences nombreuses qui ont été exposées jusqu'ici, on a vu combien de conditions variables pouvaient s'introduire dans l'expérience et en rendre les résultats difficiles à obtenir. Maintenant, nous mettrons à profit toutes les remarques que nous avons pu faire jusqu'ici, et nous en déduisons déjà pour l'expérience des règles de conduite que nous pouvons résumer de la manière suivante :

1° Choisir pour l'expérience des animaux vigoureux, bien nourris et jeunes autant que possible ;

2° Lorsque l'animal n'a pas été épuisé ni affaibli par l'opération, aussitôt après on trouve la sensibilité récurrente des racines antérieures ;

3° Mais si l'animal a été épuisé pendant l'expérience, ce qui est le cas le plus ordinaire, il peut se faire qu'aussitôt après l'expérience, les racines antérieures soient complétement insensibles. Alors, en recousant la plaie pour mettre la moelle à couvert, et, attendant que l'animal reprenne un peu ses forces, on voit revenir la sensibilité récurrente. C'est ce que prouveront les expériences types que nous vous exposerons plus tard, expériences dans lesquelles jamais la sensibilité récurrente ne manquera, soit qu'on l'ait trouvée immédiatement après l'opération, soit qu'on ait dû, pour la rencontrer, laisser reposer l'animal ;

4° Le procédé opératoire régulier consistera désormais à n'ouvrir qu'une moitié latérale de la colonne vertébrale pour mettre à nu une ou deux racines jusqu'au ganglion. De cette manière la moelle ne se refroidit pas autant ;

5° Il convient d'agir sur les racines antérieures les plus volumineuses.

Il m'a semblé que cette sensibilité des racines antérieures était d'autant plus développée que les racines postérieures correspondantes étaient elles-mêmes plus volumineuses.

Chez l'homme et chez le chien, les racines postérieures rachidiennes sont généralement plus grosses que les racines antérieures. Chez les grenouilles, les racines antérieures sont, au contraire, plus grosses relativement que les racines postérieures. Peut-être est-ce à cela qu'il faut attribuer l'impossibilité de constater chez ces animaux les phénomènes de la sensibilité récurrente, si ce n'est par un moyen indirect, comme nous le verrons plus loin. A cette cause viendrait se joindre le peu de sensibilité propre de l'animal.

Comme le plus grand nombre de nos expériences sur la sensibilité récurrente ont été faites sur des chiens, comme c'est sur ces animaux qu'ont été faites également ment le plus grand nombre des expériences destinées à constater les fonctions des racines rachidiennes, il est utile de bien connaître l'anatomie des nerfs qui se distribuent dans les parties sur lesquelles on expérimente. Nous allons vous donner en conséquence quelques détails anatomiques qui, une fois établis, nous serviront pour toutes nos expériences ultérieures.

Il y a chez le chien 7 vertèbres cervicales, 13 dorsales, et 7 vertèbres lombaires. Il y a conséquemment 13 côtes. Il y a 8 paires de nerfs cervicaux, 13 paires dorsales, 7 paires lombaires et 6 sacrées.

Toutes les racines des nerfs sont contenues dans le canal vertébral et ne sortent par le trou de conjugaison que lorsqu'elles sont déjà réunies en un nerf mixte. La deuxième paire cervicale fait seule exception ; et nous avons pu, il y a longtemps, grâce à cette particularité, constater la sensibilité récurrente de la racine antérieure dans la région cervicale. Nous verrons également que M. Waller a utilisé cette disposition encore exagérée chez le chat, dans des recherches sur le système nerveux dont j'aurai à vous entretenir.

De même que chez l'homme, les racines nerveuses chez le chien ont une insertion de plus en plus oblique sur la moelle épinière à mesure que l'on approche de l'extrémité de la moelle. C'est dans la région lombaire que cette obliquité est la plus grande et que la longueur de la racine se trouve conséquemment la plus considérable. C'est encore dans cette région où le canal vertébral se trouve élargi, et l'espace qui sépare la moelle épinière des parois du canal est plus considérable, de sorte que les expériences sont les plus faciles à exécuter.

Chez le chien, comme chez le chat, les racines nerveuses sont non-seulement isolées au dedans des membranes de la moelle, mais cet isolement continue encore au delà, chaque racine étant revêtue par une gaîne spéciale de la dure-mère. C'est cette disposition qui permet d'agir isolément sur les racines rachidiennes, sans ouvrir la dure-mère. Cet isolement des racines ne se rencontre pas chez l'homme ni chez le lapin.

Toutefois, quoique isolées chez le chien, les deux racines sont collées l'une à l'autre par un tissu cellulaire assez lâche qu'il faut briser pour les séparer, et dans lequel rampe ordinairement un vaisseau artériel

Lorsqu'on ouvre chez le chien la colonne vertébrale

en arrière, on aperçoit seulement la racine postérieure,
et au-dessous d'elle se trouve la racine antérieure, que
l'on peut isoler en passant entre les deux racines un petit
crochet mousse qui sera décrit plus loin (fig. 6). On sou-
lèvera alors la racine antérieure ainsi isolée, tantôt en
dedans, entre la moelle et la racine postérieure, tantôt
en dehors, entre la racine postérieure et les parois du
canal vertébral. L'isolement de la racine est en général
plus difficile pour les dernières paires sacrées, où l'accolement devient très intime. Il y a deux faisceaux qui constituent en général la racine postérieure, ce qui rappelle
la disposition qui se rencontre normalement chez le
bœuf et chez le cheval, où non-seulement la racine
postérieure est multiple, mais où chacune de ses divisions porte un petit ganglion. Cette dernière disposition
pourrait amener des difficultés sans causer toutefois
de confusion, car il serait toujours très facile de distinguer à ces réactions sensitives une racine postérieure
d'une racine antérieure.

Chaque racine nerveuse se dirige avec celle qui lui
correspond vers le trou de conjugaison, et, au niveau
de celui-ci, se trouve le ganglion intervertébral, immédiatement après lequel les deux racines se réunissent.
Le nerf mixte se trouve ainsi constitué, non-seulement
par cette union des deux racines, mais aussi parce que
dans ce point les nerfs rachidiens communiquent avec
le grand sympathique.

Actuellement, il est important pour nous de connaître les paires nerveuses qui entrent dans la constitution des différents nerfs qui émanent du plexus lombo-

sacré, afin de pouvoir analyser les phénomènes nerveux par les troubles qu'on apportera dans le membre où les nerfs se distribuent.

Il y a, avons-nous dit, sept paires lombaires: la première lombaire sortant entre la première et la seconde vertèbre lombaire, et la septième lombaire sortant entre la dernière vertèbre lombaire et la première pièce du sacrum. Il y a six paires sacrées: la première sortant par le premier trou du sacrum, et la dernière passant entre le sacrum et le coccyx (queue).

La dernière paire lombaire (7) est ordinairement la plus volumineuse et l'une des plus longues ; c'est sur elle que les expériences de sensibilité récurrente sont le plus faciles à exécuter. Les racines des paires sacrées vont en diminuant de la première à la dernière.

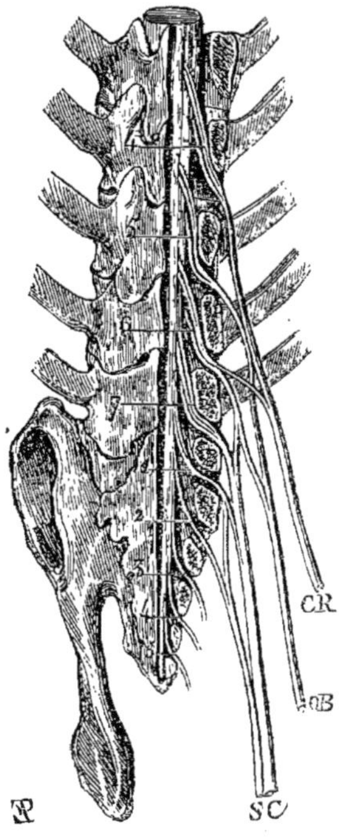

FIG. 4 (1).

Le plexus lombo-sacré est constitué par les quatre

(1) *Racines rachidiennes qui entrent dans la composition des nerfs du membre postérieur chez le chien* (ce sont les quatrième, cinquième, sixième et septième paires lombaires, et première, deuxième et troisième paires sacrées).

Le nerf crural CR provient des quatrième, cinquième et sixième paires lombaires ; — le nerf obturateur OB, des cinquième et sixième paires lombaires ; — le nerf sciatique SC, des sixième et septième paires lombaires, et des premières et deuxième paires sacrées.

dernières paires lombaires (4, 5, 6, 7) et les deux ou trois premières sacrées, et principalement les deux premières.

Du plexus lombo-sacré émanent :

1 Le nerf crural, à la formation duquel concourent plus spécialement les 4e, 5e et 6e paires lombaires ;

2° Le nerf obturateur, qui résulte particulièrement des 5e et 6e lombaires ;

3° Le nerf sciatique, constitué surtout par les 6e et 7e paires lombaires et la première sacrée ;

4° Le nerf honteux, formé par les dernières paires sacrées.

Il résulte de là que les trois premières paires lombaires et les quatre dernières sacrées ne concourent en rien pour donner le mouvement et le sentiment au membre postérieur. Mais si l'on veut détruire tout le mouvement et le sentiment dans le membre postérieur, il faudra couper nécessairement les quatre dernières paires lombaires et les deux premières sacrées. Lorsqu'après avoir ouvert le canal vertébral, on voudra distinguer les différentes paires les unes des autres, on pourra prendre pour point de repère la crête de l'os des iles, ou bien, ce qui serait plus facile, le volume de la dernière paire lombaire. Cette paire, la plus volumineuse, peut en effet se reconnaître facilement et servir de point de départ pour compter les autres.

Procédé opératoire. — Le chien étant fixé sur une table, un billot placé sous le ventre pour faire saillir un peu la colonne vertébrale dans la région lombaire, on coupe les poils, puis on fait à la peau une incision le long de la crête des apophyses épineuses. Le milieu de cette incision correspondra au niveau de la crête de l'os des iles, et sa longueur sera d'environ 1 décimètre ou un peu moins, suivant la taille de l'animal. L'aponévrose qui recouvre les muscles du dos sera ensuite divisée par une seconde incision qui pénétrera jusque sur la lame des vertèbres, en rasant la face latérale des apophyses épineuses. On écartera les muscles sur le côté autant qu'on le pourra, de manière à mettre à découvert les lames des vertèbres et leurs apophyses articulaires. Il est quelquefois utile de se servir d'une rugine pour enlever une partie des tissus qui restent adhérents aux

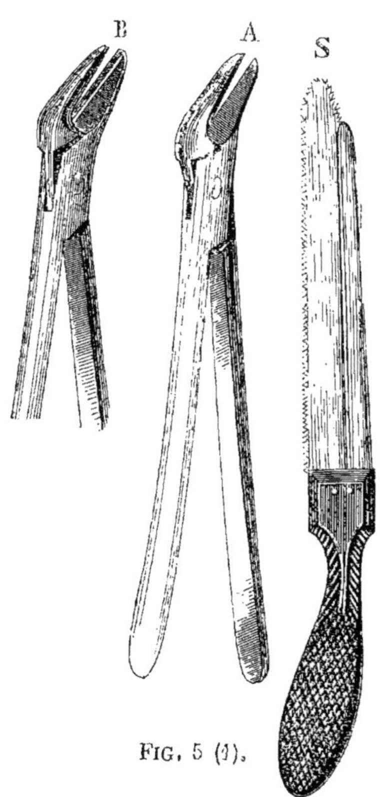

Fig. 5 (1).

(1) *Instruments pour pratiquer l'ouverture du canal vertébral.* — S, petite scie en crête de coq à son extrémité, destinée à scier les lames vertébrales que l'on doit enlever ensuite. — A, tenaille ou cisaille destinée à ouvrir ou à élargir l'ouverture du canal vertébral ; les deux mors de cette tenaille se rapprochent simplement. — B, dans cette tenaille les parties tranchantes des mors se croisent comme des ciseaux. On peut, avec cet instrument, ouvrir le canal vertébral chez les vieux animaux, dont les os, qui sont très durs, ne se laissent pas scier facilement.

vertèbres. Puis, à l'aide d'une petite scie S dont l'extrémité est arrondie et garnie de dents, on donne un trait parallèlement aux apophyses épineuses et aussi près de leur base que possible. On divisera ainsi une ou deux lames de vertèbres au niveau de l'os des iles, ce qui correspond aux deux dernières vertèbres lombaires; on aura soin de ne pas scier au delà des lames des vertèbres, pour ne pas blesser la moelle. Un second trait de scie, parallèle au précédent, est porté au niveau et en dehors des tubercules apophysaires. Il faut toutefois éviter de porter ce dernier trait de scie trop en dehors et de le diriger trop verticalement, dans la crainte de couper les racines au moment où elles sortent par le trou de conjugaison, ou de blesser les sinus veineux vertébraux.

On soulève alors, en la faisant basculer à l'aide d'un ciseau, la partie osseuse comprise entre ces deux traits de scie, et on l'enlève ainsi en entier ou par fragments. Quelquefois on ne peut pas facilement enlever ainsi toute la lame vertébrale, surtout quand les chiens sont de petite taille. Il suffit alors d'avoir pu pratiquer une ouverture au canal vertébral, en détachant une portion de lame de vertèbre, et ensuite on achève d'élargir l'ouverture sur les côtés à l'aide de cisailles B très tranchantes et construites pour cet usage.

Pendant qu'on pratique ce premier temps de l'opération, on écarte les muscles sur les parties latérales avec des érignes, et l'on éponge la plaie avec de l'eau tiède On agira toujours avec la plus grande précaution, pour éviter de blesser la moelle avec les instruments dont on fait usage, ce qui arrive quelquefois par les mouvements de l'animal.

Parfois il arrive que le périoste est ménagé quand on enlève les lames vertébrales. Immédiatement au-dessous de lui, on trouve ordinairement beaucoup de graisse qui entoure la moelle et les racines. On enlève cette graisse avec des pinces, en ayant soin de ne pas blesser les sinus veineux rachidiens, qui donneraient une hémorrhagie considérable et difficile à arrêter.

La moelle, étant alors mise à nu, reste néanmoins complétement protégée par les enveloppes. On voit aussi les deux racines de chaque paire nerveuse marcher très obliquement entourées par des gaînes fibreuses distinctes émanant de la dure-mère rachidienne.

L'ouverture du canal vertébral peut quelquefois être faite en moins de dix minutes, et l'opération est alors très rapide. D'autres fois, lorsque l'animal s'agite beaucoup, elle peut durer au delà d'une demi-heure. Mais, dans tous les cas, il arrive qu'aussitôt après l'ouverture du canal vertébral, l'animal est affaissé, comme engourdi, au point que l'on peut, ainsi que cela résulte de beaucoup d'expériences que nous vous avons rapportées, toucher les racines postérieures, non-seulement sans produire une vive douleur, mais quelquefois sans en produire aucune. Il faut alors se hâter, et profiter de ce moment, pour isoler les racines antérieures ou postérieures, afin de pouvoir les examiner plus tard. Avec un crochet mousse et fin on écarte un peu la racine postérieure, et l'on plonge plus avant pour saisir et soulever la racine antérieure, sous laquelle on passe aussitôt un fil que l'on laisse, pour la ressaisir plus tard, quand elle sera redevenue sensible.

Voici la forme du petit crochet à l'aide duquel on soulève les racines nerveuses (fig. 6).

L'opération a été pratiquée suivant le procédé que nous venons de décrire, sur l'animal que vous voyez ici. Depuis deux heures, il se repose, et l'épuisement dans lequel l'opération l'avait mis est actuellement réparé. Il marche sur ses membres postérieurs sans trébucher. La peau, qui était insensible à la fin de l'opération, est maintenant sensible. Nous allons chercher devant vous si la racine antérieure rachidienne est sensible.

Vous voyez qu'en opérant ainsi, nous avons laissé à la colonne vertébrale assez de solidité pour que l'animal puisse se tenir sur ses jambes.

Nous avons, au moment de l'opération, passé un fil sous la racine antérieure pour pouvoir l'isoler maintenant; si nous avions attendu jusqu'ici, le succès de l'opération eût été rendu plus douteux, par la difficulté qu'on éprouve à isoler la racine antérieure très sensible, masquée par la postérieure, et par les mouvements de l'animal qui exposent à casser la racine et à ouvrir des sinus veineux, ce qui occasionnerait une hémorrhagie considérable et gênante.

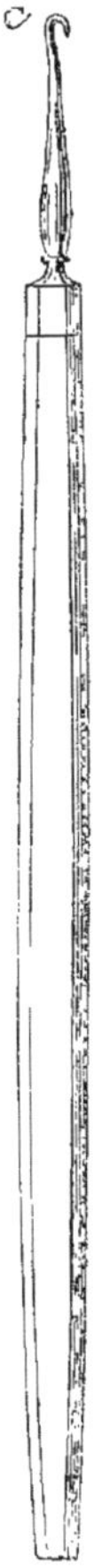

Vous voyez ici ce fil passé sous la racine antérieure de la dernière paire lombaire ; ce fil nous permet de la soulever plus facilement pour la pincer : si

FIG. 6.

l'opération est faite depuis assez longtemps pour que l'animal ait pu se remettre de l'épuisement qu'elle lui a causé, nous constaterons que cette racine est sensible. Ensuite nous la couperons, et ayant ainsi un bout central et un bout périphérique, nous verrons que le bout central sera devenu complétement insensible, tandis que le bout périphérique aura conservé toute sa sensibilité. Si ensuite nous venons à couper la racine postérieure, vous verrez que la sensibilité aura disparu des deux bouts périphériques, et qu'elle ne se rencontrera plus que dans le bout central de la racine postérieure.

Sur cette pièce venant d'un chien qui avait subi l'opération que nous venons de pratiquer chez celui-ci, vous pourrez voir comment ont été détachées les lames de trois vertèbres par deux traits de scie longitudinaux, l'un médian, l'autre sur les parties latérales, vers l'union des lames avec les masses latérales des vertèbres.

La dure-mère, qui n'a pas été ouverte, apparaît ici au fond de la plaie ; elle est soulevée de temps en temps par les oscillations du liquide céphalo-rachidien.

Chez ce chien, on voit encore ici les deux racines de la paire nerveuse, chacune dans une gaîne bien distincte de la dure-mère ; comme nous vous l'avons déjà dit, elles ne sont pas réunies comme chez le lapin ou chez l'homme, et c'est ce qui rend l'opération plus facile chez le chien. La même disposition se retrouve, quoique moins prononcée, chez le chat, dont les deux racines sont moins séparées que celles du chien. Au fond de la plaie profonde que vous apercevrez, et que je débarrasse de caillots provenant de l'hémorrhagie fournie par un sinus veineux qui a été ouvert, je tiens, soutenue par ce fil, la racine antérieure. A peine l'ai-je touchée avec le mors de ma pince, que l'animal s'est plaint. Il suffit pour cela du moindre attouchement ; on n'a qu'à soulever la racine avec le fil pour qu'aussitôt l'animal se meuve et crie. Dans deux heures, cette sensibilité que vous voyez bien évidente sera encore plus vive. Je pince de nouveau cette racine antérieure ; les cris de l'animal nous montrent encore une fois qu'elle est sensible. La sensibilité de la racine antérieure n'est donc pas douteuse ; celle de la postérieure est plus grande, comme vous le verrez tout à l'heure, quand nous la pincerons à son tour.

Maintenant nous allons couper la racine antérieure, faisant la section dans le point où elle a été mâchée par la pince, pour conserver le plus de longueur possible aux bouts ; l'animal ne témoigne pas d'une bien vive douleur au moment de la section.

Nous avons maintenant deux bouts. Je soulève avec un crochet le bout central, je le tiraille avec la pince : l'animal n'accuse aucune sensibilité.

Je saisis maintenant le bout périphérique : aussitôt que je le touche, en ayant soin de ne pas exercer de traction qui pourrait agir sur la racine postérieure, l'animal donne des signes d'une sensibilité dont les manifestations sont très nettes. Après l'avoir abandonné, nous reprenons de nouveau la racine ; tous les signes d'une douleur perçue se montrent encore dans le bout périphérique.

Du sang qui a coulé et coule encore dans la plaie nous masque la racine postérieure. Je viens cependant de l'accrocher, et les cris de ce chien vous montrent combien elle est sensible. La section que j'en opère après avoir passé les ciseaux dessous produit encore une douleur vive.

Nous avons maintenant quatre bouts : deux appartenant à la racine antérieure, et deux à la racine postérieure. Nous allons les interroger les uns après les autres, et nous n'en trouverons plus qu'un de sensible : ce sera le bout central de la racine postérieure. L'animal est fort agité ; les cris que lui a arrachés la section de la racine postérieure ont ramené l'hémorrhagie, cependant il est assez facile de distinguer au fond de la plaie les quatre bouts des nerfs coupés. Voici le bout périphérique de la racine postérieure : je le pince, il est insensible. Le bout périphérique de la racine antérieure est insensible aussi ; le bout central de la racine antérieure l'est encore ; quant au bout central de la racine postérieure, vous voyez qu'il est d'une exquise sensibilité.

Dans la prochaine séance, nous continuerons à traiter le même sujet.

CINQUIÈME LEÇON.

7 janvier 1857.

SOMMAIRE : Suites des expériences sur la sensibilité récurrente. — Anomalies apparentes. — Leur explication. — Influence de l'éthérisation. — Renflement des racines après leur section.

Messieurs,

Après avoir fixé les règles d'après lesquelles il convient d'opérer, pour rechercher la sensibilité récurrente, nous allons vous citer les expériences très nombreuses que nous avons faites sur ce sujet, et qui, par l'ensemble de leurs résultats, établissent d'une manière définitive les caractères de cette sensibilité, ainsi que quelques anomalies apparentes qu'elle peut offrir.

Exp. (8 avril 1847). — Un chien de trois à quatre mois était depuis environ quinze jours dans le laboratoire, où il avait maigri beaucoup, quoiqu'il ne parût pas malade. L'animal avait fait un repas de viande une heure avant l'expérience. On pratiqua, d'après le procédé décrit, l'ouverture de la moitié latérale droite du canal vertébral dans la région lombaire. On mit à nu les deux dernières paires lombaires du côté droit, ainsi que les ganglions intervertébraux, qui étaient très visibles. On avait, pendant l'opération, produit un ébranlement de la moelle, en se servant d'un rogne-pied pour enlever une portion d'os.

Aussitôt après l'expérience, on isola les racines antérieures, et on les pinça sans obtenir de manifestation douloureuse appréciable. On coupa les deux racines, et leurs bouts, aussi bien le périphérique que le central, étaient insensibles. Il sembla à peine, en pinçant le bout périphérique de la plus grosse des deux racines, qu'on obtint quelques traces d'une sensibilité obscure.

On découvrit alors le facial chez cet animal, et l'on coupa ses trois branches. On trouva que les trois bouts périphériques offraient dans les trois branches une in-sensibilité complète.

On laissa l'animal en repos pendant quinze à vingt minutes, sans toutefois le remettre en liberté; après quoi on examina de nouveau les racines rachidiennes et les bouts du nerf facial. La sensibilité n'était revenue dans aucun de ces nerfs; l'animal était assez calme, sans cependant paraître très affaibli. Alors on recousit les plaies du dos et de la face, et l'on détacha l'animal, qui fut mis en liberté. Le chien se sauva, ce qui prouve que les mouvements étaient encore assez libres, excepté toutefois ceux de la patte postérieure droite, dont deux racines avaient été coupées et que l'animal traînait à moitié paralysée.

Ce chien resta en repos, couché dans un coin du laboratoire, pendant deux heures. Après ce temps on décousit les plaies des lombes et de la face et l'on examina les nerfs sur lesquels on avait précédemment expérimenté. Les plaies étaient chaudes, fumantes, offrant ce qu'on appelle un état de réaction, et la peau était très sensible, tandis qu'elle était complétement insensible quand, après l'opération, on avait cousu la peau. Le bout périphérique de la plus grosse des deux racines (la septième) présentait une sensibilité excessivement développée lorsqu'on vint à le pincer. Le bout de cette racine qui précédemment avait été pincé semblait s'être gonflé dans la plaie et être devenu turgide, de telle sorte que les mâchures déterminées par la pince avaient disparu et que le nerf était devenu sensible, même dans ces points. Le bout central, par opposition au bout périphérique, était resté flasque et n'était le siége d'aucune turgescence analogue. Lorsqu'on le pinça, il ne manifesta aucune trace de sensibilité.

L'autre racine, plus petite (la sixième), ne présentait pas de sensibilité dans son bout périphérique, mais nous devons dire que celui-ci avait été préalablement mâché dans toute son étendue. Elle ne présentait pas non plus la turgescence comme l'autre racine; cependant les mâchures produites par la pince avaient en partie disparu, et le nerf avait repris à peu près sa forme cylindrique.

On examina ensuite la plaie de la face, et l'on découvrit les bouts périphériques du nerf facial, qui paraissaient gonflés et un peu rougeâtres; l'aplatissement du nerf résultant de l'action de la pince avait disparu, et l'extrémité du nerf, seule examinée, paraissait gonflée. On la pinçça sans produire de douleur. Il faut noter qu'on agissait sur le nerf dans les points où il avait été préalablement contondu par la pince.

Le lendemain, 9 avril, vingt-quatre heures après l'opération, l'animal n'ayant pas mangé, on ouvrit de nouveau la plaie du dos, dont la surface grisâtre était déjà le siége d'un commencement de suppuration. Le bout périphérique de la racine antérieure de la septième paire, qui était très sensible la veille, était affaissé et collé par des fausses membranes contre la surface externe de la dure-mère. Cette extrémité de racine était rougeâtre et enflammée, mais elle n'offrait plus la turgescence et l'aspect brillant qu'elle avait le jour précédent. On la pinça, après l'avoir soulevée doucement, sans qu'il en résulta aucune douleur ; cette portion du nerf était probablement désorganisée par l'inflammation et par les nombreux pincements qu'on avait exercés sur elle.

La racine postérieure correspondante, qui était visible dans la plaie, présentait une vive sensibilité au moindre attouchement.

Vers le quatrième jour l'animal mourut, et la portion de rachis qui avait été ouverte fut conservée pour préparer la pièce osseuse.

Exp. (8 avril 1847). — Sur une chienne d'assez forte taille, âgée de quatre mois environ, très vorace, très grasse et fort bien nourrie, ayant fait son dernier repas une heure avant l'opération, on ouvrit la moitié droite du canal vertébral dans la région lombaire par le procédé ordinaire. Dans l'avulsion des os, le périoste avait été ménagé ; on l'ouvrit ensuite et l'on enleva une grande quantité de graisse située entre lui et la dure-mère. On isola la racine antérieure de la septième paire lombaire ; on la pinça, et l'on obtint une douleur évidente quoique, non très vive ; on la coupa alors rapidement avec des ciseaux bien tranchants, sans que l'animal manifestât la moindre douleur au moment de la section. Alors on pinça aussitôt le bout périphérique qui accusa une douleur très nette.

Avant d'ouvrir le rachis, on avait mis à découvert le nerf facial, et l'on avait pincé la branche moyenne de ce nerf qui offrait dans son bout périphérique une sensibilité sinon très vive, du moins bien évidente. Après l'ouverture du rachis, on pinça comparativement le bout périphérique du nerf facial et le bout périphérique de la racine antérieure; le pincement des deux nerfs fit accuser à l'animal une douleur sensiblement égale.

A ce moment de l'opération, on recousit les plaies et on laissa reposer l'animal pendant une heure environ. Après ce temps, on ouvrit les plaies, et l'on trouva la plaie dorsale fumante et chaude. On voyait que le bout périphérique de la dernière paire lombaire était turgide, luisant et arrondi par son extrémité. Les impressions qu'y avaient faites les mors des pinces avaient entièrement disparu. On pinça ce bout périphérique, et l'on trouva qu'il possédait une sensibilité exquise, tellement exaltée, qu'il suffisait de serrer avec une faible pression l'extrémité de ce nerf pour provoquer à l'instant même des douleurs vives et des cris aigus. Cependant c'était dans ce point que le nerf avait été pincé précédemment lorsqu'on l'avait examiné d'abord. Du reste, la peau qui bordait la plaie était beaucoup plus sensible qu'au moment de l'opération, et, en la cousant une seconde fois, l'animal poussa des cris aigus.

On examina alors le facial; tous les bouts périphériques des branches coupées étaient rougeâtres et luisants. Les impressions du mors des pinces avaient disparu. En pinçant ces bouts périphériques, même dans les points où ils avaient été précédemment mâchés, ils donnaient des signes d'une très vive sensibilité, moins vive toutefois que celle de la racine antérieure.

Il faut ajouter que, en mettant à nu les branches du facial une heure après leur section, les bouts périphériques bien sensibles étaient, comme il a été dit, devenus gonflés, turgescents, luisants, tandis que les bouts cérébraux correspondants étaient restés aplatis et avec leur aspect habituel, bien que cependant ceux-ci eussent été pincés comme les autres. Du reste, la sensibilité de ces bouts périphériques était plus grande une heure après qu'au moment même de l'opération.

Le lendemain, vingt-quatre heures après l'opération, on redécousit les plaies. Dans celle du dos, la peau était déjà recollée ; le fond de la plaie était enflammé, grisâtre, et dans un commencement de suppuration. Le bout périphérique de la grosse racine antérieure était enflammé, collé et confondu avec les tissus voisins. Quand on l'isola et qu'on le pinça, en se rapprochant le plus possible de la périphérie, il parut encore légèrement sensible. Les bouts périphériques du facial, examinés, étaient tous enflammés, insensibles dans les points où ils avaient été contondus la veille ; mais ils étaient doués de sensibilité si on les poursuivait plus loin dans les parties saines.

Exp. (19 avril 1847). — Un chien blanc, de taille moyenne, de cinq mois environ, assez vif, quoique ayant un peu maigri depuis qu'il est dans le laboratoire. Quatre heures après l'avoir fait manger, à midi et demi, on ouvrit le canal vertébral à droite par le procédé ordinaire. On enleva une seule lame vertébrale, et l'on atteignit la sixième paire lombaire rachidienne. On isola la racine antérieure avec quelque difficulté; puis, en la pinçant, on ne développa pas de sensibilité bien évidente. On coupa cette racine sans produire de douleur, et l'on pinça successivement les deux bouts. Le bout central était complétement insensible ; le bout périphérique donna des signes d'une sensibilité très obtuse, à peine marquée. L'expérience avait duré une heure; on recousit la plaie et on laissa reposer l'animal.

A cinq heures du soir, on redécousit la plaie du dos, qui n'offrait pas une réaction très marquée, mais qui cependant paraissait assez sensible, car l'animal s'agitait beaucoup. On examina successivement les deux bouts de la racine; le bout central ne donna aucun signe de douleur; en pinçant le bout périphérique, on eut une sensibilité vive et très nette. Après avoir bien constaté la sensibilité du bout périphérique, on coupa la racine postérieure; cette section détermina des cris aigus. Après cela toute trace de sensibilité disparut des bouts périphériques antérieurs ou postérieurs; seul le bout central de la racine postérieure conserva une sensibilité très vive.

On recousit la plaie du dos, et, à chaque coup d'aiguille, l'animal donnait des signes de douleur, ce qui n'avait pas eu lieu lors de la première suture de la plaie.

Le 20 avril au matin, vingt-deux heures après la première opération, on examina la plaie, qui était chaude, fumante, et se montrait déjà le siége de suppuration. On examina les bouts des racines nerveuses.

En pinçant les bouts périphériques, ou le ganglion rachidien lui-même, on ne détermina aucune sensation douloureuse ; mais, en comprimant ces deux bouts en masse, on produisit à chaque pincement des contractions dans le membre correspondant. En pinçant les bouts centraux, on trouva que celui de la racine antérieure était complétement insensible, tandis que celui de la racine postérieure avait conservé une sensibilité exquise.

Exp. (19 avril 1847). — Un chien noir, de taille moyenne, de cinq mois environ, amené dans le laboratoire depuis trois ou quatre jours, bien portant, quoique ne paraissant pas très vif, ayant fait son dernier repas trois heures avant l'opération. On ouvrit à droite une moitié du canal vertébral dans la région lombaire, et l'on n'enleva qu'une seule lame de vertèbre, afin de mettre la septième racine lombaire à nu. On enleva ensuite le périoste, qui était resté intact, ainsi que la graisse qui environne la dure-mère. Après quoi on put saisir la racine antérieure avec le petit crochet et la soulever légèrement. Dès qu'on la pinçait au côté externe du crochet, l'animal accusait une sensibilité évidente. On coupa ensuite la racine sans que l'animal éprouvât de douleur ; puis on pinça alors les deux bouts, et l'on constata une insensibilité parfaite pour le bout central, et une sensibilité évidente pour le bout périphérique.

On recousit ensuite la plaie du dos, et on laissa marcher l'animal, qui se sauva en paraissant peu vif, quoiqu'il ne fût cependant pas beaucoup affaibli.

Quatre heures après on décousit la plaie du dos pour reconnaître l'état de la racine antérieure coupée. La plaie n'était pas fumante, et n'offrait pas de réaction marquée ; elle était baignée au fond d'un peu de sang fluide et séreux ; ses lèvres ne paraissent pas douées d'une sensibilité bien vive.

On pinça le bout central de la racine antérieure, qui se montra insensible, tandis que le bout périphérique était doué d'une vive sensibilité dans les points où il n'avait pas été préalablement mâché. Ce bout périphérique de la racine antérieure n'était pas turgide, et ne différait pas sensiblement par son aspect du bout central. On constata à plusieurs reprises, et très facilement, la sensibilité du bout périphérique ; après quoi on coupa la racine postérieure correspondante.

Au moment de la section de cette dernière, l'animal manifesta une douleur très grande. Alors on pinça de nouveau le bout périphérique de la racine antérieure : toute sensibilité avait disparu.

On constata alors, en examinant les quatre bouts qui résultèrent de la section des deux racines, que tous étaient insensibles, excepté le bout central de la racine postérieure, qui était resté doué d'une sensibilité très vive.

On recousit alors la plaie sans provoquer aucun cri de l'animal ; elle ne paraissait douée que d'une sensibilité assez obtuse.

Le lendemain, vingt-deux heures après l'expérience, le chien était triste et peu vivace ; la plaie, non réunie, était remplie d'une sérosité sanguinolente dans laquelle il semblait y avoir mélange de liquide céphalo-rachidien. Cette plaie était grisâtre, d'une odeur fétide, sans réaction et sans chaleur. Des quatre bouts de nerfs, trois étaient insensibles comme la veille ; seul, le bout central de la racine postérieure était encore doué de sensibilité, mais d'une sensibilité bien moins vive que la veille. On recousit la plaie sans provoquer aucune douleur. L'animal mourut dans la nuit.

Exp. (21 avril 1847). — Sur un chien lévrier, âgé de quatre à cinq mois, vif et bien portant, ayant fait son dernier repas sept heures avant l'expérience. A trois heures, on ouvrit le canal vertébral suivant le procédé indiqué ; l'opération fut très facile, grâce à la maigreur habituelle à ces animaux.

Pendant l'opération, le chien rendit des matières diarrhéiques, et nous ferons remarquer ici que ce phénomène se manifeste chez presque tous les chiens auxquels on pratique cette opération sur le canal vertébral. Ils rendent généralement, pendant l'opération, des excréments diarrhéiques et une grande quantité de gaz fétides. Nous ajouterons encore que, lorsque les animaux ont mangé depuis peu, cette opération arrête leur digestion, et que le lendemain on retrouve les aliments dans l'estomac de l'animal quand il meurt ou qu'on le sacrifie.

Aussitôt après l'ouverture du rachis, on isola à l'aide du petit crochet la racine antérieure de la quatrième paire lombaire. Par le pincement cette racine manifesta une sensibilité qui, sans être très vive, était néanmoins évidente.

On coupa cette racine sans produire de douleur apparente, et le bout périphérique, étant convenablement séparé et isolé, fut pincé, et l'animal s'agita peu, de manière à laisser difficilement apprécier si ce pincement était réellement très douloureux ; alors on passa un fil au-dessous de la racine antérieure de la troisième lombaire, afin de pouvoir plus tard soulever cette racine avec facilité. On recousit la plaie du dos, et on laissa l'animal se reposer pendant une heure.

Dès que ce chien fut délié, il se montra très agité et turbulent, puis il se calma peu à peu ; au bout d'une demi-heure il était tranquille. Une heure après l'opération, on redécousit la plaie du dos, qui offrait une réaction marquée, quoique peu vive encore. Le bout périphérique de la quatrième lombaire était rougeâtre, arrondi, turgescent. Le pincement y détermina une sensibilité vive, que l'on constata à plusieurs reprises. Le pincement du bout central n'en détermina aucune. Alors on souleva la racine antérieure de la troisième lombaire, avec le fil passé préalablement au-dessous : aussitôt que l'on attira cette racine, l'animal poussa des cris, ce qu'on aurait pu attribuer au frottement de la racine postérieure ; mais cependant, étant parvenu à pincer la racine antérieure bien isolément, on constata que le pincement y développa une sensibilité très vive. On coupa ensuite cette racine sans y déterminer de douleur, et le bout périphérique resta très sensible, tandis que le bout central ne donna plus trace de sensibilité. Ces derniers résultats furent constatés à différentes reprises et d'une manière très nette.

Alors, voulant faire disparaître la sensibilité des racines antérieures, on pratiqua une forte ligature sur la cuisse, aussi haut que possible et très serrée. Après cette ligature, le membre était comme paralysé et complétement insensible; en le piquant au-dessous de la ligature, il en sortit du sang noir. Pinçant alors les deux racines antérieures des quatrième et cinquième paires lombaires, on les trouva toujours sensibles. On laissa la ligature appliquée pendant environ dix minutes, et, après ce temps, les racines antérieures furent encore trouvées sensibles. Alors on enleva la ligature, puis on coupa le nerf crural dans le pli de l'aine, aussi haut que possible; puis on pinça la racine antérieure de la quatrième paire lombaire qui entre dans la composition du nerf crural: le bout périphérique de cette racine était toujours sensible. Je coupai ensuite cette racine aussi haut que possible dans la cuisse, et les bouts périphériques des deux racines antérieures, troisième et quatrième lombaires, restèrent toujours sensibles. Après toutes ces opérations, le membre était paralysé et complétement immobile.

Enfin, on coupa la racine postérieure de la cinquième paire lombaire; cette section détermina une douleur vive et de longue durée, que l'animal accusa par des hurlements prolongés. Par suite de cette section, le bout périphérique de la racine antérieure devint complétement insensible, et le bout central de la racine postérieure conserva seul sa sensibilité; on recousit la plaie.

Le 22 avril, dix-huit heures après l'opération, le chien était encore vivant; on décousit la plaie, qui offrait une vive réaction et un commencement de suppuration. Le bout périphérique de la racine antérieure de la cinquième lombaire était rougeâtre et un peu gonflé. Il présenta une sensibilité bien nette quand on le pinça ; alors on essaya de couper entre les deux apophyses transverses le nerf crural, dans lequel se rend cette paire nerveuse ; mais il est possible que cette tentative n'eût pas réussi, car le bout périphérique de la racine anté-rieure resta toujours sensible.

Alors on coupa la racine postérieure correspondante, cette section détermina une douleur vive et des cris pro-longés. Après quoi on constata que la sensibilité avait complétement disparu dans le bout périphérique de la racine antérieure, et son pincement ne déterminait dans le membre que des contractions et pas de douleur. Ces contractions feraient supposer que le nerf n'a pas été coupé au niveau des apophyses transverses.

Exp. (11 juillet 1847). — Un chien adulte, à jeun depuis trente-six heures, fit un repas avant l'opération. On mit à nu les racines du côté droit par le procédé ordinaire ; une racine antérieure étant convenablement isolée au moyen d'un fil passé au-dessous d'elle, on la coupa sans que l'animal manifestât de la douleur. Ce-pendant, en pinçant le bout périphérique, l'animal res-sentit évidemment de la douleur. On recousit la plaie du dos ; la peau était insensible aux piqûres de l'aiguille. On laissa reposer l'animal pendant une heure. Après quoi on examina la plaie, qui était devenue très sensible, de même que le bout périphérique de la racine antérieure, qui était gonflé, sensible, comme érectile et doué d'une sensibilité très vive.

Avec un fil de fer rougi à la lampe on brûla le bout périphérique, qui se montra très sensible à cette action.

On coupa alors une portion de ce bout périphérique, et l'on constata qu'à ce moment la section provoquait de la douleur, tandis qu'au moment où l'on venait de faire l'opération elle n'en avait pas donné.

On isola une autre racine antérieure, située au-dessus, et on la trouva beaucoup moins sensible que celle dont il vient d'être question, sans pouvoir se rendre compte de cette différence de sensibilité entre les deux racines. Mais, à l'autopsie, on constata que la racine postérieure correspondante avait été en partie détruite par un coup de scie auprès du ganglion intervertébral.

L'animal était en pleine digestion et les chylifères bien remplis.

Exp. (28 juillet 1847). — Chien jeune, ayant fait un repas trois heures avant l'opération, après un jeûne de trente-six heures. L'ouverture du canal vertébral fut un peu laborieuse et dura longtemps.

Après l'ouverture du canal, on put, à l'aide du petit crochet, séparer les racines les unes des autres, sans que l'animal témoignât la moindre douleur. On passa un fil au-dessous de la racine antérieure de la cinquième paire lombaire, et de celle qui est au-dessus (quatrième) ; on serra le fil sur la quatrième, sans que l'animal éprouvât de douleur ; on coupa ensuite la racine sans qu'il le sentît davantage.

A ce moment, on découvrit le nerf facial sur la joue ; la branche supérieure, coupée sans douleur, offrait dans son bout central une sensibilité évidente, tandis que son bout périphérique n'en présentait qu'une très obtuse.

La branche moyenne coupée présenta une douleur

vive. Le bout périphérique était à peu près insensible, tandis que le bout central était très sensible.

La branche inférieure, coupée sans douleur, offrait un bout central peu sensible et un bout périphérique d'une sensibilité obscure. A ce moment, toutes les plaies, celle du dos et celle de la face, furent recousues, et l'animal fut laissé en repos pendant trois heures et demie.

Examinées après ce temps, les plaies n'offraient pas beaucoup de réaction. Cependant le bout périphérique de la racine antérieure de la quatrième lombaire fut trouvé sensible d'une manière évidente.

La racine antérieure de la cinquième paire lombaire non divisée étant soulevée sur le fil, puis pincée, se montra très sensible au pincement, puis on la coupa entre le point pincé et la périphérie. Cette section détermina bien évidemment de la douleur. Enfin, on constata encore que le bout périphérique de la racine antérieure était bien sensible, tandis que son bout central était complétement insensible.

On découvrit ensuite les bouts du facial, et les bouts périphériques des trois branches étaient devenus parfaitement sensibles. Mais le bout périphérique de la branche moyenne se compose de deux portions : l'une, insensible, qui est la portion du rameau auriculo-temporal de la cinquième paire, et l'autre sensible, plus petite, qui appartient au tronc même du facial.

Exp. (11 août 1847). — Chien de taille moyenne; les racines sont mises à nu, comme à l'ordinaire, du côté droit. Au moment de l'expérience, immédiatement après la dénudation de la moelle, on examina la sensibilité de la racine antérieure de la sixième ou septième lombaire. Elle était obtuse : on recousit la plaie, puis on découvrit le facial et l'on divisa les trois branches. Les bouts périphériques présentaient tous trois une sensibilité obtuse ; on distingua très bien, dans le bout périphérique de la branche moyenne, la portion qui appartient à la cinquième paire de celle qui appartient au facial. Quand on pinçait la première, elle était insensible et ne donnait pas lieu à des convulsions dans le museau ; tandis que quand on pinçait la seconde, elle avait une sensibilité obtuse et donnait des convulsions violentes de la lèvre supérieure.

On recousit alors les plaies du dos et celles de la face, et on laissa l'animal se reposer pendant environ vingt-cinq minutes, étant toujours fixé sur la table. Alors on trouva le bout périphérique de la racine antérieure très manifestement sensible.

Alors on éthérisa ce chien, en le faisant respirer à travers un tube qui contenait une éponge imbibée d'éther. L'animal n'était pas complétement éthérisé ; cependant la sensibilité récurrente du bout périphérique de la racine antérieure de la septième paire lombaire avait disparu, tandis que la racine postérieure correspondante était encore sensible.

En cessant l'éthérisation, la sensibilité récurrente reparut dans le bout périphérique et la racine antérieure précitée.

On remarqua en outre ce fait singulier que, pendant l'éthérisation incomplète, au moment où le bout périphérique de la racine antérieure lombaire était insensible, l'animal manifestait encore de la couleur quand on pinçait les bouts périphériques du facial. Il faut ajouter que la conjonctive était encore sensible, et que l'animal fermait les yeux quand on la touchait. Ce fait semblerait prouver que la sensibilité nerveuse récurrente du facial s'éteint plus tard que celle des racines lombaires, de même que la sensibilité de la cinquième paire résiste plus longtemps à l'éthérisation que celle des racines lombaires.

On coupa ensuite chez ce chien le nerf vague du côté gauche, côté où le facial avait été dénudé. Lorsque le vague n'était pas divisé, il était évidemment sensible; il fut ensuite coupé, et le bout supérieur seul se montra sensible, tandis que l'inférieur était dépourvu de sensibilité. On attacha chacun de ces bouts de nerfs avec un fil pour pouvoir les retrouver dans la plaie le lendemain.

On revint alors au facial, et l'on trouva que les bouts périphériques étaient devenus insensibles. Comme les nerfs s'étaient refroidis, on recousit la plaie de la face.

On versa ensuite de l'éther sur les racines rachidiennes, afin de voir si le froid ou l'action de l'éther ferait disparaître la sensibilité récurrente. Il n'en fut rien, car on constata aussitôt après de la sensibilité dans le bout périphérique de la racine antérieure.

Enfin, on ouvrit les membranes de la moelle, on donna issue au liquide céphalo-rachidien, et l'on versa de l'éther dans la cavité des membranes, qui se trouva ainsi directement en rapport avec les nerfs qui constituent la queue de cheval. Après cette épreuve, la sensibilité persistait toujours dans le bout périphérique de la racine antérieure. On examina ensuite de nouveau les bouts périphériques du facial, qui étaient insensibles, de même que le bout périphérique du nerf vague. Toutes les plaies furent refermées, et l'animal laissé en repos jusqu'au lendemain.

Le lendemain (12 août), on examina la racine lombaire, et l'on constata très nettement que le bout central de la racine antérieure était insensible, tandis que le bout périphérique fut trouvé sensible tout autant qu'il l'était la veille. On divisa alors la racine postérieure correspondante, et aussitôt la sensibilité disparut dans la partie périphérique de la racine antérieure.

Exp. (17 août 1847). — Sur un chien adulte et de taille moyenne, ayant eu le canal vertébral ouvert dans la région lombaire, on trouva les racines antérieures douées de peu de sensibilité après l'opération. Bientôt cette sensibilité devint très manifeste et put être constatée de la manière la plus évidente.

Exp. (19 août 1847). — Cette expérience, à laquelle assistaient M. Flourens et M. le docteur Philipeaux, fut faite sur un vieux chien ayant une maladie de la peau. On mit à nu la moelle épinière comme à l'ordinaire. Lors de la section de la peau et même de l'ouverture du canal vertébral, l'animal resta immobile et ne poussa aucun cri ; aussitôt après l'ouverture du canal, on sépara les racines antérieures des racines postérieures sans que l'animal poussât aucun cri. Après avoir soulevé sur un fil les racines de la sixième et de la septième paire lombaire, on recousit la plaie. et on laissa l'animal reposer pendant deux heures.

Alors on découvrit la plaie et l'on pinça la racine antérieure de la septième paire lombaire. Au moment où l'on pinçait, l'animal fit un mouvement général léger, mais ne poussa aucun cri. En pinçant le bout central, l'animal ne fit aucun mouvement. En recommençant sur le bout périphérique, on vit, outre la simple contraction des muscles auxquels se rend la racine, un mouvement plus général, qui indiquait évidemment de la douleur, mais l'animal ne poussa aucun cri.

On agit alors sur la racine antérieure de la sixième lombaire, et l'on obtint les mêmes résultats que ceux qui ont été signalés pour la septième. Alors on coupa la racine postérieure, ce qui produisit chez l'animal une agitation assez grande, mais à peine quelques cris. Le bout périphérique de la racine postérieure était devenu par suite promptement insensible, ainsi que le bout périphérique de la racine antérieure qui, par le pincement, ne produisit plus le mouvement précédemment indiqué. Le bout central de la racine postérieure avait conservé sa sensibilité.

Ce chien était donc par sa nature excessivement peu sensible, comme le prouvèrent d'autres expériences faites sur lui dans le but d'étudier l'influence de la moelle épinière sur le cœur.

Exp. — Sur un chien adulte, vigoureux, à jeun depuis la veille, on mit à découvert la moelle épinière dans la région lombaire, comme à l'ordinaire. L'animal, sans avoir perdu beaucoup de sang, était un peu abattu et engourdi immédiatement après l'opération. On passa à l'instant même un fil au-dessous de la racine antérieure.

et on laissa le chien reposer pendant huit ou dix minutes; après quoi on constata de la manière la plus nette une sensibilité vive dans la racine antérieure, lorsqu'elle était intacte. On la coupa et l'animal cria au moment de la section; des deux bouts, le périphérique seul resta très sensible; alors on coupa la racine postérieure : l'animal poussa des cris plus longtemps prolongés que ceux que lui avait arrachés la section de la racine antérieure. Aussitôt la sensibilité avait disparu du bout périphérique de la racine postérieure, et, des quatre bouts résultant de la double section des racines, le bout central de la racine postérieure était le seul qui fût resté sensible.

Cette expérience, qui a présenté une très grande netteté dans ses résultats, a été faite devant MM. Melloni, de Naples, Magendie et Rayer.

Exp. (18 novembre 1847). — M. Mianowski, de Saint-Pétersbourg, assistait à cette expérience.

Sur un chien qui avait un tic convulsif général dans les membres, une sorte de chorée, on mit à découvert la moelle dans la région lombaire, comme à l'ordinaire. Les mouvements choréiques rendirent l'expérience un peu plus longue et l'animal perdit beaucoup de sang.

Après l'opération, le chien était affaibli, mais son tic ne parut en rien modifié. Il consistait toujours dans des mouvements convulsifs survenant simultanément dans les quatre membres, dans les muscles abdominaux et dans les oreilles.

Alors on coupa la racine antérieure d'une paire lombaire mise à nu, sans que l'animal en éprouvât aucune douleur. Le pincement du bout périphérique détermina une douleur évidente, mais pas très développée. En voulant élargir la plaie, on coupa incomplétement la racine postérieure de la paire située au-dessus; l'animal poussa des cris. Alors, après un quart d'heure de repos, on pinça de nouveau le bout périphérique de la racine antérieure précédemment essayée, et l'animal éprouva une douleur très nette, plus développée que la première fois. A ce moment on coupa la racine postérieure correspondante; aussitôt la sensibilité du bout périphérique de la racine antérieure disparut.

Aussitôt après la section de ces deux racines le tic cessa dans cette jambe, mais bientôt il reparut.

On coupa la racine postérieure d'une autre paire lombaire, et le tic disparut de même pour reparaître bientôt.

Exp. (15 décembre 1847). — Expérience à laquelle assistaient MM. de Humboldt et Magendie.

Sur un chien adulte, bien portant, les racines lombaires étaient déjà mises à découvert depuis quelque temps, lorsqu'on pinça une racine antérieure; on la trouva parfaitement sensible. Celle-ci étant coupée, le bout périphérique seul resta sensible.

Lorsqu'on coupa ensuite la racine postérieure correspondante, la sensibilité disparut dans la racine antérieure.

Exp. (4 février 1848). — Sur un chien encore jeune, de taille ordinaire, bien nourri, on mit à découvert les racines lombaires du côté droit, et l'on constata la sensibilité récurrente des racines antérieures. On coupa deux racines antérieures; leur bout périphérique était resté sensible. Coupant ensuite les deux racines postérieures correspondantes, la sensibilité disparut dans la racine antérieure correspondante. On recousit la plaie et l'on garda l'animal afin d'examiner ultérieurement ses racines lorsqu'elles seraient cicatrisées.

Le 22 mars, la plaie du dos était complétement cicatrisée. L'animal était bien portant, seulement il avait maigri. L'animal fut sacrifié dans d'autres expériences, et l'on fit l'autopsie de la moelle. Les racines étaient dans un magma de tissu cicatriciel qui en rendait l'examen très difficile. Relativement aux racines coupées dans le membre postérieur droit, on remarqua, aussitôt après l'expérience, qu'il y avait un affaiblissement des mouvements dans le membre, une sorte de paralysie partielle. Lorsque le chien fut guéri, et la plaie cicatrisée, il n'y avait aucune trace de paralysie apparente

Exp. (juin 1848). — Expérience à laquelle assistait M. Horner, de Philadelphie.

Sur un gros chat, la colonne vertébrale fut ouverte dans toute sa largeur, et la moelle fut mise à découvert dans la région lombaire. On isola les racines antérieures des deux dernières paires lombaires gauches; on passa des fils au-dessous d'elles, après quoi on referma la plaie sans vérifier l'état de leur sensibilité. Au bout de trois quarts d'heure, on examina de nouveau les racines antérieures, et l'on constata qu'elles possédaient une sensibilité très évidente.

Exp. (1848). — Un chien auquel on avait fait l'ouverture du canal vertébral et chez lequel on avait constaté la sensibilité récurrente des racines antérieures, vécut environ quinze jours après l'opération. On le sacrifia alors pour une autre expérience et on examina ce qu'étaient devenus les bouts des nerfs divisés. Il fut difficile de distinguer dans la plaie les bouts périphériques des racines; mais il fut facile de constater sur les bouts médullaires que le bout central de la racine antérieure présentait un renflement nettement indiqué, tandis que le bout central de la racine postérieure paraissait comme infiltré, mais sans présenter le renflement caractéristique de la racine antérieure.

SIXIÈME LEÇON.

9 janvier 1857.

SOMMAIRE : Unité de la paire nerveuse établie par les phénomènes de la sensibilité récurrente. — Du point de communication de cette propriété de la racine postérieure à la racine antérieure. — De l'association des racines rachidiennes deux à deux. — Exceptions. — De la sensibilité récurrente dans la moelle.

Messieurs,

Grâce aux nombreuses expériences rapportées dans les précédentes leçons, le phénomène de la sensibilité récurrente nous est actuellement bien connu, non-seulement dans les conditions variées qui peuvent le modifier, mais aussi dans son caractère essentiel. Sous ce dernier rapport, nous voyons que la sensibilité récurrente de la racine antérieure n'est, en quelque sorte, qu'une prolongation de celle de la racine postérieure correspondante. Il faut concevoir, en tout cas, la sensibilité comme provenant d'une source unique, de la racine postérieure et se propageant vers la périphérie, non-seulement jusqu'à la peau, mais pouvant revenir par la racine antérieure jusqu'à la moelle elle-même, comme nous le dirons plus tard.

On pourrait se représenter cette distribution et ce trajet de la sensibilité récurrente de la manière suivante (voyez fig. 7) :

On pourrait considérer qu'en divers points de la racine postérieure se rencontrent des filets de retour qui reviennent vers le centre par la racine antérieure motrice.

Quant à la manière suivant laquelle a lieu ce retour des filets sensitifs dans les nerfs moteurs, et quant au

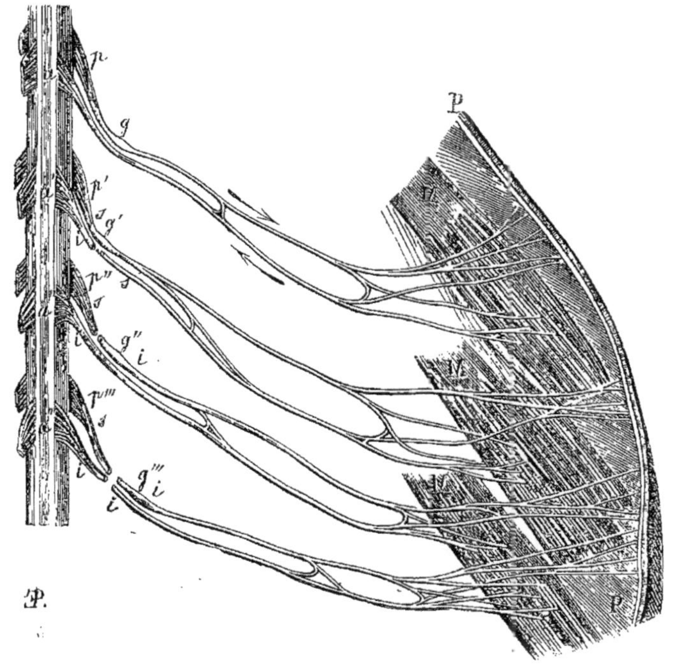

FIG. 7 (1).

point exact où il s'opère, les expériences ne peuvent le déterminer rigoureusement; mais tout porte à penser que c'est près de l'extrémité même des nerfs que s'effectue principalement ce retour. Nous avons vu, toutefois, qu'en coupant le nerf sciatique dans la région de la cuisse, on ne détruisait pas la sensibilité des racines

(1) Voyez l'explication. page 26.

antérieures qui concourent à sa formation. Mais, dans ce cas, il restait encore beaucoup de branches au-dessus de la section qui peuvent expliquer cette persistance de la sensibilité.

Mais toutefois, quand on coupe comme l'avait déjà fait Magendie, le tronc nerveux mixte peu après la jonction des deux racines, sans laisser aucun rameau qui émane de cette portion du nerf mixte, on constate que la sensibilité récurrente a disparu de la racine antérieure correspondante, ce qui prouve que ce n'est pas au niveau même de la jonction des deux racines que s'opère. d'une manière absolue au moins, le retour des filets.

Plus tard nous verrons, en étudiant la sensibilité récurrente sur des nerfs moteurs crâniens, des nerfs mixtes, que la sensibilité récurrente revient principalement par les anastomoses terminales du nerf sensitif avec le nerf moteur.

Lorsque la sensibilité se propage, elle s'étend donc du centre à la périphérie, et de la racine postérieure à la racine antérieure; mais lorsqu'elle se retire, elle disparaît d'abord dans les parties les plus éloignées. et se conserve plus longtemps dans les troncs les plus rapprochés de la source même de la sensibilité. C'est ainsi que la sensibilité disparaît par exemple dans la peau avant de disparaître des troncs nerveux ou dans la moelle épinière, et on comprend que la sensibilité doive disparaître d'abord dans la racine antérieure, qui est plus éloignée du centre sensitif que la peau elle-même.

Ainsi, on aurait donc la succession suivante pour la disparition de la sensibilité : 1° insensibilité des racines

antérieures, 2° de la peau, 3° de la racine postérieure,
4° de la moelle; au contraire, l'ordre inverse serait suivi
dans son retour. Cette marche de la sensibilité, que nous
avons déjà établie par nos expériences, se démontre de
la manière la plus nette et la plus facile au moyen de
l'éthérisation. Nous vous avons déjà signalé une expérience à ce sujet (page 90), mais nous vous en rapporterons encore une pour mieux fixer ce fait important.

Exp. (13 juillet 1847). — Un chien adulte, vigoureux, de taille moyenne, à jeun depuis trois jours, paraissait, malgré cela, vif et bien portant.

On ouvrit comme à l'ordinaire le canal vertébral en
faisant toutefois une ouverture un peu plus considérable
et en enlevant quatre lames vertébrales d'un seul côté.
Alors on isola une racine antérieure; on la coupa sans que
l'animal manifestât de douleur au moment de la section.
Cependant, quand on pinçait le bout périphérique de
cette racine, l'animal manifestait une sensibilité très
évidente, quoique un peu obtuse. Le bout central, au
contraire, était complétement insensible; on lia alors avec
un fil chacun des deux bouts de la racine, afin de pouvoir mieux les retrouver plus tard; on recousit la plaie
et on laissa reposer l'animal. Aussitôt après l'opération,
le chien, qui depuis trois jours n'avait pas bu, but considérablement.

Après deux heures, on décousit la plaie et on examina
les bouts de la racine: la sensibilité n'avait pas très
sensiblement augmenté dans le bout périphérique de la
racine antérieure, où cependant elle existait toujours
d'une manière bien évidente.

On avait remarqué, chez ce chien à jeun, qu'au moment de l'ouverture du canal vertébral les chairs divisées par l'opération saignaient peu ; tandis que, chez les animaux en digestion et bien nourris, elles saignent abondamment.

On remarqua de plus qu'aussitôt après l'ouverture du rachis, la dure-mère et les membranes qui enveloppent la moelle paraissent flasques et vides de liquide céphalo-rachidien ; tandis que deux heures après, lorsque le chien avait bu, en ouvrant de nouveau la plaie elles étaient tendues et pleines d'un liquide transparent.

Dans une autre expérience analogue, on observa cette tension des membranes par le liquide céphalo-rachidien, quelque temps après que l'animal eut bu. Est-ce une simple coïncidence, ou y a-t-il eu réellement une influence de l'eau ingérée ?

Chez notre animal, les bouts de la racine divisée n'étaient pas turgescents ; la réaction de la plaie était faible ; on recousit la peau et on laissa reposer l'animal.

Le lendemain, 14 juillet, on redécousit la plaie, on examina les racines et on retrouva, en isolant le bout périphérique de la racine à l'aide du fil qui la maintenait, que la sensibilité persistait toujours dans le bout périphérique. La plaie offrait peu de réaction et laissait couler un liquide séro-sanguinolent ; alors on soumit le chien à l'éthérisation, et voici ce qui arriva :

La sensibilité récurrente disparut bientôt du bout périphérique de la racine antérieure, tandis que la sensibilité de la racine postérieure correspondante était encore très vive. A ce moment, la sensibilité de la peau avait également disparu : quand on pinçait la peau de la face, l'animal ne manifestait aucune douleur par des cris, quoiqu'il y eût des mouvements réflexes.

On n'a pas examiné s'il y avait des mouvements réflexes dans les membres.

En poussant l'éthérisation plus loin, les racines postérieures devinrent insensibles quand on les pinçait ; en les pinçant alors très légèrement, il y avait des mouvements réflexes, quoique l'animal ne manifestât aucune douleur par les cris. Quand on pinçait une racine antérieure, il y avait, comme à l'ordinaire, des contractions très limitées dans le membre.

En cessant l'éthérisation et laissant l'animal revenir, voici ce qu'on observa : la sensibilité revint d'abord dans les racines postérieures, et ce n'est que plus tard qu'elle apparut dans le bout périphérique de la racine antérieure, où elle se manifesta aussi vive qu'avant l'éthérisation ; on éthérisa de nouveau l'animal, et, dans ce second cas, la sensibilité disparut comme dans le premier, d'abord des racines antérieures, puis des racines postérieures. Mais, cette fois, l'animal succomba pendant cette éthérisation ; peut-être a-t-il moins bien supporté cette opération parce qu'il était à jeun.

Exp. (13 juillet 1847). — Chien de taille moyenne, âgé de six mois environ, nourri depuis quelques jours avec profusion, et ayant fait le jour même un repas très copieux, cinq heures avant l'opération.

L'ouverture du canal rachidien fut pratiquée comme à l'ordinaire. Au moment même où l'opération venait d'être faite, toutes les racines, comme engourdies, pouvaient facilement être touchées sans provoquer de douleur; on passa le petit crochet entre elles de manière à les séparer. On isola alors la racine antérieure de la septième paire lombaire, en l'attirant en dehors de la racine postérieure.

On coupa la racine sans que l'animal donnât des signes de douleur. On lia les deux bouts, afin de les retrouver plus tard. On constata cependant, à ce moment de l'opération, que le bout périphérique de la racine antérieure avait une sensibilité fort appréciable quoique obtuse; le bout central était complétement insensible. La plaie du dos fut ensuite recousue sans douleur, et deux heures après on examina de nouveau la plaie, qui était devenue plus sensible et était le siége d'une réaction bien plus nette, chez cet animal en digestion, que chez le précédent opéré comparativement alors qu'il était à jeun depuis trois jours. Le bout périphérique de la racine antérieure était alors devenu très sensible.

Le lendemain, vingt-quatre heures après l'opération, la plaie était enflammée, suppurait; tandis que, chez le chien à jeun, elle était blafarde et n'offrait pas une réaction franche. Le bout périphérique de la racine antérieure était toujours très sensible, tandis que le bout central était complétement insensible.

Alors on éthérisa l'animal. On observa que, comme chez le précédent, la sensibilité des racines antérieures disparut d'abord; puis, après, celle des racines postérieures. Lorsque l'éthérisation cessa, la sensibilité des racines postérieures revint la première, puis, après, celle des racines antérieures. Deux fois on éthérisa l'animal et deux fois on obtint les mêmes résultats.

On voit donc, par les expériences qui précèdent, que non-seulement l'éthérisation met en évidence la voie que suit la propagation de la sensibilité récurrente, mais encore qu'elle n'en empêche pas du tout la manifestation. Aussi l'éthérisation est-elle un moyen qu'on peut employer avec avantage pour faire l'opération sur les animaux chez lesquels on veut rechercher et étudier la sensibilité récurrente. Si nous n'avons pas indiqué ce moyen dans le procédé opératoire, cela tient à ce que nous avions fait nos premières opérations dans un temps où l'éthérisation n'était pas connue. M. Schiff, dans les expériences qu'il a faites plus récemment, expériences confirmatives de la sensibilité récurrente, s'est constamment servi de l'éthérisation.

Actuellement, messieurs, après avoir passé par une série de longues recherches, nous sommes fixé sur la signification du phénomène de la sensibilité récurrente, et nous sommes arrivé à vous montrer qu'il faut voir dans ce phénomène un rapport physiologique unissant entre elles et deux à deux la racine antérieure et la racine postérieure de chaque paire rachidienne. Dans les expériences très multipliées que nous avons faites, nous avons constamment trouvé que la sensibilité de la racine antérieure est sous la dépendance directe et exclusive de la racine postérieure correspondante.

Deux cas exceptionnels seulement se sont montrés à notre observation ; ces faits ne changent rien au principe général du phénomène, mais ce sont des variétés rares qui méritent de vous être signalées.

Exp. (12 août 1847). — Sur un chien d'assez forte taille, encore jeune, on mit à découvert, par le procédé ordinaire, les sixième et septième paires lombaires et première sacrée du côté droit; aussitôt après l'opération, on put les toucher avec la pince, séparer la racine antérieure de la postérieure avec le crochet, sans que l'animal accusât de la douleur. On profita de cette espèce d'engourdissement des nerfs pour passer des fils au-dessous des racines antérieures de la sixième paire et de la septième paire lombaire et de la première sacrée.

Le chien fut opéré à une heure, et une heure et demie après il fut examiné; on trouva une sensibilité très évidente dans les racines antérieures des paires sixième, septième lombaires, et première sacrée; on souleva, on isola ces racines au moyen des fils préalablement passés au-dessous. Alors on coupa la racine antérieure de la septième lombaire : le bout central devint insensible, et le périphérique conserva sa sensibilité. On divisa ensuite la racine postérieure correspondante, et on observa ce fait jusqu'alors exceptionnel, que la sensibilité du bout périphérique de la racine antérieure persistait toujours.

Ce fait était trop remarquable pour qu'on le laissât passer. A diverses reprises, on le vérifia avec soin, et on s'assura que le résultat constaté ne tenait pas à une erreur d'observation; on remarqua pourtant que cette sensibilité, qui n'était pas douteuse, paraissait un peu moins vive qu'avant la section de la racine postérieure. Alors on coupa la racine postérieure de la première paire sacrée lombaire, et on trouva que sa racine

antérieure correspondante devint immédiatement insensible, mais que la sensibilité du bout périphérique de
la racine antérieure de la septième paire lombaire n'en
persistait pas moins. Alors on coupa la racine postérieure de la paire rachidienne située au-dessus (sixième
lombaire) : aussitôt la sensibilité disparut complétement
dans le bout périphérique de la racine antérieure de la
septième paire lombaire : ce qui prouve que, dans ce cas,
il y avait deux racines postérieures qui tenaient sous
leur dépendance la sensibilité de la racine antérieure de
la septième paire lombaire.

Dans cette expérience, on examina après l'opération
la disposition anatomique des racines dans le canal vertébral, et on n'y vit rien d'anormal en apparence ; mais
il faut ajouter que cette dissection fut faite trop rapidement : nous expérimentions ce jour-là à l'amphithéâtre
des hôpitaux de Clamart, en présence de MM. Serres et
Deville.

Dans une autre occasion, je retrouvai, en faisant le
cours au Collége de France, le même fait sur la même
paire rachidienne. Je disséquai cette fois avec beaucoup
de soin la pièce, et je trouvai que, tout près du trou de
conjugaison, dans l'intérieur du canal vertebral, le ganglion intervertébral de la sixième paire était soudé et en
partie confondu avec celui de la septième (fig. 8).

Ces anomalies que nous venons de vous signaler, et
qui sont sans doute très rares dans la région lombaire,
représentent un état plus avancé de l'association des nerfs
que nous retrouverons plus tard, et dans lequel nous
verrons qu'un même nerf moteur peut recevoir la

sensibilité récurrente de plusieurs sources sensitives.

Dans la région cervicale, nous verrons cette disposition nouvelle se manifester pour le nerf spinal ou accessoire de Willis, qui reçoit la sensibilité récurrente de plusieurs paires cervicales.

Nous trouverons encore dans les nerfs crâniens une autre disposition, en quelque sorte inverse. Un nerf de sentiment fournira la sensibilité à plusieurs nerfs moteurs, qui représentent pour lui les éléments d'une seule racine antérieure.

Malgré toutes ces variations, nous devons saisir ici seulement le type physiologique d'une paire

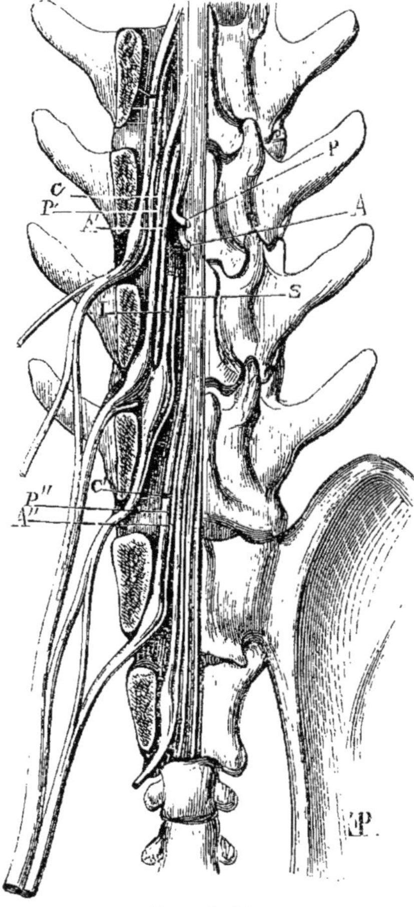

FIG. 8 (1).

nerveuse, et il reste démontré que le cas le plus simple,

(1) *Soudure de deux ganglions nerveux intervertébraux ayant produit une anomalie dans la distribution de la sensibilité récurrente.* — Le ganglion qui est sur le trajet de la racine postérieure de la sep-

et qui appartient exclusivement à la paire nerveuse élémentaire, c'est celui où une racine antérieure reçoit sa sensibilité exclusivement de la racine postérieure correspondante. En faisant allusion uniquement à ce cas simple, nous dirons que l'on peut résumer ainsi qu'il suit les caractères des deux racines d'une paire rachidienne :

1° Lorsqu'on examine les deux racines antérieure et postérieure, toutes deux sont sensibles. Lorsque, par un moyen quelconque, on épuise la sensibilité de l'animal, elle disparaît dans l'ordre suivant : racine antérieure, peau, racine postérieure, moelle, pour reparaître dans un ordre inverse, lorsque la sensibilité générale vient à renaître.

2° Lorsqu'on coupe la racine antérieure, la postérieure restant intacte, le bout central de cette racine antérieure devient seul insensible.

3° Lorsqu'on coupe la racine postérieure, la racine antérieure devient insensible, ainsi que le bout périphérique de la racine postérieure coupée. Ces caractères distinguent les racines nerveuses pures avant leurs anastomoses. S'il s'agissait des rameaux d'un nerf mixte, les caractères deviendraient d'une tout autre nature.

tième paire lombaire I est soudé dans le canal vertébral avec le ganglion de la sixième paire ; — S, bout périphérique de la racine antérieure coupée de la septième paire lombaire ; — A, bout central de la même racine ; — P, bout central de la racine postérieure de la septième paire lombaire ; — I, bout périphérique de la même racine ; — A', racine antérieure intacte de la sixième paire lombaire ; — P', bout périphérique de la racine postérieure de la sixième paire lombaire ; — C, lieu de section de la racine ; — A'', racine antérieure intacte de la première paire sacrée ; — P'', bout périphérique de la racine postérieure de la première paire sacrée ; — C', lieu de section de la racine.

Quand on divise le tronc d'un nerf mixte, les deux bouts seront sensibles, parce qu'il reste des anastomoses qui peuvent ramener la sensibilité dans le bout périphérique. Tel est le cas du facial, comme nous l'avons déjà vu, et tel serait sans doute le cas d'un rameau quelconque du nerf sciatique.

Mais la sensibilité récurrente ne s'arrête toutefois pas à la racine antérieure elle-même; elle se propage jusqu'au faisceau antérieur de la moelle, où nous devons actuellement la poursuivre.

Lorsqu'on examine la moelle épinière, on sait qu'elle est composée de deux moitiés symétriques; chaque moitié peut être considérée comme formée de trois faisceaux : l'un antérieur, un autre latéral, le troisième postérieur. Les racines postérieures naissent du sillon qui sépare le faisceau postérieur du faisceau latéral; les racines antérieures naissent du sillon qui sépare le faisceau antérieur du faisceau latéral.

Prenant un animal dans de bonnes conditions, c'est-à-dire vigoureux, bien nourri, et offrant aux causes d'épuisement qu'entraîne l'opération une résistance suffisante, on pourra chercher sur lui quelles relations existent, au point de vue de la sensibilité, entre les différentes parties de la moelle épinière. Or, lorsqu'on vient à piquer la moelle avec une aiguille à cataracte, on la trouve sensible partout. Si l'on coupe alors une racine antérieure, on trouve, tout autour de l'insertion du bout central coupé une zone qui est devenue insensible dans une hauteur peu étendue : cette insensibilité a pour siège le faisceau antérieur et une partie du faisceau latéral. Nous verrons plus tard que cette zone peut être considérée comme un centre d'où émane la racine antérieure. Le faisceau antérieur et une partie du faisceau latéral recevraient donc leur sensibilité de la racine postérieure par la racine antérieure.

Quand au contraire on a coupé une racine postérieure de la paire rachidienne, le faisceau postérieur de la moelle reste toujours sensible.

Si, au lieu de couper les racines, on éthérise simplement l'animal, la sensibilité finit par disparaître : elle abandonne d'abord les faisceaux antérieurs de la moelle, la moitié antérieure du faisceau latéral et la racine antérieure; plus tard elle disparaît de la racine postérieure, de la partie postérieure du faisceau latéral et du faisceau postérieur. Toutefois le faisceau postérieur ne devient pas tout entier insensible, et la sensibilité m'a paru persister en arrière dans la partie la plus rapprochée du sillon postérieur.

Vous voyez, par tout ce qui précède, que la moelle tout entière est sensible; qu'il faut chercher dans le faisceau postérieur seul l'origine de cette sensibilité; que la sensibilité du faisceau postérieur ne se transmettrait pas directement aux autres parties de la moelle, mais qu'elle leur arriverait par un long circuit.

La persistance de la sensibilité dans une partie du faisceau postérieur montrerait en outre qu'il y a, au point de vue des propriétés, communication des racines postérieures les unes avec les autres, tandis qu'il n'y a pas communication entre les racines antérieures.

Nous avons, messieurs, insisté longuement sur l'histoire de la sensibilité récurrente, non-seulement parce que c'est un phénomène nerveux de la plus haute importance, mais parce que nous voulions vous montrer par quelle série de vicissitudes peuvent passer les questions scientifiques avant d'arriver à l'état de vérité démontrée.

Aujourd'hui la sensibilité récurrente est arrivée à ce point de son développement, que c'est un fait acquis pour toujours à la science, et que personne ne saurait plus la nier en se mettant dans les conditions convenables pour l'observer.

Du reste, des travaux en harmonie avec les conclusions que nous vous avons données relativement à cette propriété nerveuse, sont venus ajouter leur autorité à celle de nos propres observations. M. Schiff, ainsi que nous l'avons déjà dit, a publié sur ce sujet des expériences plus récentes et confirmatives.

Enfin, messieurs, nous sommes arrivé au but que nous nous étions proposé d'atteindre : c'était de vous développer notre argument en faveur de notre manière de considérer la paire nerveuse. Nous vous avons fourni la preuve que les éléments de la paire nerveuse, quoique doués de fonctions différentes, sont cependant unis physiologiquement par une propriété commune qui les lie les unes aux autres pour constituer un type fonctionnel que nous devrons toujours avoir dans l'esprit, afin de ne pas perdre de vue l'association des phénomènes nerveux dans l'analyse physiologique que nous serons obligé d'en faire. Actuellement que nous avons établi la nature de cette solidarité de la paire nerveuse, nous commencerons dans une prochaine leçon l'étude des fonctions et des propriétés des éléments qui la constituent.

SEPTIÈME LEÇON.

14 JANVIER 1857.

SOMMAIRE : *Fonctions des racines nerveuses.* — Du nerf moteur. — Les racines antérieures sont motrices. — Expériences. — Interprétation des faits. — Persistance des propriétés des nerfs après leur section. — Expériences. — *Anatomie générale du système nerveux.* — Tubes nerveux primitifs. — Cellules nerveuses. — Terminaisons des nerfs moteurs et sensitifs. — Structure du tube nerveux.

MESSIEURS.

Maintenant que nous sommes édifiés sur la constitution de ce qu'on appelle la paire nerveuse, et sur la propriété (sensibilité récurrente), qui unit ses deux éléments, je fixerai votre attention sur quelques considérations générales qui se rattachent aux fonctions des deux racines.

Vous savez qu'au point de vue de leurs usages, on a distingué les nerfs en moteurs et sensitifs. Cependant il est essentiel d'indiquer ce qu'on doit entendre par un nerf moteur. Ainsi, on se tromperait en pensant qu'on ne peut déterminer le mouvement qu'en agissant directement sur le nerf moteur ; le nerf moteur est simplement conducteur des excitations motrices volontaires ou involontaires. Quant à la racine postérieure, elle transmet au *sensorium commune* la sensation des excitations portées sur la partie à laquelle elle se distribue.

Les expériences sur les fonctions des racines ont été

faites d'abord par Magendie sur des animaux supérieurs; Müller les a instituées sur des grenouilles, qui résistent mieux aux grandes mutilations.

Expérience. — Voici une grenouille dont la moelle épinière a été mise à nu. D'un côté, j'ai coupé les quatre racines postérieures qui donnent la sensibilité au membre postérieur correspondant. Vous voyez que cependant les deux membres postérieurs sont animés de mouvement, et agissent tous deux pour sauter, pour nager. Si l'on vient maintenant à pincer les deux membres postérieurs, on voit que, du côté où tous les nerfs ont été respectés, on ne peut y toucher sans provoquer une douleur qui se traduit par un retrait du membre et par des efforts pour fuir; tandis que l'on peut pincer la patte dont les nerfs sensitifs ont été coupés sans provoquer la moindre sensation, sans déterminer le retrait du membre.

Voici une autre grenouille chez laquelle j'ai coupé, à droite, les racines antérieures qui se rendent au membre postérieur, et à gauche, les racines postérieures. La patte gauche, qui se meut encore bien, est insensible, comme le montrent les excitations portées en vain sur elle; la patte droite est immobile, mais elle est restée sensible, car si l'on vient à la pincer, on détermine des mouvements par lesquels l'animal cherche à fuir, mouvements auxquels cette patte ne saurait d'ailleurs prendre part. Cette expérience, déjà plus compliquée et plus difficile, nous montre un membre paralysé du mouvement qui est resté sensible, tandis que le membre opposé, qui a gardé sa motilité, est devenu insensible.

Des résultats analogues s'observent lorsqu'on opère sur les animaux élevés.

Que conclure de là? — Si ce n'est que les racines antérieures représentent, dans la paire nerveuse, l'élément moteur, et les racines postérieures l'élément sensitif.

Personne ne saurait plus nier les résultats de ces expériences, mais ils ont pu cependant être diversement interprétés. Ainsi, Arnold observant qu'après la section des racines postérieures la peau est insensible, qu'après la section des racines antérieures les muscles ne se meuvent plus volontairement, n'y voit pas la preuve que les racines antérieures soient entièrement dépourvues de sensitivité.

Ne rencontrant pas seulement du mouvement dans les muscles, mais leur reconnaissant une sensibilité; trouvant d'autre part que la peau elle-même renferme dans certaines proportions des éléments contractiles et qu'elle est le siége de certains mouvements, Arnold veut qu'on regarde les racines postérieures comme peaussières, et les racines antérieures comme musculaires, les unes et les autres possédant, quoiqu'à des degrés divers, les deux attributs du système nerveux. Il pense que les racines antérieures sont motrices et sensitives pour les muscles, et que les racines postérieures sont sensitives et motrices pour la peau.

Vous voyez déjà qu'il n'y a, dans ces idées, qu'une interprétation théorique qui pourrait à la rigueur rendre compte des faits observés alors qu'on coupe les racines nerveuses antérieures ou postérieures. Cependant cette opinion n'est pas justifiée par les faits.

Le muscle qui reçoit un filet moteur d'une racine antérieure, ne reçoit pas de la même racine son filet sensitif.

En effet, vous savez que les manifestations sensitives se propagent de la périphérie au centre. Si les muscles tenaient leur sensibilité de la racine antérieure mixte, on devrait, lorsqu'on coupe la racine antérieure retrouver un peu de sensibilité dans son bout central. Or, il n'en est rien : on peut, en pinçant ce bout central, se convaincre qu'il est insensible et ne renferme pas de fibres sensitives ; le bout périphérique seul, vous le savez, conserve la sensibilité récurrente.

D'ailleurs on peut vérifier que les racines antérieures ne sont pas mixtes par les expériences dans lesquelles on a coupé les racines postérieures seules. On voit alors que les mouvements de l'animal insensible ne sont plus calculés. Leur défaut d'harmonie est, dans ce cas, une preuve de la perte de cette sensation musculaire qui les coordonne et en règle la portée. Chez les animaux rendus insensibles par la section des racines posté-rieures, nous observerons plus tard ce défaut de coordination des mouvements musculaires.

D'après les faits, on doit donc admettre que les racines antérieures président seulement à la mobilité, soit des muscles, soit des éléments contractiles de la peau ou d'autres organes telles que les glandes, etc., et que les racines postérieures recueillent les impressions sensibles et de la peau et des muscles et de toutes les parties du corps.

Nous verrons, d'ailleurs, que cette distinction entre les propriétés motrices et sensitives se trouvera jusque dans le grand sympathique, où elle se manifestera par des phénomènes beaucoup plus variés que dans les organes extérieurs.

Lorsqu'on a constaté dans les racines nerveuses les aptitudes fonctionnelles différentes que je viens de vous signaler, on peut reconnaître que ces propriétés spécifiques persistent encore quelque temps dans le nerf, après qu'on en a opéré la section. Seulement, comme les propriétés que nous avons reconnues aux nerfs se manifestent dans un ordre qui assigne une direction fixe à la transmission dont ils sont chargés, il faudra rechercher ces propriétés dans le bout périphérique, quand on étudiera les racines antérieures; dans le bout central, quand il s'agira des racines postérieures.

La racine antérieure étant coupée, les parties auxquelles elle se distribue ont perdu le mouvement volontaire; mais le nerf est encore sensible aux excitations mécaniques, et l'on peut, grâce à ces excitations, produire le mouvement dans des parties d'où le mouvement volontaire a disparu.

Lorsqu'au lieu de couper la racine antérieure on coupe la racine postérieure, on peut ensuite, sans produire aucun effet, pincer le bout périphérique; mais le bout central resté sensible peut encore percevoir les impressions douloureuses lorsqu'on agit sur lui, et même réagir sur la faculté motrice de la racine antérieure, pour déterminer des mouvements réflexes.

On pourra donc, par l'excitation mécanique portée sur les racines rachidiennes intactes d'un animal, produire des mouvements qui pour la racine antérieure seront limités dans la partie à laquelle se distribue la paire nerveuse, et pour la racine postérieure seront plus étendus et tendront à se généraliser. Il suffira ensuite de savoir que si la racine postérieure sur laquelle on agit est coupée, on devra pincer le bout central, tandis que ce sera le bout périphérique pour la racine antérieure.

La persistance des propriétés des nerfs permet ainsi de distinguer les nerfs moteurs des nerfs sensitifs sur un animal récemment mort.

Voici, par exemple, une grenouille que nous décapitons ; elle ne saurait plus avoir de mouvements volontaires ; mais, en pinçant les deux ordres de racines intactes, on a des mouvements dans les deux cas. Puis, si on le coupe, on reconnaît la racine postérieure à ce que les mouvements se produisent par le pincement du bout central, et la racine postérieure à ce qu'ils se produisent par le pincement du bout périphérique.

Il y a donc persistance de ces propriétés nerveuses après la mort, et persistance d'autant plus grande que l'animal occupe un rang moins élevé dans l'échelle zoologique, c'est-à-dire que ses phénomènes vitaux offrent plus de lenteur.

Il nous resterait actuellement à envisager le jeu des propriétés motrice et sensitive dans l'individu vivant. Nous indiquerons, avant d'aborder cette étude, ce qu'on sait de l'anatomie microscopique du système nerveux ; ensuite nous passerons aux propriétés des nerfs, qu'il nous faudra examiner combinées et séparément.

Mais, avant de changer de sujet, et pour résumer ce que nous avons appris sur les fonctions des nerfs, nous pouvons dire que les résultats des expériences de section des racines qui établissent les fonctions distinctes du nerf de mouvement et du nerf de sentiment, sont aujourd'hui des choses qu'on ne discute plus. Ce sont des faits désormais acquis à la science, et on a vérifié qu'il en est ainsi chez tous les animaux vertébrés, tels que le chien, chat, lapin, oiseaux, grenouilles, etc. Chez l'homme, des cas pathologiques sont venus démontrer cette distinction fonctionnelle entre les deux ordres de nerfs.

D'après ces expériences, on a donc reconnu :

1° Que la section des racines antérieures détruit uniquement le mouvement, aussi bien chez les chiens que chez les grenouilles ;

2° Que la section des racines postérieures détruit complétement la sensibilité, aussi bien chez les chiens que chez les grenouilles.

Mais cependant il semble exister une différence, entre les chiens et les grenouilles, sur l'influence que ces deux propriétés des racines peuvent avoir l'une sur l'autre.

Les nerfs de mouvement ne paraissent avoir aucune espèce d'influence sur les nerfs sensitifs ; et, lorsqu'on a coupé les racines antérieures d'un membre, ce membre paraît avoir conservé toute sa sensibilité aussi bien chez les chiens que chez les grenouilles.

Les racines postérieures, nerfs du sentiment, semblent, au contraire, avoir une certaine influence sur les propriétés motrices des racines antérieures. Chez les grenouilles, cette influence ne paraît pas sensible, et nous avons vu qu'en privant un membre postérieur de tous ses nerfs de sensibilité, il se meut encore assez bien

en harmonie avec celui du côté opposé dans les mouvements de natation ou de saut qu'exécute l'animal. Cependant, quand on coupe la racine postérieure des deux
membres postérieurs à la fois, il y a moins d'ensemble
dans les mouvements auxquels tous deux prennent part.

Chez les chiens, cette influence est beaucoup plus
manifeste.

Cette influence du sentiment sur le mouvement est
un fait important qui, je crois, n'a pas été remarqué
par les expérimentateurs; aussi réserverons-nous cette
question pour en faire le sujet d'un examen approfondi
que nous appuierons d'un grand nombre d'expériences
que nous avons faites à ce propos.

Pour aujourd'hui, et pour terminer ces généralités sur
la paire nerveuse, nous aborderons donc la structure intime des parties qui la composent.

Les nerfs sont constitués par l'accolement d'un nombre
considérable de fibres excessivement fines: ce sont les
tubes nerveux ou fibres primitives. Ces fibres primitives
sont accolées les unes aux autres et enveloppées par
une gaîne commune, qu'on appelle *névrilème;* cette
gaîne est contenue elle-même dans une gaîne plus extérieure, à laquelle M. Ch. Robin a donné le nom de *péri-
nèvre.*

Relativement à la constitution de la fibre nerveuse
primitive, il est des choses bien établies; d'autres sont
hypothétiques : on doit avoir soin de distinguer les
faits acquis à la science de ceux qui sont de nature
encore douteuse.

Lorsqu'on examine sous le microscope une fibre ner-

veuse chez un animal vivant, on n'y voit, en la suivant
jusque dans sa distribution, qu'un tube tres fin dont l'apparence homogène n'offre rien de
particulier à l'observateur. Tel est
l'aspect des divisions nerveuses que
l'on peut suivre en soumettant au
microscope la membrane cligno-
tante d'une grenouille vivante, par
exemple.

Si maintenant l'on vient à couper
le nerf et à l'enlever, qu'ensuite
on l'examine en le préparant avec
un liquide, même inerte comme de
l'eau, son aspect a changé, et on
lui reconnaît un double contour
qui semble indiquer une paroi et
un contenu. En cet état, on reconnaît à la fibre nerveuse trois éléments différents : 1.° une enveloppe
transparente A B, sans structure ;
2.° un contenu semi-fluide, albu-
mino-graisseux, que l'on a appelé
la moelle nerveuse ; 3.° au centre,
un filament a, *corde de la fibre ner-*
veuse, ligament primitif de Remak,
cylindre d'axe du tube nerveux. On
pense que, pendant la vie, la moelle est fluide, mais

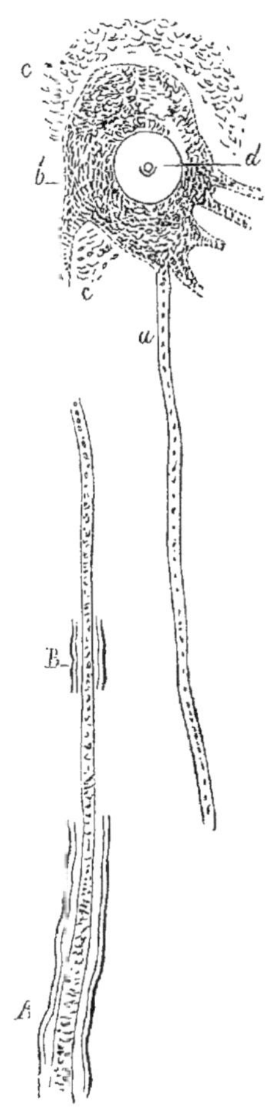

FIG. 9 (1).

(1) A, tube nerveux composé par ses trois éléments, l'enveloppe à
double contour, la moelle nerveuse et le cylinder axis. Dans un point,
l'enveloppe A a été rompue, et le cylinder axis est resté seul ; on voit au-

qu'aussitôt que le nerf est séparé de l'animal, cette moelle se coagule, d'où l'aspect de double contour qui accuse l'épaisseur de l'enveloppe. Le cylindre d'axe serait formé d'une matière albumineuse constamment coagulée et solide.

Certains réactifs permettent de mettre en évidence ces diverses parties lorsqu'on veut mieux les observer. Ainsi les solutions alcalines font sortir, par les deux extrémités du tube, une matière coagulée qui est la moelle. Pour mettre en évidence le cylindre d'axe, on emploie au contraire les acides énergiques : l'acide acétique cristallisable sera choisi de préférence. Sous son influence, la moelle éprouve un retrait; elle s'applique sur l'enveloppe et laisse libre le cylindre d'axe, que l'on peut dès lors apercevoir plus distinctement.

Les fibres nerveuses primitives ne sont pas toutes du même diamètre. Kölliker, qui a comparé leurs dimensions chez les animaux élevés, a trouvé pour les grosses un diamètre moyen de $0^{mm},02$; et pour les petites, de $0^{mm},0011$.

Il s'en faut qu'un même nerf soit composé exclusivement de fibres primitives d'un même calibre. Dans tous on en trouve de grosses et de petites; toutefois les grosses fibres se rencontrent en plus grand nombre dans les racines antérieures, et les petites dans les racines postérieures.

dessus un fragment des enveloppes B qui ont été conservées ; — *d*, noyau d'une cellule nerveuse cérébrale multipolaire ; — *a*, tube nerveux réduit à son cylinder axis ; — *c, c*, granulations moléculaires entourant la cellule nerveuse (figure d'après R. Wagner).

Ces tubes nerveux, dont nous venons de voir la structure, doivent nécessaire-
ment avoir une origine et
une terminaison. Vous sa-
vez déjà que les fibres primitives du système moteur
se terminent surtout dans
l'appareil moteur, que les fibres primitives appartenant
au système sensitif se terminent dans tous les organes
sensibles, surtout dans la
peau; que les unes et les
autres naissent des centres
nerveux. Avant de les suivre
jusque vers leurs extrémités, nous devons mention-
ner un autre élément ner-
veux, qui se rencontre dans
les ganglions et dans les parties formées de substance
grise : cet élément est la
cellule nerveuse.

Les cellules nerveuses
sont des cellules contenant
un noyau entouré de sub-
stance granuleuse. Elles ne
diffèrent en rien, quant à
la configuration, de toutes

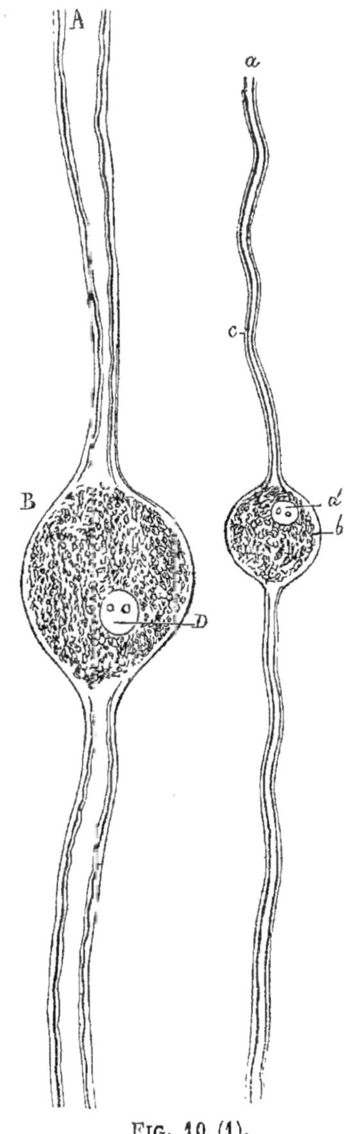

FIG. 10 (1).

(1) *Cellules nerveuses rachidiennes* (d'après R. Wagner). — **A**, tube

les cellules à noyau; mais le point le plus intéressant à observer est leur rapport avec les tubes nerveux.

Les cellules nerveuses sont grosses ou petites, comme les fibres primitives ; on les trouve toujours mélangées ensemble en proportion variable. Les grosses cellules dominent dans la corne antérieure de la partie grise de la moelle ; les petites sont en plus grande quantité dans la corne postérieure.

Voici, d'après Kölliker, les diamètres des cellules nerveuses :

$$\text{Grosses} \dots \dots \dots \quad \text{de } 0^{mm},11 \quad \text{à } 0^{mm},14$$
$$\text{Petites.} \dots \dots \dots \quad 0^{mm},005 \text{ à } 0^{mm},007$$

On les rencontre dans la partie centrale et dans la partie périphérique du système nerveux.

Dans les ganglions intervertébraux que nous avons vus sur les racines rachidiennes postérieures, les rapports des cellules et des tubes nerveux ont été bien déterminés par Ch. Robin et R. Wagner. Les cellules y constituent une sorte de renflement sur le trajet de la fibre nerveuse. On a donné le nom de *cellules bipolaires* à celles qui, situées, comme je viens de vous l'indiquer (fig. 10), sur le trajet d'une fibre, de façon à en interrompre la continuité, sont en contact avec elle par deux points opposés de leur contour. On trouve ces cellules en grand nombre dans les ganglions. On rencontre encore dans les ganglions des cellules unipolaires, desquelles

nerveux gros composé de ses trois parties ; — B, cellule nerveuse ; — D, noyau de la cellule ; — *a*, petit tube nerveux ; — *b*, petite cellule ; — *c*, *d*, noyaux de la petite cellule.

émerge une seule fibre. Au sortir de ces cellules, le tube est toujours dirigé vers la périphérie, de sorte que ces éléments nerveux paraissent être sans communication avec les centres.

L'existence dans les ganglions de ces cellules unipolaires montre qu'il sort du ganglion, du côté de la périphérie, plus de fibres nerveuses qu'il n'y en entre par la racine postérieure venant de la moelle. Bien plus, il arrive quelquefois que des cellules nerveuses donnent naissance à deux ou plusieurs tubes dirigés dans le même sens ; ce sont encore des cellules bipolaires, mais à pôles non opposés. Ces cellules, qui ont été vues chez les animaux élevés, ont été constatées par M. Faivre chez les sangsues. On trouve encore des cellules *apolaires*, c'est-à-dire qui sont isolées et ne tiennent à aucune fibre nerveuse.

On trouverait donc trois sortes de cellules dans les ganglions : 1° des cellules bipolaires de deux sortes : les unes formant un renflement sur le trajet d'une fibre primitive, les autres paraissant être l'origine de deux fibres primitives dirigées par la périphérie; 2° des cellules unipolaires donnant naissance chacune à une seule fibre primitive, toujours dirigée vers la périphérie ; 3° des cellules apolaires.

Presque tous les anatomistes s'accordent à reconnaître qu'il existe, en outre, des fibres primitives qui traversent le ganglion sans affecter avec les cellules aucun rapport de continuité.

Récemment M. Waller a fait des expériences fort intéressantes qui assignent aux ganglions un rôle très

important sur les propriétés des nerfs ; nous aurons
plus tard à y revenir, et nous insisterons alors sur les

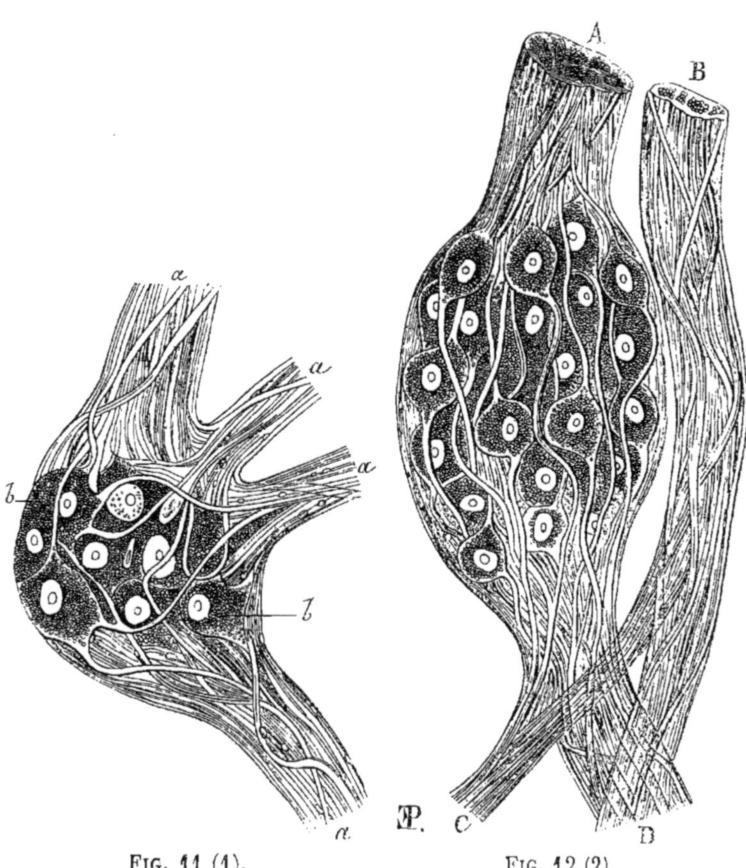

FIG. 11 (1).   FIG. 12 (2).

rapports des données anatomiques qui viennent de vous
être exposées avec les phénomènes physiologiques créés
par l'expérimentation.

(1) *Ganglion du grand sympathique* (d'après F. Leydig). — *b, b,* ganglion composé de cellules multipolaires ; — *a, a, a, a,* filets nerveux
émanant du ganglion.

(2) *Ganglion spinal* (d'après F. Leydig). — A , racine sensible avec

Examinons maintenant les fibres primitives et les cellules nerveuses dans la moelle épinière :

Dans la substance blanche, on retrouve des fibres nerveuses, comme dans les nerfs; la substance grise est formée surtout par des cellules. Les grosses fibres dominent dans le faisceau antérieur, les petites dans le faisceau postérieur. De même les grosses cellules sont en grande quantité dans la corne antérieure, dans la commissure grise, et les petites cellules sont plus abondantes dans la corne postérieure de la moelle. Les cellules de la substance grise médullaire diffèrent de celles des ganglions. Elles sont, en général, *multipolaires*. On admet que, par leurs pôles, elles se continuent avec les nerfs; mais ce rapport, infiniment probable, serait d'une difficulté extrême à constater. En effet, lorsqu'une fibre nerveuse a pénétré dans un centre, elle se décomposerait, et l'enveloppe disparaîtrait après la pénétration dans le centre; le cylindre d'axe continuerait seul. Les cellules ne se trouvent donc en rapport de continuité qu'avec le cylindre d'axe, et non avec la fibre complète. Or on a vu des axes de fibres nerveuses pénétrer le centre médullaire; on a vu dans ce centre des cellules d'où partaient des cylindres d'axe; on en a conclu à la continuité de ces cylindres sans avoir pu la suivre encore complétement.

D'après ce qui précède, on voit que les cellules seraient tantôt l'origine des fibres nerveuses, tantôt des

son ganglion composé de cellules bipolaires; — B, racine motrice; — C, branche postérieure du nerf rachidien mixte; — D, branche antérieure du nerf rachidien mixte.

organules placés sur le trajet de ces fibres. On pourrait dans ces cas considérer les tubes comme les conducteurs du système nerveux, dont les cellules seraient l'agent élaborateur ou collecteur.

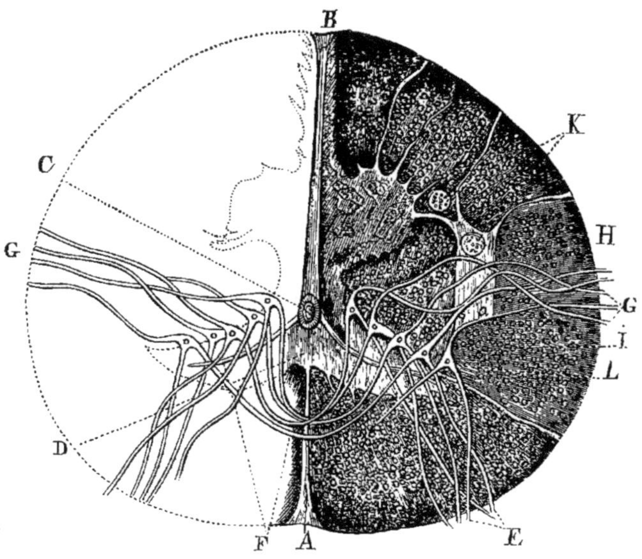

FIG. 13 (1).

Voyons maintenant comment les nerfs ainsi constitués, prenant naissance des cellules, ou se trouvant en contact avec elles à leur origine, comment ils se terminent dans les organes auxquels ils portent leur influence.

(1) *Coupe de la moelle épinière du Salmo Salor* (d'après Owsjannikow). — A, sillon médullaire antérieur ; — B, sillon médullaire postérieur ; — C, canal central de la moelle tapissé par un épithélium cylindrique ; — D, tissu cellulaire qui entoure le canal central, et qui envoie un prolongement dans le sillon antérieur et postérieur de la moelle ; — E, racine antérieure ; — F, fibres constituant la commissure de la moelle ; — G, fibres de la racine postérieure ; — H, tissu cellulaire ; — I, fibres nerveuses de la substance blanche coupées transversalement ; - K, vaisseaux sanguins coupés en travers ; — L, cellules ganglionnaires.

1° Nerfs moteurs. En mettant sous le champ du microscope un muscle à fibres striées (certains muscles peaussiers des grenouilles), on voit que, lorsqu'un filament nerveux arrive à ce muscle, il se place transversalement à la direction des fibres musculaires, et il arrive souvent que le tube nerveux primitif se divise lui-même et que le cylindre d'axe se ramifie. On a bien constaté cette division, qu'on n'avait pas d'abord observée. Mais on ne peut aller au delà et saisir le rapport des fibres musculaires avec la fibre nerveuse. Que la fibre primitive soit entière au moment où on la perd de vue, ou qu'on ait pu suivre ses divisions, toujours le dernier filet qu'on a pu suivre paraît cesser brusquement.

Vous voyez, messieurs, que la terminaison des filets moteurs est peu connue, et que ce qu'on sait des rapports anatomiques des parties qu'on peut suivre ne fait rien connaître sur le mécanisme de leur action.

En se rapprochant de son extrémité terminale, le nerf paraît perdre son enveloppe, et sa fibre primitive se trouve, comme à son arrivée dans les centres, réduite au cylindre d'axe, qui se confond avec le tissu cellulaire de façon à n'en plus pouvoir être distingué, ce qui fait qu'on ne peut plus le suivre au delà.

La même incertitude règne sur le mode de la terminaison du nerf moteur dans les glandes. Il est toutefois possible qu'un jour un réactif, qui l'isole suffisamment du tissu cellulaire, permette de la suivre plus loin.

2° On sait mieux comment les filets sensitifs se terminent dans la peau. Là, on voit de ces filets disparaître dans des corpuscules nerveux de deux ordres, qui sont les corpuscules du tact et les corpuscules de Pacini.

Les corpuscules du tact se rencontrent en amas à la pulpe des doigts, aux orteils, dans les parties enfin chargées plus spécialement de recueillir les impressions actiles. Ce sont des pelotons nerveux enroulés, inextricables, dans lesquels on voit pénétrer une fibre nerveuse et desquels on en voit sortir une autre. Gerlach les regarde comme un simple enroulement de la fibre nerveuse. Kölliker pense qu'il y a là de plus un tissu particulier, qui sert de support au nerf; Wagner a émis une autre opinion. Quoi qu'il en soit de ces différentes manières de voir, il reste établi que les corpuscules du tact offrent un mode de terminaison des nerfs sensitifs dans la peau.

Mais ce mode de terminaison n'est pas le seul, et les corpuscules de Pacini nous en montrent un autre. Les corpuscules de Pacini se trouvent surtout sur le trajet des nerfs collatéraux des doigts, aussi leur avait-on accordé une part assez large dans les phénomènes tactiles. Mais cette supposition ne saurait tenir en présence des dissections, qui ont montré des corpuscules de Pacini dans le mésentère du chat, dans les cavités osseuses des oiseaux, etc.

Dans l'état actuel de nos connaissances, on doit s'interdire toute conjecture sur leurs usages. Là encore nous observons un mode de terminaison nerveuse sans pouvoir conclure de la configuration anatomique au mécanisme de la fonction.

On admet encore, et cette fois je crois que c'est avec

raison, que les nerfs du sentiment se terminent en anse.
Cette vue me semble justifiée par les phénomènes de
sensibilité récurrente qui montrent qu'il existe entre les
nerfs moteurs et les nerfs sensitifs un lien périphérique.
Or, puisqu'il est démontré que quelque chose unit les
extrémités périphériques des deux espèces de nerfs, il
faut bien admettre qu'une communication existe entre
eux, affectant la disposition en anse. Ce serait une sorte
de réflexion du filet sensitif, qui, au lieu de se terminer
dans la peau, remonterait par la racine antérieure jusque
dans la moelle. Cette disposition récurrente rattacherait
le nerf moteur à la racine sensitive ; c'est au moins
ce qu'il semble légitime de conclure des expériences
que nous vous avons exposées dans les dernières leçons.

On a pensé que les différentes parties du système nerveux, ainsi que les différents éléments qui concourent à
constituer le nerf avaient chacun un rôle, une destina-
tion spéciale. D'intéressantes recherches de M. Waller
ont récemment enrichi la science de données relatives à
ces propriétés des parties élémentaires.

Il arrive quelquefois que les nerfs s'altèrent : dans
ces cas, c'est surtout la moelle nerveuse qui accuse une
modification anatomique profonde. Lorsqu'on coupe un
nerf, on peut suivre, dans un des bouts auxquels donne
lieu la section, une altération extrêmement remarquable
de la moelle nerveuse. Elle devient granuleuse, prend
une coloration noire : ce phénomène s'observe chez l'animal vivant, et l'altération permet de suivre des yeux les
progrès de la dégénérescence du nerf coupé.

Jusqu'à présent, messieurs, je ne vous ai entretenus

que des détails anatomiques généralement admis. Je ne saurais terminer cet exposé sans vous signaler une autre opinion récemment émise sur la structure des nerfs par Stilling, opinion qui diffère radicalement de ce que nous avons vu jusqu'ici.

Stilling pense que le tube nerveux qui, sur l'animal vivant, n'apparaît que comme une traînée transparente, est loin d'avoir la structure simple qu'on lui reconnaît généralement; que l'opinion qui fait de ce tube nerveux un élément anatomique tient à ce qu'on ne l'a pas observé avec un grossissement suffisant et à ce qu'on a négligé de le soumettre à des réactifs propres à rendre plus facilement reconnaissables les parties dont il serait constitué. Pour lui, l'enveloppe du tube n'est pas une enveloppe sans structure, et il refuse d'admettre que le *cylinder axis* soit une tige pleine. Sur des pièces macérées dans l'acide chromique, il a vu ces parties composées elles-mêmes de tubes extrêmement fins. Le *cylinder axis* serait formé par deux tubes emboîtés, d'où partiraient des ramifications transversales s'étendant vers la gaîne, et s'anastomosant avec les tubes innombrables dont l'accolement formerait cette gaîne.

La disposition qu'il signale se voit bien sur ses préparations. Doit-on la regarder comme normale, ou faut-il admettre, avec quelques anatomistes, que cette apparence est due au réactif qui produit des coagulations, des racornissements simulant des divisions, et une structure complexe dans deux parties amorphes et homogènes.

Bien que l'opinion de Stilling soit, au point de vue

anatomique, complétement différente des idées aujour-
d'hui reçues, elle ne change rien à l'idée générale que
l'on se fait de l'élément nerveux au point de vue physiologique.

Je n'insiste pas davantage aujourd'hui sur cette divergence, que nous aurons peut-être occasion de discuter
plus tard.

Dans la prochaine séance, nous nous occuperons des
propriétés physiologiques et fonctionnelles des nerfs
moteurs.

HUITIÈME LEÇON.

16 janvier 1857.

SOMMAIRE : *Nerfs moteurs.* — Leur origine et leur distribution. —
Réactions du nerf moteur sous l'influence des différents excitants. —
— Excitant normal : la volonté. — Excitants artificiels, mécaniques,
chimiques : bile, sel marin. — Électricité. — Des courants continus
et interrompus. — Différence dans leur action. — Action chimique
et physiologique. — Des points d'application d'un courant sur un nerf.

Messieurs,

Nous commencerons par l'élément moteur l'étude
des propriétés des nerfs qui constituent la paire nerveuse.

Vous savez que le nerf moteur a été reconnu vérita-
blement tel le jour où il a été constaté que sa section
amenait une abolition complète du mouvement sans
détruire la sensibilité. Nous verrons bientôt que ce
caractère n'est pas le seul qui lui appartienne.

Et d'abord, ne l'envisageant qu'au point de vue
anatomique, on voit le nerf moteur naître de la
corne antérieure de la substance grise, d'un amas de
corpuscules ganglionnaires volumineux. Ce fait a été
parfaitement établi par Stilling, non-seulement pour
les nerfs qui naissent de la moelle, mais pour ceux qui
naissent de l'encéphale, tels que le moteur oculaire
commun et le grand hypoglosse, etc.

L'action du nerf moteur a pour objet d'exciter un muscle
et de déterminer par là un mouvement. Remarquons ici

que l'excitation du nerf moteur, en tant que centrifuge, est exactement limitée aux muscles auxquels elle se rend : c'est là un caractère fondamental qui différencie le nerf moteur du nerf sensitif dont l'activité détermine des réactions générales. Ainsi, lorsqu'avec une aiguille à cataracte, par exemple, on pique les faisceaux antérieurs de la moelle, on détermine des mouvements dans les parties auxquelles se distribue le nerf moteur le plus voisin et dont l'origine s'est trouvée atteinte par la piqûre. Autre chose a lieu lorsqu'on porte l'irritation sur un point des faisceaux postérieurs. Dans ce cas, où l'excitation a porté sur les parties sensitives, la moelle en transmet l'impression ; et le mouvement qui traduit à l'observateur la perception de cette sensation, n'est pas borné seulement à la partie à laquelle se distribue le nerf sensible; c'est une réaction générale à laquelle tout le système peut prendre part.

Un autre caractère pourra encore faire reconnaître les nerfs moteurs.

Lorsqu'un nerf moteur a été coupé sur un animal vivant, et que, comme conséquence de sa section, il y a perte du mouvement dans la partie à laquelle il se distribue avec conservation de la sensibilité de cette partie, on peut voir, si on laisse vivre l'animal, que le nerf moteur coupé sera le siége d'une altération caractéristique différente de celle qui suit la section d'un nerf sensitif.

En examinant de suite les deux bouts du nerf coupé, le bout central et le bout périphérique, on les trouvera normaux, constitués par la réunion des tubes nerveux que je vous ai décrits dans la leçon précédente. Mais, peu après, au bout d'un temps qui varie de sept ou huit jours pour les animaux à sang chaud, et de quinze jours à trois semaines pour les animaux à sang froid, on voit que la structure normale a persisté dans le bout central, tandis que le bout périphérique est le siége d'une altération toute particulière, consistant en une décomposition de la matière médullaire du tube nerveux qui a pris une teinte noirâtre, est devenue granuleuse et s'est altérée.

Or, le sens dans lequel se propage cette altération peut caractériser la nature fonctionnelle de la racine sur laquelle elle porte. Si c'est une racine motrice; l'altération marchera toujours du centre à la périphérie. Si c'est une racine sensitive, nous verrons que le contraire aura lieu.

Nous avons donc ainsi un caractère anatomique, le sens, l'altération, et un caractère physiologique, la perte du mouvement, qui permettent de distinguer sur le vivant le nerf moteur du nerf sensitif. Nous allons en trouver d'autres dans l'action des excitants mécaniques ou physiques appliqués sur ces nerfs :

Quand un animal est tué, tous ses tissus ne meurent pas à l'instant : les muscles conservent quelque temps leur irritabilité; il en est de même du tissu nerveux. Cette conservation des propriétés de tissu nous permettra d'étudier les caractères physiologiques du tissu nerveux sur des parties séparées d'un animal récemment mort. Ce procédé nous sera même très précieux pour les étudier isolées et indépendamment des phénomènes

nombreux qui, chez un animal vivant, sont en corré-
lation avec les manifestations nerveuses.

Les propriétés de tissu se conservent plus ou moins
longtemps après la mort, suivant la nature des animaux
et les circonstances dans lesquelles on les observe.
Elles disparaissent très vite chez les mammifères et les
oiseaux, tandis qu'elles persistent longtemps chez les
animaux à sang froid dont une activité vitale moindre
ralentit suffisamment le double mouvement de nutrition et de décomposition des organes, circonstance qui
favorise la persistance de leurs propriétés.

Il ne faudrait cependant pas croire que cette persistance des propriétés de tissu fasse des animaux à sang
froid des êtres physiologiquement différents de ceux d'un
ordre plus élevé. Non : il est telles circonstances faciles
à provoquer qui permettent de combler en grande partie
la distance qui les sépare des animaux à sang chaud, à
ce point de vue du moins. En élevant la température du
milieu dans lequel on observe un animal à sang froid,
on le rapproche des conditions fonctionnelles d'un
animal à sang chaud ; on active chez lui le mouvement
vital ; et, si l'on vient à le tuer, on peut voir que les
propriétés de ses tissus persistent beaucoup moins longtemps. La différence sera même presque entièrement
effacée, si l'on compare cet animal à fonctions activées
à un mammifère placé depuis quelque temps dans des
conditions inverses, à une température basse ou dans un
air non suffisamment renouvelé. Chez ce dernier les
propriétés de tissu persistent beaucoup plus longtemps
que si la mort l'avait surpris dans des conditions plus

rapprochées de celles de son fonctionnement normal.

Si donc, prenant une grenouille récemment tuée, nous excitons ses nerfs, l'excitation des nerfs moteurs déterminera des mouvements qui nous les feront certainement distinguer des nerfs de sentiment.

A l'état physiologique, le nerf moteur est excité par la volonté ; puis il réagit à son tour sur le muscle pour le faire entrer en contraction. Dans nos expériences nous devons, à défaut de la volonté, excitant normal, recourir à un excitant artificiel.

Beaucoup d'excitants ont été essayés et ont donné des résultats divers : ainsi, le froid, le chaud peuvent servir à réveiller l'activité nerveuse ; toutefois la chaleur et le froid, qui excitent fort bien les nerfs sensitifs, n'ont sur les nerfs moteurs qu'une influence beaucoup moins prononcée. En outre, quel que soit l'agent que l'on emploie, il faut que son application soit brusque ; alors seulement il peut agir comme modificateur, et c'est à ce titre que sont très actifs tous les excitants qui agissent sur l'organisme.

On a manifesté l'activité des nerfs moteurs au moyen d'excitants mécaniques, chimiques, et surtout au moyen de l'électricité.

L'excitation mécanique est la plus grossière de toutes. Voici une grenouille décapitée dont le canal vertébral est ouvert : je coupe les racines motrices pour appliquer sur elles l'excitant. Vous pourrez voir, que dès que je pince le nerf moteur, le membre auquel il se rend se contracte visiblement. Si, un instant après, je renouvelle l'expérience en appliquant dans le même point les mors de la pince, aucun effet ne se produit plus. En pinçant plus bas, dans un point plus rapproché de la périphérie, nous produisons encore des convulsions; pinçant au-dessus, vers la moelle, nous n'avons plus rien. Cette irritation mécanique n'est donc efficace qu'à la condition d'en changer le point d'application, d'aller vers la périphérie, de s'éloigner du centre quand on agit sur des nerfs centrifuges ou moteurs. Cette propriété de provoquer des mouvements après sa séparation de la moelle est une propriété caractéristique de la racine motrice. Au contraire, l'excitation du bout périphérique des nerfs sensitifs ne donne jamais lieu à aucun phénomène moteur.'

L'inaptitude du nerf à déterminer des contractions musculaires, lorsqu'on le pince dans un point qui a été déjà soumis à ce genre d'excitation, montre qu'on a détruit le nerf dans ce point et que l'excitabilité ne se transmet plus à travers les parties contuses. Cet effet est le même que celui produit par une ligature portée sur le nerf. Cette expérience, du reste, est fort ancienne, et je vous ai dit que Willis plaçant une ligature sur le nerf phrénique faisait contracter le diaphragme en excitant le nerf au-dessous de la ligature, tandis que l'excitation portée au-dessus restait sans effet. Nous avons renoncé à l'explication qu'il donnait du phéno-mène : selon lui, la ligature empêchait le passage des esprits animaux; mais le fait reste exactement le même, les théories et les mots seuls ont changé.

En expérimentant sur des grenouilles, on voit que l'excitabilité du nerf peut, dans des conditions convenables, particulièrement pendant l'hiver, par une basse température et sous une cloche, pour empêcher le desséchement des nerfs, persister pendant vingt-quatre heures et même quelquefois plus, après la mort de l'animal. Pendant l'été, durant les grandes chaleurs, cette persistance est beaucoup moindre. Dans les conditions que nous venons d'indiquer, la propriété du nerf moteur coupé se perd généralement du centre à la périphérie, dans le même sens que se produit l'altération de la fibre nerveuse lorsqu'on laisse vivre l'animal.

Quelques excitants chimiques, les acides concentrés, les alcalis caustiques, détruisent le nerf sur lequel on les fait agir; d'autres produisent leur effet sans détruire le nerf avec lequel on les met en rapport. Kölliker s'est livré sur ce genre d'expérimentation à d'intéressantes recherches dont je vous signalerai seulement ici une conclusion intéressante.

Kolliker a vu que certaines substances n'agissent que sur la moelle du tube nerveux qui est crispée, racornie, sans que pour cela le nerf cesse de transmettre les excitations. Par ces résultats, il s'est trouvé amené à conclure : que la portion efficace de l'élément nerveux serait le *cylinder axis*, et non la moelle et l'enveloppe, qui devraient être considérés comme des parties accessoires.

Quand on enlève de l'eau à un nerf, c'est-à-dire qu'il se dessèche, il perd aussi la propriété de transmettre l'excitation; mais on restitue au nerf ses propriétés en l'humectant un peu. Il y a des substances chimiques qui détruisent sans retour les propriétés des nerfs; il y en a d'autres qui ne les détruisent qu'en enlevant l'eau, et on peut les faire reparaître en ajoutant convenablement de l'humidité au nerf. Cette vie et cette mort alternatives du nerf par privation et restitution d'eau est un fait intéressant sur lequel un de nos anciens élèves, M. le docteur Kunde, a insisté avec raison. Seulement il ne faut pas que l'opération de la soustraction de l'eau ou de sa restitution soit trop brusque, sans quoi le nerf perdrait définitivement ses propriétés.

A côté de ces agents, il en est encore d'autres qui excitent l'irritabilité nerveuse sans altérer les nerfs. Deux substances ont été signalées comme douées de cette propriété : ce sont la bile et le chlorure de sodium.

Voici, sur cette assiette, une patte de grenouille dont le nerf préparé repose dans un verre de montre. Nous versons de la bile dans ce verre de montre, et vous pouvez voir ce membre devenir le siége de convulsions qui dureront tant que son nerf moteur trempera dans le liquide biliaire. C'est là, il faut en convenir, un excitant assez singulier. La bile doit-elle cette propriété à ses qualités alcalines ? Non, messieurs, car on lui a substitué, sans obtenir le même effet, du sérum et une solution légère de carbonate de soude. M. Budge, en isolant les acides de la bile, aurait reconnu que c'est à eux qu'on doit rapporter l'excitation du nerf. Partant de là, il a, dans une théorie fort ingénieuse assurément, mais qui n'est qu'une hypothèse pour le moment, assigné aux éléments de la bile résorbés le rôle d'excitateurs normaux des propriétés du tissu nerveux.

A côté de la bile se place le sel marin. Voici une seconde patte de grenouille dont le nerf trempe dans le sel

marin ; elle est, comme la première, le siége de mouvements très appréciables. La présence du sel marin dans
l'économie a donné lieu aux mêmes hypothèses que celle
de la bile. Quoi qu'il en soit, ces deux substances sont les
deux seuls excitants de ce genre que l'on connaisse le
mieux.

Dans nos expériences, nous ferons usage d'un autre
agent : je veux parler de l'électricité. Outre la commo-
dité qu'il y a dans son usage, son étude emprunte un
vif intérêt aux espérances que la thérapeutique a fondées sur lui. L'électricité est, de tous les agents excitateurs du système nerveux, celui qui a sur le système
moteur l'influence la plus énergique. Cette influence est
telle qu'on a cru pouvoir la rapprocher de l'excitant
normal de ce système et rapporter à des phénomènes
électriques les actes de l'innervation.

Avant d'examiner le mode d'action de cet excitant,
nous devons connaître les sources auxquelles on l'emprunte, et les diverses conditions dans lesquelles on l'emploie. Pour cela, il est nécessaire que nous examinions
quelques-uns des instruments que l'on met en usage.

Il y a longtemps que, pour la première fois, on a fait
l'essai du stimulant électrique ; mais ce n'est que depuis
ces derniers temps que l'on a quelques notions sur l'influence du fluide électrique comme excitant l'agent nerveux.

Dans les expériences physiologiques, dans les applications thérapeutiques de l'électricité, on fait usage d'une
grande variété d'appareils.

La pile à auges qui est devant vous me dispense de

vous montrer la pile à colonne, la pile de Wollaston, etc.
C'est à ce type que se rapporte la petite pince électrique
dont vous nous avez souvent vu faire usage, pince qui n'est
qu'une disposition particulière que M. Pulvermacher a
donnée à la pile de Volta, disposition dans laquelle les
éléments zinc et cuivre, enroulés côte à côte, autour d'un
billot de bois, réagissent l'un sur l'autre des que l'appareil est mouillé par une solution acide, par du vinaigre
par exemple.

J'avais d'abord demandé à M. Pulvermacher, il y a
une dizaine d'années, lorsque j'eus l'idée de ces pinces,
de me faire une petite pince électrique, qui était composée par deux branches formées de fils enroulés et
portant à leur extrémité les pôles zinc et cuivre, tandis
que les deux branches se trouvaient réunies par un
anneau de cuivre faisant ressort (fig. 16) C'était pour
faire mes expériences sur le curare et pour montrer que
cette substance avait la propriété que j'ai découverte de
détruire le nerf et de respecter l'irritabilité musculaire.
Mais cette petite pince, très suffisante pour exciter le
nerf, puisqu'il suffit pour cela d'un simple arc de cuivre
et de zinc, montrait bien que le nerf avait perdu son excitabilité ; mais elle ne pouvait pas montrer que le muscle
avait conservé son irritabilité, parce qu'elle n'était pas
assez forte pour exciter une contraction en agissant sur
le muscle lui-même.

C'est alors que je fis faire la pince électrique plus
grande (fig. 14 et 15), dans laquelle les branches sont divisées en plusieurs couples, ce qui augmente considérablement la tension. Aussi cette pince est non-seulement

capable de faire contracter les muscles sans l'intervention du nerf, mais elle décompose même l'eau.

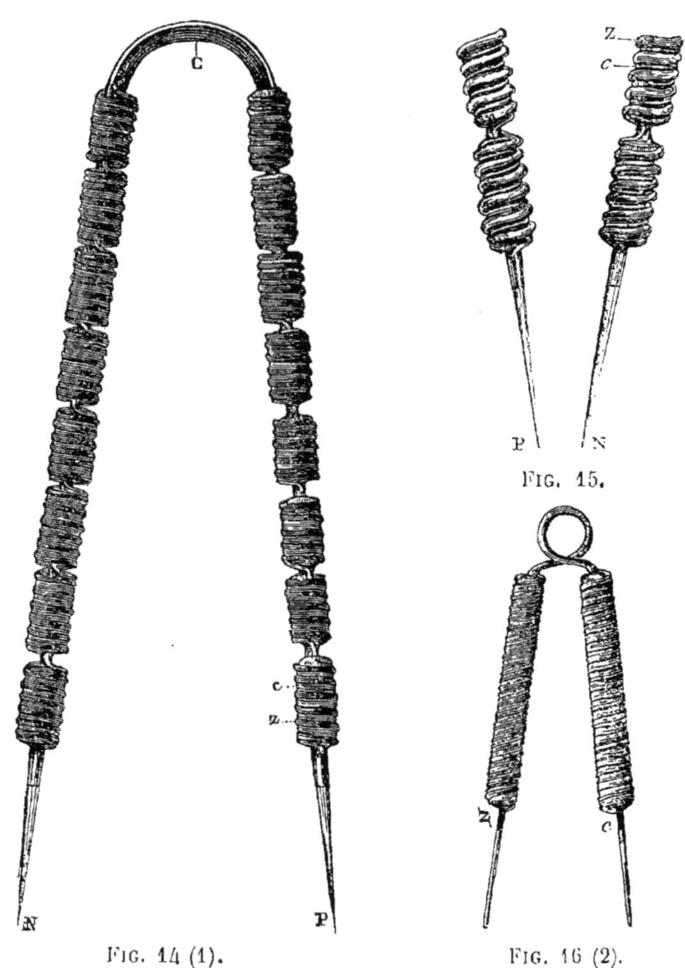

FIG. 15.

FIG. 14 (1).

FIG. 16 (2).

(1) *Grande pince électrique.* — C, fil de cuivre ; — Z, fil de zinc.

(2) *Petite pince électrique.* — c, pôle cuivre ; — N, pôle zinc.
Les extrémités de ces pinces électriques P, N sont en platine, afin qu'elles ne s'oxydent pas et que le contact soit toujours exact avec le métal.

On pourrait du reste affaiblir ce petit appareil au moyen d'une chaînette qu'on placerait à diverses hauteurs, et qui unirait les branches de la pince au-dessous de l'arc de cuivre C, qui les réunit en haut.

D'après ce que j'ai dit précédemment, on voit qu'il faut une action électrique bien plus forte pour faire contracter directement le muscle que pour le faire contracter par l'intermédiaire du nerf. Cela prouve bien que le nerf n'agit pas par l'électricité qu'il transmettrait, à moins qu'on n'admît qu'il pût en quelque sorte lui servir de multiplicateur, ce qui serait difficile à établir. Si, quand le muscle contient des fibres nerveuses et qu'on agit sur lui, on pouvait le faire contracter plus facilement que lorsque le curare a empoisonné l'animal et détruit par conséquent toutes les radicules nerveuses motrices, ce serait un moyen de reconnaître les muscles curarés de ceux qui ne le sont pas. Mais nous reviendrons plus tard sur ces faits intéressants. Il ne s'agit ici que des appareils électriques propres à exciter les nerfs. Toutes les piles dont nous venons de parler sont à courant inconstant. Il faut tremper la pince électrique dans le vinaigre pour lui restituer sa force quand elle s'affaiblit.

Voici un couple de Bunsen : c'est, vous le savez, la disposition la plus employée des piles à courant constant. La disposition générale est la même que dans les piles de Daniell, de Grove, de Becquerel.

Enfin, dans ces deux boîtes sont des appareils d'une autre nature, où le courant constant donné n'est pas utilisé directement ; mais on l'emploie, par une disposition spéciale, à produire un autre courant, *courant induit*, qui est celui dont on se sert.

L'un de ces appareils est celui de Breton : c'est une modification de l'appareil de Clarke, où le courant est produit, non plus par une décomposition chimique, mais par une action magnétique. Dans cet autre, c'est une petite pile à courant constant qui fournit le courant inducteur.

Les physiciens admettent que, quand on fait usage de la pile à auges, dans laquelle les éléments cuivre et zinc sont séparés par de l'acide sulfurique très étendu, il y a un courant qui s'échappe par les deux extrémités, chaque extrémité représentant un pôle de la pile. On distingue un pôle positif et un pôle négatif : le pôle positif est celui auquel se rend l'oxygène quand on décompose l'eau par la pile ; le pôle négatif est celui auquel se rend l'hydrogène. La même chose se retrouve dans les piles à courant constant, où l'élément cuivre est remplacé par une tablette de charbon préparé qui joue le rôle de pôle positif. D'une manière générale, le pôle négatif est toujours du côté du métal attaqué.

On admet encore, pour les besoins de la théorie, que le courant a un sens, qu'il va du pôle positif au pôle négatif, ce qui veut dire que les choses semblent se passer comme s'il en était ainsi.

On dit souvent, et vous trouverez dans plusieurs ouvrages de physique, que c'est le contraire pour la pile à auges que, dans cette pile, le pôle positif correspond au dernier élément zinc, et le pôle négatif au dernier élément cuivre ; que, par conséquent, le courant serait dirigé du zinc au cuivre. M. De la Rive (1) fait remarquer que

____

(1) *Traité d'électricité théorique et appliquée.*

cette appréciation n'est pas exacte : si les choses paraissent, en effet, se passer ainsi, cela tient uniquement à ce que la pile est mal construite. Il semble que, pour le constructeur, le couple soit formé par les deux lames cuivre et zinc soudées ensemble; mais il n'en est pas ainsi, et le couple électrique est formé par les deux lames cuivre et zinc, qui sont séparées par le bain acide.

Il résulte de cette erreur que, à chaque extrémité de la pile, le dernier élément est doublé d'une lame de cuivre, si c'est l'élément zinc, d'une lame de zinc, si on considère l'élément cuivre, qui en réalité n'appartiennent pas à l'appareil, et qu'on devrait supprimer. C'est la présence de ces éléments inutiles qui en a imposé et a fait dire que, dans cette pile, le pôle positif correspondait à la dernière lame de zinc, le pôle négatif à la dernière lame de cuivre, tandis que le pôle positif se trouve réellement représenté par la plaque de cuivre que double la dernière lame de zinc, et le pôle négatif par la plaque de zinc que double la dernière lame de cuivre.

Dans notre pince électrique, nous voyons une extrémité zinc, c'est le pôle négatif, et une extrémité cuivre, c'est le pôle positif. Toutes deux se terminent par des aiguilles de platine. Ce petit appareil est extrêmement commode et donne, malgré son petit volume, des effets d'une assez grande puissance. Vous allez le voir, adapté à ce petit voltamètre, décomposer de l'eau non acidulée; effet qui ne peut être produit par une pile à auges que si elle est puissante.

Mais ces derniers appareils offrent un grave inconvénient : celui de ne pas fournir un courant constant, ce qui les rend impropres aux expériences physiologiques destinées à être comparées entre elles, et pour lesquelles on doit désirer avoir toujours un courant de la même énergie. Aussi préfère-t-on les piles à courant constant, et particulièrement celle de Bunsen.

Je vous signalais tout à l'heure les appareils dans lesquels on emploie les courants induits, courants indirects, se développant sous l'influence d'un courant direct produit par une pile (appareils de MM. Duchenne (de Boulogne), Legendre et Morin), ou par la rotation d'un morceau de fer doux devant un aimant (appareils de Clarke, Breton) (1).

Ces derniers appareils sont aujourd'hui les plus fréquemment employés. On admet que les courants induits ont certains avantages sur les courants directs; tandis que ces derniers produisent, outre les commotions, une douleur des plus vives, les courants induits agissent très énergiquement sur le mouvement sans avoir, à beaucoup près, sur le sentiment, une influence aussi marquée. Quant aux effets thérapeutiques, sont-ils les mêmes? On ne peut encore l'affirmer; mais, dans l'incertitude où l'on se trouve sur les effets et le mode d'action des uns et des autres, on conçoit la préférence qui est accordée à ceux qui ne produisent qu'une douleur moindre. En outre, bien qu'on puisse employer des courants continus ou des courants interrompus, on

(1) Voyez Duchenne, *De l'électrisation localisée et de son application à la physiologie, à la pathologie et à la thérapeutique.* Paris, 1855, in-8. — Bouvier, *Rapport à l'Académie de médecine sur les divers appareils électriques* (*Bulletin de l'Académie de médecine*, 1856 t. XXI, p. 650).

n'emploie plus ordinairement ces derniers. M. Remak a particulièrement insisté sur l'emploi des courants continus, dont il dit avoir retiré de très grands avantages. Le procédé que l'on mettait autrefois en usage pour appliquer des courants continus fournis par une pile à auges, avait un inconvénient : pour les appliquer, on plantait dans les chairs deux aiguilles autant que possible sur le trajet des nerfs; puis ces aiguilles étaient mises chacune en communication avec les pôles de la pile. Cette opération causait une douleur très vive; de plus, il y avait toujours autour de l'une des aiguilles rubéfaction de la peau, souvent avec production d'une eschare profonde et difficile à guérir.

Avec les piles à courant interrompu, on n'a pas à redouter les mêmes inconvénients; l'interruption du courant supprime les effets chimiques, comme j'ai pu m'en assurer expérimentalement.

Pour cela, j'avais fait faire un appareil éminemment propre à montrer combien les effets d'un courant interrompu diffèrent de ceux d'un courant continu.

Sur le trajet du courant C I Z (fig. 17), j'avais fait disposer un petit voltamètre V, renfermant de l'eau, et une cuisse de grenouille G touchant par son nerf n au fil traversé par le courant. Un petit interrupteur 1, pareil à celui de la figure II, permettait, étant placé sur le trajet du courant, de le rendre intermittent. Or, on peut voir, à l'aide de cet appareil, que, tant que le courant est continu, les effets chimiques se produisent et les effets physiologiques sont nuls, ou du moins ne sont pas appréciables. En effet, l'eau du voltamètre est alors décom-

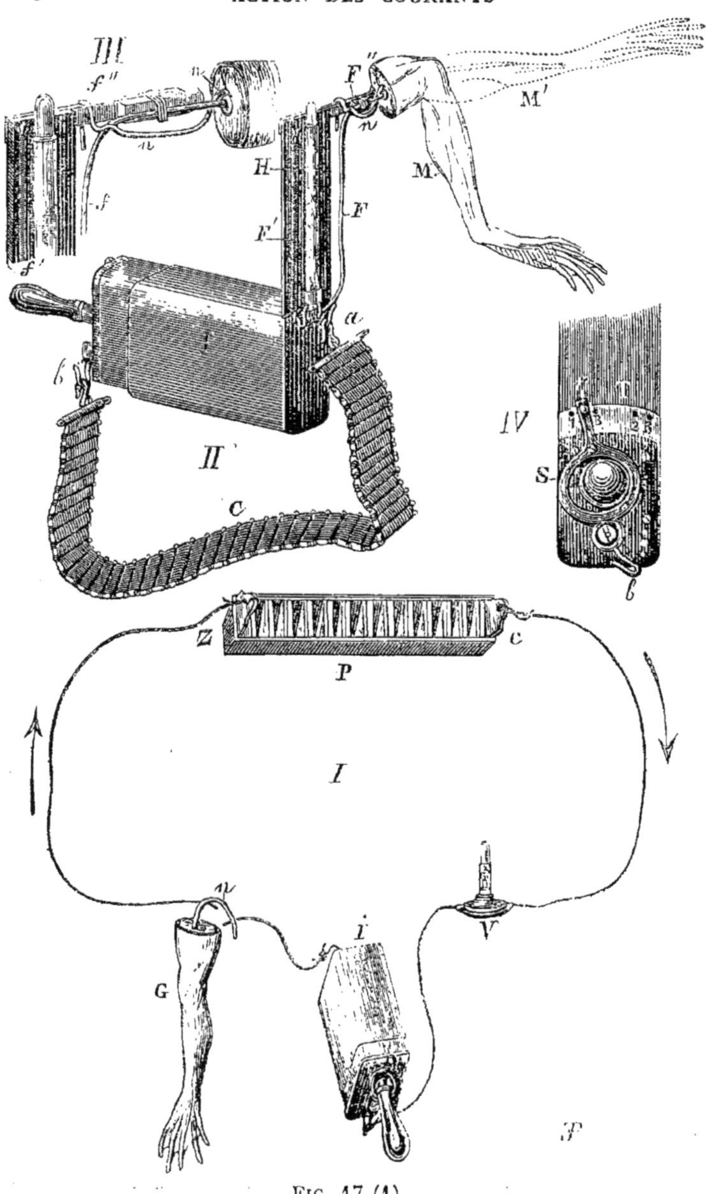

FIG. 17 (1).

(1) Fig. 1. — P, pile à auges donnant le courant électrique ; le courant
est dirigé de C pôle positif en Z pôle négatif ; sur son trajet se trouve

posée par le courant, tandis que le membre de grenouille reste parfaitement immobile. Mais dès qu'on vient, au moyen de l'interrupteur, à rendre le courant intermittent, tout change ; la décomposition de l'eau s'arrête dans le voltamètre, et la cuisse de grenouille entre dans de violentes convulsions.

Cet exemple des conditions différentes dans lesquelles se manifestent l'action chimique et l'action physiologique est certainement fort remarquable.

Ici (fig. 17, II), la chaîne c nous donne un courant $a\,c\,b$, sur le trajet duquel est placé un interrupteur I, permettant ou d'interrompre le courant, ou de fermer le circuit de manière à avoir un courant continu, ou enfin de l'ou-

un petit voltamètre V plein d'eau, et ensuite le petit interrupteur I, et enfin le nerf n tenant à la cuisse d'une grenouille G récemment morte. Ici l'appareil s'est trouvé représenté pour une autre expérience ; l'interrupteur dans le cas actuel devrait être placé à droite du voltamètre.

Quand l'interrupteur I fonctionne et que le courant est interrompu, on voit la cuisse de la grenouille entrer en convulsion, et le voltamètre rester en repos ; aucune bulle de gaz ne se dégage Si, au contraire, le courant devient continu, aussitôt la cuisse de la grenouille reste en repos, et le voltamètre donne lieu à un dégagement très actif de gaz.

Fig. IV. — Régulateur de l'interrupteur I qui peut remplir divers effets. Quand l'indicateur S est porté sur I, il y a interruption complète ; sur B il y a une interruption très rapide sur 2 interruptions très lentes, et enfin sur 5 il y a continuité du courant sans interruption.

Fig. II. — Il y a une chaîne électrique b, C, a qui fournit l'électricité. Le courant a F' passe par le petit voltamètre H et par la tige de cuivre F'', puis par le nerf n et par le fil F. Au moment de l'interruption du courant, il y a contraction de la cuisse de grenouille M et M', et rien dans le voltamètre. Lors de la continuité du courant, il y a flaccidité de la cuisse de grenouille en M et dégagement considérable de gaz dans le voltamètre.

Dans la figure III on a grossi la partie de l'appareil où le nerf de la cuisse de grenouille est en contact avec le courant ; — $n\,n$, nerf ; — f, fil de laiton communiquant avec un pôle de la pile ; — $f'\,f''$, fil conducteur communiquant avec l'autre pôle.

vrir et de le fermer à des intervalles de temps rapprochés, de façon à avoir un courant intermittent. A l'interrupteur sont annexés un petit voltamètre H contenant de l'eau destinée à être décomposée par le courant, et une cuisse de grenouille M, en contact avec les conducteurs F F'', par son nerf n. Le voltamètre fournit la manifestation des effets chimiques, et les contractions de la patte de grenouille accusent les effets physiologiques. Dans ce moment, le courant est suspendu, et vous pouvez voir que la patte de grenouille M est en repos, que l'eau du voltamètre n'est pas décomposée. Nous rendons maintenant le courant intermittent : la patte de grenouille est violemment convulsée. Vous la voyez se roidir en M' et être agitée de secousses tétaniques. Nous rendons maintenant le courant continu : alors seulement la décomposition de l'eau commence ; quant à la patte de grenouille, vous la voyez entrer en repos ; nous l'avons vue seulement agitée de quelques secousses. au moment où le changement du courant a eu lieu. En faisant usage de cette chaîne de Pulvermacher, nous aurons un développement d'électricité considérable, et le phénomène est très observable. Vous voyez, en effet, que dans cet appareil qui fonctionne, le courant restant continu, la décomposition de l'eau s'effectue très bien, le membre de la grenouille reste toujours en repos. En rétablissant l'intermittence du courant, nous faisons maintenant cesser la décomposition de l'eau ; tandis que les convulsions recommencent à nous manifester l'action physiologique de l'appareil.

Sur ce lapin, je vais maintenant vous rendre témoin

des effets de l'électrisation continue que je vous signalais tout à l'heure. On a rasé les poils dans deux places; nous y enfonçons des aiguilles; puis nous mettons chacune de ces aiguilles en communication avec l'un des pôles de notre pile à auges d'une vingtaine d'éléments. Aussitôt l'animal pousse des cris et accuse une vive douleur. Presqu'en même temps la rubéfaction que je vous ai annoncée paraît autour de l'une des aiguilles : c'est autour de celle qui correspond au pôle négatif.

Passons maintenant à l'étude des nerfs moteurs au moyen des excitants dont je viens de vous entretenir.

On croyait autrefois que les nerfs seuls étaient conducteurs de l'électricité. Cette cause d'erreur a longtemps empêché de tirer, des expériences auxquelles on se livrait, des conclusions légitimes. Voici comment on opérait dans les premiers essais : prenant un membre de grenouille, on appliquait l'un des rhéophores sur le nerf, et l'autre à l'extrémité du membre; on déterminait ainsi des contractions. On partait alors de là pour admettre que le courant parcourt le nerf dans toutes ses ramifications; ce qui est complétement faux. C'est ainsi que Seubert a obtenu des contractions par l'excitation des racines postérieures, comme par l'excitation des racines antérieures; mais ce n'est pas le nerf qui dans ces cas est mis en jeu, car il est très peu conducteur. Mueller s'est assuré que l'électricité passe plus facilement à travers les muscles qu'à travers les nerfs. On obtiendrait aussi des contractions en galvanisant sur une racine postérieure avec un courant trop énergique.

Jamais il ne faut, pour faire agir un nerf, faire passer

l'électricité ailleurs que par le nerf lui-même. On reconnaîtra la nécessité de cette précaution en opérant sur un animal dont les nerfs sont détruits par empoisonnement. Si l'on prend, en effet, une grenouille empoisonnée par le curare, ses nerfs moteurs ont perdu leurs propriétés ; et cependant l'application de l'électricité, telle que nous la mentionnions, exciterait plusieurs des contractions énergiques dans les parties traversées par elle. L'électricité ne se substitue pas à l'agent nerveux ; c'est un simple excitant. Mueller a le premier bien fait sentir cette distinction et montré comment on devait employer cet agent dans les expériences physiologiques.

Sur cette patte de grenouille dont le nerf est mis à nu, nous faisons passer l'électricité, non pas à travers les membres, mais à travers le nerf seulement : la patte entre en convulsion ; nous avons réveillé dans le nerf un mode d'activité qui se propage ensuite dans toute son étendue. L'excitation électrique, bien qu'elle ait déterminé les contractions, n'en est pas la cause la plus prochaine.

Lorsqu'on fait passer un courant dans un nerf moteur, il faut appliquer les deux rhéophores dans deux points du nerf voisins l'un de l'autre et situés à des hauteurs différentes, comme dans la figure A, de façon que le cou-

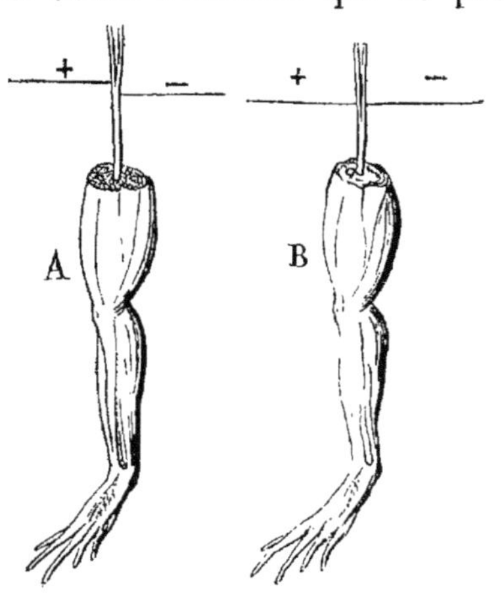

FIG. 18.

rant qui traverse ce nerf le parcourt obliquement. Si cette précaution était négligée et qu'on fît passer le courant transversalement au nerf, comme dans la figure B, aucun effet ne serait produit.

Comment agit le nerf ainsi traversé par un courant? Il n'est pas, je vous le répète, possible d'admettre que ce soit par conductibilité électrique quand on voit que l'excitation galvanique portée sur un muscle fait contracter ce muscle seulement, et qu'on sait d'ailleurs que le tissu musculaire conduit mieux l'électricité que le tissu nerveux.

Voici maintenant notre appareil excitateur dont nous nous servirons dans nos expériences sur les nerfs. Nous emploierons un courant faible et constant, afin d'avoir des effets toujours comparables. Pour cela, nous avons un couple de Bunsen (fig. 19, A), dont on peut graduer la quantité ou l'acidité du liquide actif afin d'obtenir des effets plus ou moins énergiques. Du charbon C ou pôle positif part un fil conducteur + qui va se fixer sur un petit appareil destiné à changer la direction des courants, puis il continue, et le fil + arrive dans un verre *m* où se trouve du mercure pour établir la communication des pôles ou la fermeture du circuit, puis le pôle positif arrive en communication avec l'aiguille + ; ce courant peut donc être interrompu à volonté. Du zinc Z ou pôle négatif part un fil conducteur — qui vient également traverser le petit appareil destiné à changer la direction du courant et se continue ensuite pour venir directement se mettre en communication avec l'aiguille terminale.

Le petit appareil destiné à changer les courants se com-

  APPAREIL EXCITATEUR

pose d'une plaque de bois sur laquelle tourne une palette
de bois munie de deux traverses en cuivre auxquelles
sont attachés les fils des rhéophores. Il y a ensuite deux fils
de cuivre tendus longitudinalement qui, fixés à des clous,
changent le contact de la traverse en cuivre, avec le fil
par où passe le courant. Ce changement de pôle, de même
que l'interruption du courant, peuvent se faire sans dé-
ranger aucunement le nerf sur lequel on expérimente.

Enfin à l'extrémité de l'appareil les deux aiguilles +

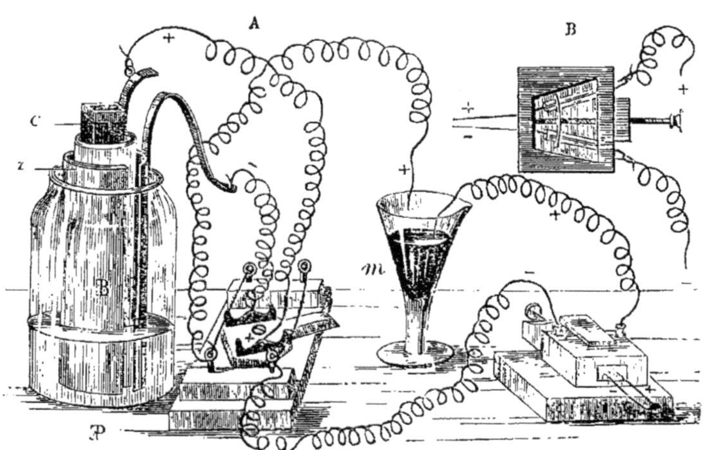

Fig. 19 (1).

qui sont en continuité avec les fils peuvent être rapprochées ou éloignées à volonté (fig. 19, A) à l'aide d'une vis
de rappel et d'une traverse en cuivre qui glisse sur les aiguilles préalablement isolées sur des petits tubes de verre.

(1) Fig. 19 — A, pile de Bunsen; — C, élément charbon pôle positif;
— Z, élément zinc pôle négatif; — m, verre contenant du mercure
pour établir la fermeture du circuit en plongeant dans le métal le fil +;
— B, partie terminale de l'appareil vue en dessous, afin de montrer par
quel mécanisme les aiguilles peuvent se rapprocher et s'éloigner.

Une grande lame de verre porte tout l'appareil ainsi
que la patte de grenouille, dont le nerf sera placé sur
les extrémités des aiguilles + —, de façon que le circuit
se trouve fermé par le nerf que le courant traversera.
L'une des aiguilles est en communication permanente
avec le rhéophore du couple de Bunsen. L'autre aiguille
est également en communication avec la pile par un bain
de mercure m. Toutes les fois que l'on plongera l'extrémité
libre du rhéophore dans le bain de mercure m, le courant sera fermé et traversera le nerf de la patte placée
sur la plaque isolante, et dès lors il y aura excitation
du nerf et contraction musculaire, etc.

Quand les expériences sont faites comme il vient
d'être dit, on ne peut pas admettre que les convulsions
soient dues à la conductibilité du nerf? Le tissu de ce nerf
possède, pendant quelque temps après la mort, un mode
d'activité propre que les variations des actions électriques mettent en jeu simplement.

Voici d'ailleurs un autre fait qui prouve que l'influence qu'a sur la contraction musculaire un nerf galvanisé, n'est pas une influence physique due à la conductibilité électrique.

Ce nerf de grenouille est parfaitement sensible à l'excitation galvanique; dès que nous le touchons avec les
pointes de la pince électrique, le membre entre en convulsion. Je broie le nerf avec les mors d'une pince; il
est évident que cette opération n'a pas détruit la nature
chimique de son tissu, qu'elle n'y a pas produit de solution de continuité et que, s'il était conducteur avant
d'avoir été contus, il l'est encore maintenant. Or, si nous

portons de nouveau la pince sur ce nerf, au-dessus de la partie contuse, la cuisse ne se contracte plus. L'excitation du nerf cesse donc de se transmettre, bien que les conditions propres à assurer la conductibilité électrique soient les mêmes. Et cela ne tient pas à ce que la patte a perdu le pouvoir de se contracter, car, si nous le galvanisons au-dessous du point mâché, nous y produisons des convulsions. Si l'on eût lié le nerf, la ligature eût produit le même résultat.

Les nerfs moteurs de la grenouille sont des parties excessivement sensibles aux influences électriques. Il n'y a peut-être pas de galvanomètre qui accuse mieux les moindres variations brusques de la tension de ce fluide. Nous verrons plus tard qu'il suffit de tenir un nerf avec une pince de métal, le nerf crural par exemple, et de toucher avec la main ou un bistouri un autre point du corps de l'animal pour déterminer un mouvement par la seule électricité développée au contact de la pince et du nerf.

Il n'en est plus de même des nerfs sensitifs qui sont, dit-on, plus impressionnés par les variations de température. Mais chose remarquable, c'est que, comme vous avez pu le voir dans une expérience précédente. les réactions qui accusent cette exquise sensibilité ne traduisent que les changements qui surviennent brusquement dans l'influence de l'agent excitateur. C'est ainsi que les muscles ne se contractent sous l'influence des nerfs moteurs galvanisés que quand on commence à faire passer le courant ou qu'on l'augmente ou le diminue

subitement. La même chose a lieu pour les nerfs sensitifs qui, soumis à des actions calorifiques diverses, n'accusent que les variations de la température, et cela par
un mécanisme sur lequel j'insisterai longuement quand
nous nous occuperons des mouvements réflexes.

Il n'est pas toujours nécessaire d'interrompre le courant qui traverse un nerf : en en faisant seulement varier
l'intensité soit en plus, soit en moins, des contractions
musculaires accuseront encore ces variations.

NEUVIÈME LEÇON.

21 JANVIER 1857.

SOMMAIRE : Effets produits par le passage d'un courant à travers un nerf. — Désorganisation et excitation. — Fatigue du nerf électrisé. — Restitution de ses propriétés par le renversement des courants. — De la contraction musculaire à l'entrée ou à la sortie du courant. — Expériences des auteurs. — Leurs conclusions. — Expériences nouvelles.

MESSIEURS,

Nous avons dit dans la dernière séance que, pour exciter un nerf moteur par l'électricité, il faut le faire traverser obliquement par un courant. Toutes les fois que le courant passe ainsi, quel que soit le sens dans lequel on lui fasse traverser le nerf moteur, on a une contraction des parties musculaires auxquelles il se distribue : cette contraction est caractéristique du nerf moteur.

Ainsi sur ce nerf d'une patte de grenouille nous appliquons les rhéophores de notre appareil ordinaire (fig. 19, p. 156), et la patte se contracte. Nous renversons les pôles, elle se contracte encore. L'excitation électrique est donc produite ici dans quelque sens que le courant traverse le nerf ; que ce soit du centre à la périphérie ou de la périphérie au centre.

Vous voyez encore que les convulsions n'apparaissent qu'à l'entrée du courant, quelles que soient sa direction et son intensité. Lorsque le courant est interrompu et rétabli à des intervalles suffisamment rapprochés, on a des convulsions répétées ; c'est pour cette raison que, dans les usages thérapeutiques, on se sert de courants intermittents afin de provoquer des contractions multipliées.

Voyons maintenant quelles particularités offre à l'observation l'action du courant électrique sur les nerfs moteurs. Nous examinerons d'abord les effets du courant continu.

Lorsqu'on fait passer un courant électrique à travers un nerf, les phénomènes produits sont différents suivant l'intensité du courant et le sens dans lequel il traverse le nerf.

Nous vous avons dit que le passage d'un courant électrique faible dans un nerf ne le détruisait pas comme le font certains excitants chimiques et les excitants mécaniques. Aussi les épreuves dans lesquelles on emploie l'électricité appliquée à un nerf pour faire contracter les muscles d'une région, peuvent-elles être répétées plusieurs fois sur la même partie. Cela n'a pourtant lieu qu'à la condition de se servir de courants faibles ; un courant continu énergique désorganiserait le tissu du nerf.

Sur ce nerf crural d'une grenouille nous appliquons les rhéophores d'une pile à auges trop forte. Le nerf se trouve en peu de temps comme brûlé au pôle négatif. Si maintenant nous soumettons ce même nerf aux excitations d'une pile moins énergique, pour interroger sa sensibilité aux excitations, nous voyons qu'en appliquant l'excitation au-dessus du point cautérisé par le pôle négatif de la pile à auges, nous n'obtenons plus aucune contraction, tandis que nous en produisons de très énergiques quand l'excitation porte sur un point du nerf plus rapproché de la périphérie. Il y a eu là une véritable désorganisation chimique ; et pendant que le nerf était traversé par le courant continu. on voyait au pôle négatif se dégager de petites bulles de gaz. Un courant électrique continu détruit donc la propriété d'un nerf qu'il traverse, lorsqu'il est trop fort et capable d'agir chimiquement.

Ce que nous venons de dire de l'intensité des courants ne se rapporte qu'aux courants continus. Si nous avions placé un interrupteur sur le trajet du courant dont nous venons de faire usage, nous eussions empêché la désorganisation de se produire.

Mais dans les considérations qui vont suivre sur l'influence du sens dans lequel un nerf est traversé par un courant, il ne sera question que de courants faibles, et pour cela nous employons un élément de Bunsen, chargé non pas avec de l'acide sulfurique et de l'acide azotique, mais seulement avec de l'eau vinaigrée de manière à avoir un courant faible. Ces courants peuvent, relativement au sens, traverser un nerf de deux manières : le courant peut traverser le nerf en se dirigeant de haut en bas, du centre à la périphérie, ou de bas en haut, de la périphérie au centre ; en un mot, la direction peut être centrifuge ou centripète. Nous allons, prenant pour source de courant faible notre couple de Bunsen, comparer les effets dus à l'action d'un même courant suivant qu'il se présente dans l'une ou dans l'autre de ces directions.

Et d'abord, lorsqu'on fait passer le courant dans le sens centrifuge, le pôle négatif étant le plus rapproché de la périphérie, le nerf perd rapidement la propriété d'être excité par l'électricité. Vous verrez que le courant centrifuge qui traverse ce nerf crural de grenouille rendra bientôt très faibles les contractions qui sont maintenant fort énergiques.

On peut, à ce sujet, se demander si le courant n'affaiblit pas la propriété nerveuse, parce qu'il désorganiserait le nerf?

Non, messieurs, la propriété nerveuse est affaiblie, épuisée; mais elle n'est pas détruite, car on peut la restituer en faisant passer le courant dans le sens opposé. Pour cela, il suffit de changer les pôles; le courant de centrifuge devient centripète; et, au bout d'un certain temps, les excitations portées sur le nerf déterminent dans les muscles des contractions aussi énergiques qu'auparavant. D'où il reste établi que, des deux courants, c'est le courant direct qui épuise l'action nerveuse le plus facilement, mais que celle-ci peut être restituée en faisant passer le courant indirect.

Lorsqu'on fait passer un courant faible dans un nerf, on a remarqué depuis longtemps que la contraction du muscle qui est la conséquence de l'irritation du nerf peut se manifester de différentes manières. Tantôt la contraction du muscle a lieu à l'entrée du courant, tantôt à la sortie, c'est-à-dire à la fermeture ou à l'ouverture du circuit. Ainsi vous voyez ici une contraction se manifester dans la patte de la grenouille au moment où nous faisons passer l'électricité. Puis cette contraction cesse pendant tout le temps que passe le courant d'une manière continue, et au moment où nous l'interrompons une nouvelle contraction survient. En recommençant l'épreuve, nous reconnaissons qu'il y a deux contractions, l'une à l'entrée, l'autre à la sortie du courant, mais qu'il n'y en a pas pendant son passage continu.

Maintenant si, après un certain temps, et lorsque le nerf sera fatigué et presque épuisé, nous faisons passer le même courant, nous verrons que les phénomènes ont changé, et alors nous observerons une seule contraction soit à l'entrée, soit à la sortie, suivant le sens du courant que l'on fait agir.

Ainsi, vous voyez ici sur une autre grenouille plus fatiguée que la première : au moment où nous faisons passer le courant direct (c'est-à-dire disposé de telle façon que le pôle positif soit en haut et le pôle négatif en bas), une contraction a lieu au moment où l'on ferme le circuit, c'est-à-dire à l'entrée du courant. Pendant le passage du courant, et au moment de son interruption, on ne remarque aucune contraction.

Si maintenant nous faisons passer le courant dans un sens inverse (c'est-à-dire de manière que le pôle positif soit en bas et le pôle négatif en haut), nous voyons le contraire avoir lieu.

Au moment où l'on ferme le circuit, il n'y a pas de contraction, non plus que pendant son passage ; mais au moment où on l'interrompt, il se produit une contraction dans le muscle : c'est ce que nous appelons une contraction à la sortie.

Ici nous avons affaire à un nerf mixte, au nerf crural

de la grenouille, qui est coupé et séparé du tronc, et vous avez vu que l'action de l'électricité a produit d'abord une contraction à l'entrée et à la sortie, quel que soit le sens du courant, et que plus tard, quand le nerf a été plus fatigué, elle a produit une contraction seulement à l'*entrée* du courant direct et à la *sortie* du courant indirect.

Ces différences dans les réactions motrices des nerfs traversés par des courants électriques ont été observées depuis longtemps. On avait même cru pouvoir se baser sur elles pour établir des caractères physiologiques distinctifs des nerfs moteurs purs ou associés aux nerfs sensitifs.

Avant de donner ces caractères sur lesquels nous insisterons, nous devons faire remarquer que les phénomènes sur lesquels on s'appuie ne sont pas physiologiques, que ce ne sont que des manifestations de nerfs séparés de l'organisme et conservant jusqu'à un certain point leurs propriétés de tissus.

Nous allons voir que cette double contraction à l'entrée et à la sortie, ou cette contraction alternative, tantôt à l'entrée du courant direct, tantôt à la sortie du courant indirect, ne sont pas les seuls cas qui peuvent être observés, soit sur des nerfs différents, soit sur les différents points d'un même nerf.

Ainsi un même nerf peut, au même moment, présenter la double convulsion du nerf frais ou la convulsion simple du nerf fatigué, suivant le point de son trajet qu'on fait traverser par le courant. C'est précisément ce qu'il nous est donné d'observer sur le nerf que nous avons galvanisé tout à l'heure. Vous savez que les propriétés de tissu du nerf moteur séparé de la moelle disparaissent en procédant du centre à la périphérie. C'est pourquoi un nerf peut offrir vers son extrémité centrale les réactions d'un nerf fatigué et avoir conservé un peu plus loin l'énergie fonctionnelle de l'état frais. Nous avons tout à l'heure constaté, et nous constatons encore maintenant, que ce nerf crural de grenouille fait contracter le muscle auquel il se rend à l'entrée et à la sortie d'un courant porté sur lui, selon que ce courant est centrifuge ou centripète. Eh bien, en portant les pôles de la pile un peu plus loin, sur un point plus rapproché de son extrémité périphérique, nous avons la double contraction obtenue tout à l'heure sur un nerf plus récemment préparé.

Ceci nous prouve que ces phénomènes peuvent être excessivement variables, et qu'ils n'ont pas du tout l'importance physiologique qu'on a voulu leur attribuer. C'est ce qui sera établi un peu plus tard. Mais d'abord je dois vous exposer la nature des caractères que l'on a invoqués comme distinctifs des nerfs moteurs purs ou associés à des fibres sensitives.

Nous savons qu'en faisant traverser un nerf par un courant galvanique, des convulsions sont produites dans les muscles auxquels se distribue ce nerf; que ces convulsions, dans des circonstances que nous vous avons indiquées, se manifestent tantôt au moment de la fermeture, tantôt au moment de l'interruption du circuit que parcourt le courant.

Cette pile de Bunsen, qui est faible et à courant constant annexé à l'appareil que nous avons décrit (p. 156, fig. 19), nous a servi à donner la preuve du fait que nous voyons en ce moment se reproduire tel que vous avez pu déjà l'observer.

Dans un mémoire où sont relatées des expériences de cette nature, MM. Matteucci et Longet ont dit que, galvanisant un nerf moteur, on obtient des résultats différents selon qu'on galvanise le nerf mixte ou le nerf pur de toute association à des fibres sensitives, c'est-à-dire avant sa réunion à la racine postérieure.

Ces expérimentateurs ont dit qu'en galvanisant les racines antérieures de façon que la racine fût traversée de la périphérie au centre par un courant ayant ainsi une direction centripète, on obtenait des convulsions seulement au moment de l'entrée du courant, c'est-à-dire à l'instant où l'on fermait le circuit. Ils disent qu'au contraire, en disposant le courant de manière que la racine fût parcourue du centre vers la périphérie, courant centrifuge, on n'avait de contraction qu'au moment de l'interruption du courant. En d'autres termes, le courant centripète ou courant inverse donne, en traversant les racines antérieures, des convulsions à l'entrée; tandis que le courant centrifuge, ou courant direct, donne des convulsions à la sortie.

En opérant, non plus sur les racines motrices, mais sur les nerfs mixtes, le phénomène se présentait, d'après MM. Longet et Matteucci, dans un ordre inverse. Le courant direct, centrifuge, donnerait des convulsions à l'entrée, et le courant inverse, centripète, en donnerait à la sortie.

Ainsi l'on pourrait, opérant alternativement, obtenir une contraction à l'entrée et une à la sortie.

Nous vous avons dit déjà avoir répété ces expériences et avoir vu que les phénomènes étaient plus complexes. Pour juger de ce qui se passe dans ces diverses circonstances, il est indispensable d'examiner les nerfs dans diverses conditions et de tenir compte de l'influence de ces conditions.

Au lieu d'agir sur des tronçons de nerfs, nous avons voulu expérimenter sur l'animal vivant. Nous avons pris une grenouille, nous avons découvert son nerf crural, qui a été placé sur les deux pôles des rhéophores de notre appareil à courant faible et constant. Lorsque le nerf est aussi normal que possible, et dans les conditions les plus rapprochées de celles de son fonctionnement habituel, nous avons vu qu'on n'a jamais qu'une convulsion, et on l'a toujours au moment de la fermeture du circuit, à l'entrée du courant.

Vous pouvez voir, sur cette grenouille préparée comme il vient d'être dit, qu'en changeant les pôles, on n'a toujours qu'une contraction à l'entrée, que le courant soit direct ou inverse, centrifuge ou centripète. Nous avons vérifié ce fait sur des lapins et sur des chiens, et, dans les épreuves qui ont été répétées à satiété, le même résultat a été constamment obtenu.

Nous allons maintenant changer les rapports du nerf en le coupant de manière qu'il ne tienne plus à la moelle. Le voici coupé après sa réunion à la racine postérieure. de sorte que la section porte sur le nerf mixte. Une série de phénomènes différents de ceux que nous avons observés tout à l'heure va se produire. Et d'abord vous voyez que l'excitation passagère par le même courant, appliqué très peu au-dessous de la section, détermine deux contractions : une à l'entrée, l'autre à la sortie du courant. C'est là l'indice d'un premier état de fatigue du nerf. Tout à l'heure il serait encore plus épuisé, et nous n'aurions plus qu'une contraction à l'entrée ou à la sortie.

Vous voyez, d'après ces seules expériences, qu'il est impossible d'admettre que ces caractères puissent distinguer un nerf mixte d'un nerf moteur pur, puisque ici, sur un même nerf, nous les avons tous successivement observés. Cette seule remarque me paraît une objection fondamentale aux conclusions dont nous parlions tout à l'heure et qui auraient pour objet de distinguer par ces caractères le nerf moteur à l'état de pureté cu de mélange.

Nous avons déjà fait des expériences qui nous ont montré qu'une série de périodes doivent être distinguées dans les différents états par lesquels le nerf expérimenté peut passer et que, dans toutes ces expériences, on n'a étudié que des conditions purement physiques sans se préoccuper de la période physiologique, qui est restée complétement inconnue.

Nous aurons encore là un exemple remarquable de la tendance qu'ont les physiciens, dans les recherches physiologiques les plus intéressantes et les plus ingénieusement conduites, à faire prédominer le phénomène physique sur le phénomène physiologique.

Le reproche que nous adressons aujourd'hui aux physiciens, nous l'avons déjà adressé aux chimistes, aux anatomistes, à tous ceux qui, trop confiants dans l'excellence d'un procédé de recherches, ne considèrent que les conditions qui se rattachent à ce moyen d'investigation sans se préoccuper des conditions physiologiques.

DIXIÈME LEÇON.

23 JANVIER 1857.

SOMMAIRE : Critiques nouvelles sur l'excitabilité électrique des nerfs moteurs purs ou mixtes. — Expériences. — Conditions dans lesquelles il est nécessaire de se placer pour conserver aux phénomènes leur caractère physiologique. — Fatigue du nerf par excitation, dessiccation, contusion, section. — Réactions qui correspondent aux différentes périodes de son affaiblissement. — Difficultés de l'expérimentation lorsqu'on agit directement sur les racines. — Dans la mort lente, le nerf moteur périt de la périphérie au centre, et non du centre à la périphérie.

MESSIEURS,

Nous vous avons, dans la dernière leçon, entretenus de la difficulté et même de l'impossibilité qu'il y avait à distinguer les nerfs moteurs purs des nerfs mixtes par l'excitation qu'y détermine le galvanisme. Depuis lors un de nos auditeurs, M. Em. L. Rousseau (de Verzy), ancien élève de l'École normale supérieure, licencié ès sciences mathématiques et physiques, nous a communiqué des observations encore inédites qu'il a faites, et qui sont de tout point d'accord avec ce que nous vous disions en terminant la dernière leçon.

Je vais vous indiquer les résultats de ces recherches, d'après la note même qui m'a été remise par M. Rousseau.

« Nos recherches démontrent, dit M. Rousseau, que *les courants électriques agissent de la même manière sur les filets nerveux moteurs des nerfs mixtes, et sur ceux des racines antérieures rachidiennes,* résultat contraire à ceux obtenus par MM. Longet et Matteucci.

» Nous signalerons en même temps, continue le même auteur, les causes d'erreur qui expliquent comment ont pu se tromper des observateurs aussi habiles que MM. Longet et Matteucci, et nous indiquerons les précautions expérimentales indispensables pour se mettre à l'abri de ces causes d'erreur.

» A l'étude de ces précautions se rattache la découverte de quelques faits nouveaux :

» 1° De l'existence (dans presque toutes les expériences où l'on a fait agir l'électricité sur les nerfs) de *courants dérivés très influents sur le sens des résultats ;*

» 2° Et surtout de ce fait assez remarquable qui explique l'influence et rend indispensable l'observation des courants dérivés, savoir :

» *De deux courants de sens opposé qui agissent simultanément à une hauteur différente sur un nerf (renfermant des filets moteurs seuls ou mêlés à d'autres), le courant le plus près de la périphérie manifeste seul son action par des contractions dans les muscles animés par ce nerf; il s'oppose comme une barrière à la transmission (à travers la portion du nerf qu'il excite) de l'action nerveuse développée plus haut par le courant de sens opposé.*

» Ainsi, le but principal de notre travail, dit M. Rousseau, est de rectifier une erreur de MM. Longet et Matteucci, en prouvant (contrairement aux résultats annoncés par ces physiologistes) qu'un courant galvanique qui traverse une portion de la longueur du nerf *agit de la même manière sur les mouvements isolés des muscles auxquels le nerf se distribue*, que ce nerf soit *mixte*, c'est-à-dire à la fois moteur et sensitif (comme un nerf sciatique), ou qu'il soit *exclusivement moteur* (comme une racine spinale antérieure).

» Notre travail aura encore un autre résultat : *celui de faire connaître quelques faits nouveaux* qui expliquent les différents résultats de MM. Longet et Matteucci. C'est la découverte de ces faits qui nous a permis d'éviter nous-mêmes les causes d'erreur que nous signalerons dans les expériences.

» Je n'ai pas besoin de rappeler que, si l'on réunit les deux pôles d'une pile au moyen d'un corps conducteur, il s'établit dans celui-ci un *courant qui va du pôle positif au pôle négatif*.

» On sait également que, si ce corps conducteur interposé aux deux pôles de la pile est une portion de nerf, on appelle le courant *direct* ou *inverse*, suivant qu'il circule du centre nerveux à la périphérie, ou de la périphérie au centre nerveux : qu'ainsi on a un *courant direct* quand le pôle positif de la pile est plus rapproché de l'origine du nerf que le pôle négatif, et qu'on a un *courant inverse* dans le cas contraire.

» Mais il importe de fixer son attention sur un fait bien étudié dans les cours de physique, et qu'on oublie souvent dans les applications physiologiques de l'électricité ; nous aurons à l'invoquer à chaque instant pour l'explication des résultats de nos expériences. Voici ce fait :

» Si en deux points P et N d'un corps conducteur PNAP (fig. 20) formant un circuit fermé, on applique les deux pôles d'une pile, il s'établit dans ce corps conducteur deux courants : l'un qui va de P en N par le chemin le plus court (on l'appelle *courant principal*), l'autre qui suit le chemin plus long PAN (on l'appelle *courant dérivé*).

» Au contraire, il n'y a qu'un seul courant PN, si

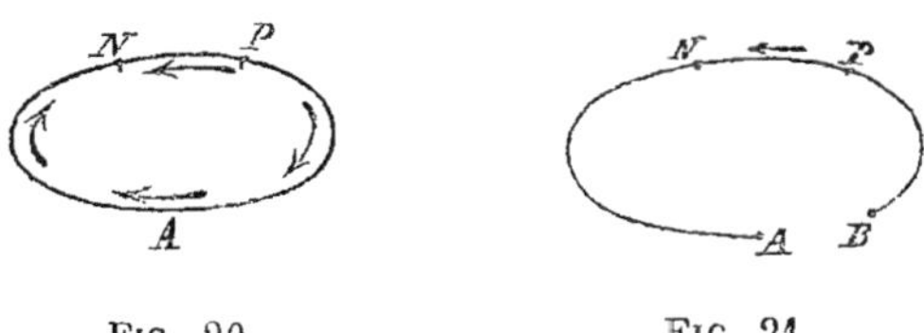

FIG. 20.   FIG. 21.

le corps conducteur ne forme pas un circuit complet comme BPNA (fig. 21).

» Ces préliminaires posés, arrivons aux résultats expérimentaux :

» *Premier cas.* — 1° Quand, *dans un nerf mixte a c* encore adhérent (fig. 23) ou non (fig. 22) au centre nerveux cérébro-spinal, on fait passer un courant *direct ou inverse peu de temps après que le nerf a été*

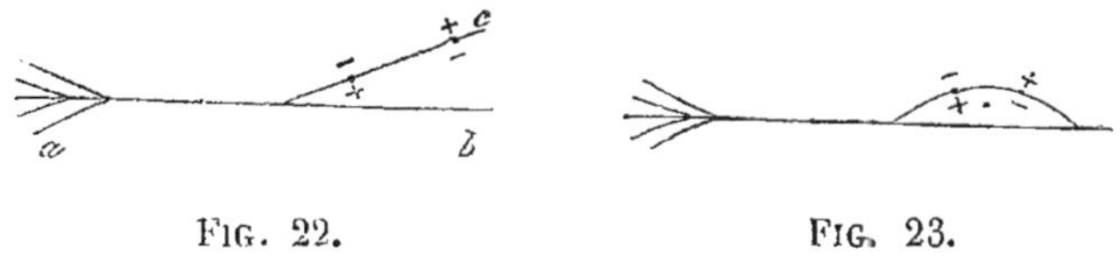

FIG. 22.   FIG. 23.

découvert, des contractions surviennent dans les muscles aúxquels il se rend, *à l'établissement et à la rupture* du circuit; c'est ce qu'ont bien vu MM. Longet et Matteucci, ainsi que leurs prédécesseurs. On a alors :

	Commencement.	Fin.
Courant direct	1	1
Courant inverse	1	1 (1)

» *Le même résultat se produit sur les racines antérieures.*

» Notons encore, avec MM. Longet et Matteucci, que les résultats de cette première période se reproduisent (assez longtemps après que la seconde a commencé) si l'on vient à augmenter la force du courant employé, ou à agir sur une nouvelle portion du nerf.

» *Deuxième cas.* — 2° Au bout de quelque temps, on voit apparaître une autre période dans laquelle les contractions n'ont plus lieu qu'*au commencement de l'un des courants et à l'interruption de l'autre.* MM. Longet et Matteucci sont d'accord encore avec leurs prédécesseurs pour les nerfs mixtes, mais ils s'en séparent pour les racines antérieures et établissent la loi représentée par ce tableau :

N° I.		Commencement.	Fin	N° II.		Commencement.	Fin
Nerfs	Courant *direct*.	1	0	Racines	Courant direct .	0	1 (1)
mixtes.	Courant inverse.	0	1	antér⁰⁰.	Courant *inverse*.	1	0

» Ici, continue toujours M. Rousseau, nous cessons d'être d'accord avec les physiologistes que nous venons de citer, et nous allons montrer :

» A. Que la loi de la colonne n° I est également vraie pour les racines antérieures et pour les nerfs mixtes; on en obtient les résultats quand on se soustrait à l'influence de tout courant dérivé.

(1) Le chiffre 1 indiquant contraction dans les muscles auxquels se distribue le nerf, et 0 l'absence de contraction.

» B. Que les nerfs mixtes, comme les racines antérieures, donnent les résultats de la colonne n° II, dans
certains cas bien déterminés de dérivation électrique.
Cette différence n'est du reste qu'apparente, et nous
ferons rentrer ces résultats dans la loi générale de la
colonne n° I, en montrant que dans tous ces cas en apparence contradictoires, les phénomènes sont dus à un courant dérivé de sens opposé à celui du courant principal.

» Commençons par les nerfs mixtes, dont l'étude est la
plus facile, et faisons varier les conditions expérimentales
pour montrer comment et pourquoi les résultats changent la disposition de l'expérience.

» Après avoir bien saisi la loi du phénomène, de manière à pouvoir prévoir dans chaque cas ce qui va se
passer, nous referons la même série d'expériences sur
les racines antérieures (1).

» 1° Patte galvanoscopique a (fig. 24) séparée du tronc;
nerf sciatique AB soulevé par un fil de soie b (attaché

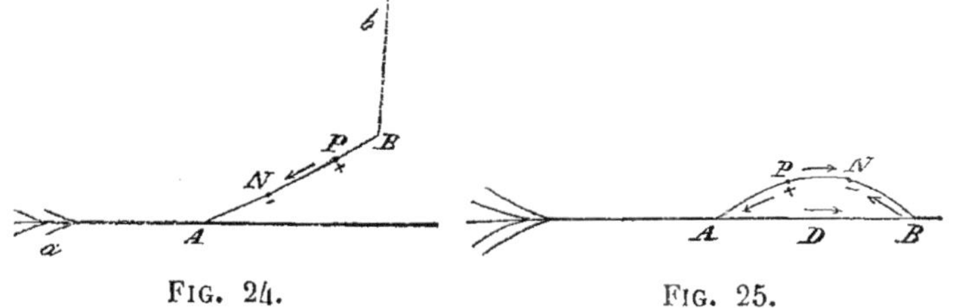

FIG. 24.   FIG. 25.

à son bout central libre B, ou reposant sur un taffetas
assez large bien sec et bien isolant.

	Commencement.	Fin.
N, *courant direct*. . .	1	0

(1) Pour ne pas compliquer le langage et les figures, nous n'indiquerons dans chaque expérience que celui des deux courants qui agit en
commençant ; il sera sous-entendu que l'autre agit à sa rupture.

» 2° Patte galvanoscopique séparée du tronc ; nerf AB *soulevé en anse* (fig. 25) par un fil de soie, et adhérant aux muscles D par les deux extrémités de l'anse qu'il forme :

PN, courant inverse . . .   1   .   0.

» 3° Il n'est pas nécessaire que le nerf reste adhérent aux muscles par ses deux bouts, il suffit que le bout central, d'abord détaché, soit replacé au contact des muscles (fig. 26) (c'est l'expérience de la figure 24, avec cette différence qu'on laisse retomber le bout B jusqu'au contact des muscles) ; on a, comme dans le cas précédent :

PN, courant inverse . . .   1   .   0.

» Quelle est donc la différence entre l'expérience représentée dans la figure 24 et celle de la figure 25 (ou

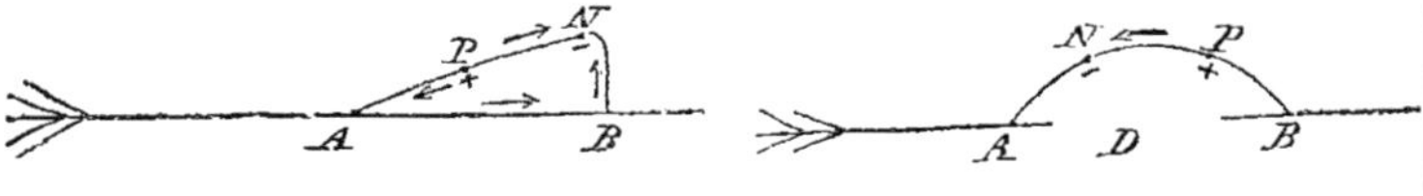

FIG. 26.   FIG. 27.

de la figure 26), qui donne un résultat tout opposé, si ce n'est que dans ces deux dernières le nerf et les muscles sous-jacents forment un circuit fermé, et par suite de l'application des deux pôles aux points P et N, il s'établit dans ce circuit deux courants, un *courant principal P N inverse* et un *courant dérivé P A B N qui est direct* dans les deux portions du nerf qu'il traverse *P A et B N* (fig. 25 et fig. 26).

» C'est le courant dérivé qui produit la contraction en suivant la loi de la colonne n° I, tandis que l'action du courant principal ne se manifeste pas.

» 4° Comme une preuve plus évidente de la vérité de l'action que nous attribuons à ce courant dérivé.

» Interrompons le circuit dans un point quelconque D (fig. 27) de l'intervalle A B, en coupant la cuisse de la grenouille, de manière que les deux fragments ne tiennent plus que par le nerf sciatique AB soulevé en anse par un fil de soie; séparons les deux fragments par un corps isolant, un morceau de taffetas bien sec placé sous toute la patte; il n'y a plus de courant dérivé : le courant principal agit seul, et la contraction se manifeste alors suivant la loi générale :

PN, *courant direct.* . . .   1 . 0.

» 5° Dans cette expérience de la figure 27 si l'on rétablit le courant dérivé en fermant le circuit par un peu de papier mouillé D (fig. 28), ou un peu d'eau sur le taffetas, immédiatement le résultat change, et la contraction a lieu au commencement quand le courant principal est un :

Courant inverse. . . 1 . 0.

» Maintenant, recherchons comment ce courant dérivé peut être assez fort pour empêcher la manifestation du courant principal, qui généralement est plus intense que le courant dérivé.

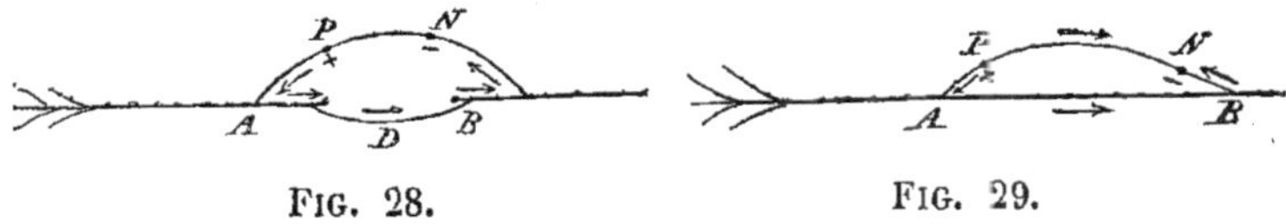

FIG. 28.   FIG. 29.

» A. Est-ce parce qu'il traverse deux portions du nerf NB et PA, et que la somme de ces deux portions forme une longueur plus considérable que la portion P N;

non, car nous pouvons écarter P et N davantage (fig. 29), et comprendre entre eux plus de la moitié de la longueur du nerf, sans cesser d'avoir le même résultat :

PN, *courant inverse* . . .   1 . 0.

» B. L'action du courant dérivé sur la portion du nerf NB la plus rapprochée du centre nerveux est-elle nécessaire à la production du phénomène? Non, car nous pouvons poser l'un des pôles au point B d'émergence supérieure du nerf (fig. 30), et le résultat reste le même :

PN, *courant inverse* . . .   1 . 0.

» C. Mais alors ce ne peut être que l'action du courant dérivé sur la portion du nerf PA, plus rapprochée de la périphérie et des muscles qu'anime le nerf, qui arrête celle du courant principal PN, plus éloigné que lui des muscles à mouvoir.

» Si notre conclusion est juste, en plaçant l'un des pôles de la pile au point A (point d'immergence inférieur du

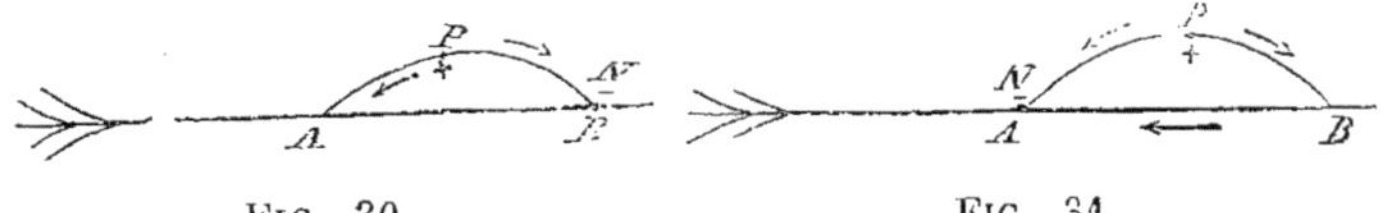

FIG. 30.   FIG. 31.

nerf dans le membre), nous devons retrouver l'action du courant principal (fig. 31). En effet, nous obtenons (malgré le courant dérivé supérieur BP) :

PN, *courant direct*. . . .   1 . 0.

» Arrêtons-nous un peu sur ce résultat : nous voyons (fig. 30) un courant dérivé PA qui annule l'action d'un courant principal P N (*de sens opposé au sien*), bien qu'il traverse une portion de nerf moins longue, rien que par suite de cette circonstance qu'il est plus près de la périphérie, qu'il est situé entre lui et les muscles animés par le nerf; dans l'expérience (fig. 34), c'est le courant principal P N placé plus près des muscles à mouvoir qui annule l'action du courant dérivé P B placé plus loin de ces muscles.

» A l'aide d'un petit appareil que j'ai imaginé, et dont je parlerai bientôt, on peut prouver la généralité de ce fait au moyen d'une démonstration directe.

» Il faut ajouter une remarque qui est relative à la différence qui existe entre les nerfs et les muscles.

» Dans toutes les expériences précédentes, les muscles de la patte (auxquels se distribue la portion du nerf sciatique soumise à l'expérience) ont bien suivi dans leur contraction la loi indiquée à l'avance; mais les muscles de la cuisse (qui ne sont pas animés par ce nerf) se sont quelquefois contractés, et toujours alors au commencement du courant (quel que soit son sens). Cette contraction n'avait lieu que quand un courant dérivé traversait ces muscles; et c'est un fait général que, *quand un courant agit directement sur des muscles, ceux-ci se contractent au moment où le courant commence, quel qu'en soit le sens.*

» Jusqu'ici nous avons cherché surtout à montrer par quelle suite d'expériences et par quel enchaînement d'idées nous avons été amené :

» 1° A tenir compte du courant dérivé, dont la présence rend, *dans ce dernier cas,* les résultats *complète-*

ment opposés à ceux que fournit le courant principal quand il existe seul ;

» 2° A reconnaître *l'influence de la position relative de deux courants de sens opposé* par rapport aux muscles à mouvoir.

» Nous formulons ainsi cette influence de la position :

» *De deux courants de sens opposé qui agissent simultanément sur deux portions différentes d'un même nerf (moteur ou mixte), celui qui est le plus près de la périphérie manifeste seul son action par des contractions dans les muscles par ce nerf;* il s'oppose comme une barrière à la transmission (à travers la portion de nerf qu'il excite) de l'action nerveuse développée plus haut par le courant de sens opposé.

» (Il y a tout au plus une réserve à faire pour le cas où le courant inférieur est très faible par rapport à l'intensité du courant supérieur, et pour celui où il n'agit sur le nerf que dans une longueur égale ou peu supérieure à son épaisseur, auxquels cas les résultats perdent de leur netteté.)

» Cette proposition étant la base de notre travail, il importe de la démontrer par des expériences qui ne vous laissent pas de doutes. »

M. Rousseau a imaginé pour cela un appareil à rhéophore bifurqué, de manière à neutraliser les courants dérivés. Le fil *a* (fig. 32) représente le rhéophore positif qui vient se placer entre le rhéophore négatif bifurqué, et le nerf se trouve placé sur les trois fils de laiton, le rhéophore positif étant au milieu, de façon que le courant dérivé inverse se trouve neutralisé.

Avec cet appareil on obtient toujours des résultats identiques, quel que soit le sens du courant, et que le nerf soit adhérent ou libre.

Après avoir fait connaître les résultats intéressants du travail de M. Rousseau, nous devons maintenant, messieurs, raisonner sur les faits que nous vous avons exposés et arriver à déterminer leur signification physiologique dans l'explication des phénomènes nerveux.

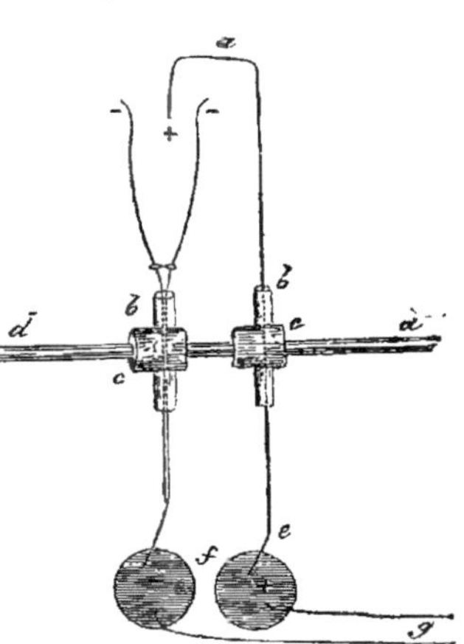

FIG. 32 (1).

Nous savons déjà que l'excitation électrique ne fait qu'éveiller l'activité propre du nerf qui fait ensuite contracter le muscle, non pas en lui transmettant par conductibilité un fluide particulier, mais en sollicitant chez lui une aptitude spéciale qui excite le muscle. Il y a, dans le mouvement qui suit l'application du galvanisme sur un nerf, une série d'actions qui se succèdent, mais non transmission d'un agent qui serait toujours le même. Ainsi l'électricité excite le nerf, et le nerf excité provoque à son tour le muscle à se contracter. Ce n'est pas, comme on le voit, l'électricité qui s'est transmise du nerf au muscle. Nous verrons plus tard qu'il en est de

____

(1) Fig. 32. *Appareil à rhéophore bifurqué.* — a, fil de laiton ; — b, tube de verre ; — c, bouchon ; — d d, tige de verre horizontale ; — e, coude à angle droit des fils de laiton ; — f, eau acidulée dans des godets en verre ; — g, pile.

même pour l'influence de la volonté, qui excite de proche en proche les différents organes nerveux qui agissent les uns sur les autres.

Or, en examinant l'action de l'électricité sur les nerfs moteurs, nous nous sommes arrêté à la question de savoir comment le nerf moteur réagissait sous l'influence de cet excitant et s'il réagissait différemment selon qu'on le prenait purement moteur ou associé à des fibres sensitives.

Aujourd'hui, nous allons résumer la question et donner nos conclusions sur ce sujet.

Nous savons qu'il avait été remarqué dans des expériences que les effets déterminés par l'électricité n'étaient pas les mêmes dans tous les cas. MM. Longet et Matteucci avaient dit que, faisant traverser un nerf mixte par un courant électrique, il y avait une contraction à l'entrée du courant, quand ce courant était direct ou centrifuge, tandis que la contraction avait lieu à la sortie quand le courant était inverse ou centripète. L'inverse avait lieu quand ils galvanisaient les racines antérieures tenant encore à la moelle ; ils obtenaient alors la contraction à la sortie du courant direct et à l'entrée du courant inverse. Ces faits sont exacts. mais on n'avait pas su, dans leur appréciation, se garantir d'une cause d'erreur tenant aux conditions matérielles dans lesquelles se faisait l'opération. Je vous avais déjà indiqué, dans la dernière séance, les raisons physiologiques qui ne permettaient pas d'adopter les conclusions de MM. Longet et Matteucci ; aujourd'hui je viens de vous indiquer les causes d'erreur dépendant des conditions physiques de l'expérience.

M. Rousseau, en répétant ces expériences, est arrivé à voir que les nerfs moteurs purs ou mixtes présentent les mêmes réactions sous l'influence galvanique, et que la différence des résultats obtenus par MM. Matteucci et Longet tient à ce que, dans quelques-unes de leurs expériences, la production de courants électriques dérivés est venue modifier les conditions expérimentales.

Lorsqu'on fait passer dans un nerf mixte un courant direct, courant de direction centrifuge, on a une contraction à l'entrée. Lorsqu'au contraire on fait passer un courant inverse, courant de direction centripète, on a la contraction à la sortie. Telles sont les réactions du nerf mixte notées par MM. Matteucci et Longet. Mais M. Rousseau a montré la possibilité d'obtenir avec ce nerf mixte les réactions inverses qui sont assignées à la racine motrice par MM. Longet et Matteucci. Pour cela, il suffit que le nerf soit en communication avec le muscle, soit directement, soit médiatement par l'intermédiaire d'un corps conducteur. Il s'établit alors un courant dérivé de sens inverse au courant principal, et c'est sous l'influence de ce courant que se manifestent les contractions. Si, en opérant sur les racines, on obtient des résultats différents de ceux qui se produisent lorsqu'on opère sur le nerf mixte isolé, cela dépend uniquement du défaut d'isolement de ces racines, qui tiennent encore à la moelle, et à ce que, dans ce cas, la contraction est due, non au courant principal, mais au courant dérivé. La divergence des résultats s'explique donc suffisamment par la différence des conditions physiques dans lesquelles est faite l'expérience.

Maintenant nous devons vous montrer que ces résultats ne sont pas des résultats physiologiques, et qu'on ne saurait conclure des phénomènes qui se passent dans ces conditions à ce qui se produit dans les conditions physiologiques normales. Lorsqu'un nerf est examiné sur un animal vivant pendant la vie et dans ses rapports normaux, nous vous avons déjà dit qu'il ne donne jamais qu'une contraction à l'entrée du courant, quelle que soit la direction de celui-ci, comme vous pouvez le voir sur cette grenouille, dont le nerf sciatique établit seul une communication entre le corps et le membre postérieur isolé et soulevé par un fil de soie.

Plus tard, lorsque le nerf se fatigue par une cause quelconque, soit par la dessiccation, soit par la section ou la ligature peu au-dessus du point où on l'examine, soit par l'action trop énergique ou trop longtemps prolongée de l'électricité, soit par l'action de la chaleur pendant l'été, ou lorsqu'enfin il se trouve privé de ses rapports normaux, le phénomène n'est plus le même et on obtient, bientôt après, deux contractions, l'une à l'entrée, l'autre à la sortie, quel que soit le sens du courant. Nous allons ici vous montrer les réactions de cette deuxième période en interrompant par une ligature la communication entre le nerf et la moelle. La ligature posée, chaque passage du courant est accompagné de la double contraction, à l'entrée et à la sortie. Dans quelques instants, ce nerf isolé de la moelle par la ligature nous offrirait les réactions de la troisième période : contraction unique à l'entrée ou à la sortie, suivant le sens du courant ; mais pour ne pas avoir à attendre, nous pouvous les constater sur un membre déjà séparé du tronc depuis quelque temps.

Les conclusions à tirer de ces faits, sur lesquels nous n'avons longuement insisté qu'en raison des ingénieuses et patientes recherches auxquelles ils ont donné lieu, sont donc :

1° Qu'on ne peut pas, au moyen de l'électricité, distinguer le nerf moteur pur du nerf mixte ;

2° Qu'un nerf placé dans les conditions organiques normales, apte à transmettre les excitations volontaires, ne donne jamais, lorsqu'on l'excite par le galvanisme, qu'une seule contraction, contraction qui a lieu au moment où on ferme le courant, quelle que soit sa direction ;

3° Le nerf, dans ces conditions, ressemble au muscle qui ne se contracte jamais qu'à l'entrée du courant, quel que soit le sens de celui-ci ;

4° De sorte que ces actions des courants dérivés, si importantes à considérer sur les nerfs séparés de l'individu, sont sans action sur le nerf à l'état physiologique.

Ces conclusions simplifient considérablement la question physiologique.

Relativement aux différents degrés d'intégrité ou de détérioration par lesquels passent ces nerfs, j'admets quatre périodes, caractérisées par des réactions distinctes à l'excitation galvanique faible.

Dans la *première période*, on obtient une seule contraction musculaire, contraction *unique* qui se produit à l'entrée du courant faible, quel que soit le sens de ce courant. Nous avons vu que c'est là la condition normale, physiologique.

Dans une *deuxième période*, on a une *double* contraction à chaque passage du courant : une contraction à l'entrée et une à la sortie ; et cela, quel que soit encore le sens du courant.

A partir de la *troisième période*, le sens du courant cesse d'être indifférent. On obtient alors des contractions que j'appelle *alternes*, c'est-à-dire tantôt à l'entrée, tantôt à la sortie, suivant qu'on fait usage du courant direct, centrifuge, ou du courant inverse, centripète.

Enfin, à une *quatrième période*, lorsque le nerf va bientôt cesser complétement de réagir, on peut encore saisir une contraction *ultime :* c'est une contraction qui se voit seulement à l'entrée du courant direct. Le courant inverse ne produit plus aucun effet.

Ces deux dernières périodes, dans lesquelles vous voyez la direction du courant exercer une influence, ne sont applicables qu'à un nerf isolé. Si une communication conductrice centrale existait entre le nerf et les muscles, les effets produits devraient être rapportés, non plus au courant dont on fait usage, mais à un courant dérivé de sens contraire, qui s'établit alors. Pour que ces propositions fussent applicables à ce dernier cas, il serait donc nécessaire d'en renverser les termes. J'ajouterai que les périodes que nous venons de passer en revue se succèdent plus ou moins rapidement suivant qu'on opère pendant l'été ou pendant l'hiver.

Un autre fait intéressant s'est montré encore dans le cours des expériences dont je viens de vous entretenir. Nous avons reconnu qu'un nerf se fatigue localement.

Ainsi la partie du nerf exposée à l'air se desséchera, s'altérera, tandis que les points situés ou plus haut ou plus bas conserveront, avec leur intégrité, la faculté de présenter les réactions d'une période moins avancée. Mettant un nerf à nu dans une partie assez étendue, nous lui avons bientôt trouvé la double contraction de la deuxième période; à ce moment nous obtenons la contraction simple à l'entrée de la première période, sur les parties du nerf qui, plus près de la moelle, ou plus près de la périphérie, sont restées couvertes. Ce fait singulier reste pour nous complétement inexpliqué.

L'altération que subit un nerf exposé à l'air n'est qu'une sorte de dessiccation; il n'est pas altéré chimiquement. On a la preuve qu'il en est ainsi en replaçant le nerf au fond de la plaie, en le recouvrant avec les parties molles, ou même en l'humectant avec l'haleine en soufflant dessus. Placé dans ces nouvelles conditions, il peut revenir peu à peu à la première période et présenter ainsi de nouveau les caractères de l'état physiologique.

Voici une grenouille dont les deux cuisses coupées entièrement ne tiennent plus au tronc que par les nerfs sciatiques. L'un des membres, soulevé par un fil de soie, est exposé à l'air; l'autre trempe dans l'huile, qui garantit ainsi le nerf sciatique de ce côté de la dessiccation. Si nous mettons successivement ces deux nerfs en communication avec les pôles de la même pile, vous voyez que celui qui est resté à l'air donne la double contraction de la seconde période, tandis que celui qui trempe dans l'huile présente encore la contraction unique à l'entrée, c'est-à-dire l'état physiologique.

Je vous ai dit qu'un nerf dont l'activité se perd par
le contact de l'air, reprend ses propriétés lorsqu'on
le remet dans la plaie et qu'on le recouvre avec les

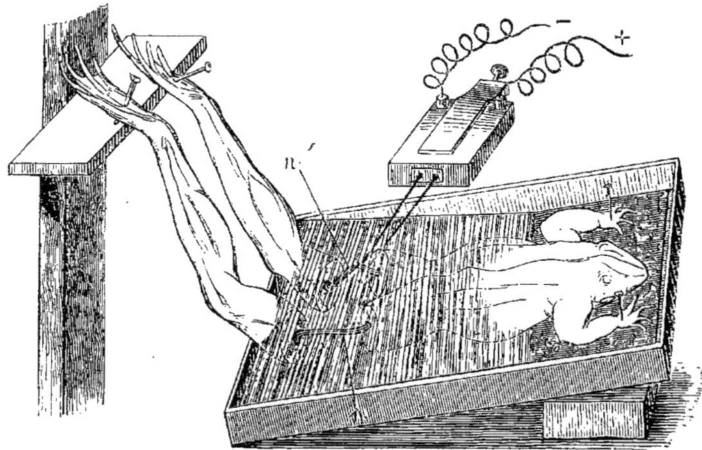

Fig. 33 (1).

parties molles. Comment se rétablit-il alors ? Est-ce par
la moelle, est-ce par la périphérie, c'est-à-dire par son
contact avec les muscles ?

La première de ces conclusions serait d'accord avec les
résultats obtenus par M. Waller dans ses expériences sur
la régénération des nerfs. Il a vu, en effet, que quand
on coupe un nerf moteur, c'est sur le bout non attenant à
la moelle que se produit l'altération caractéristique de
sa destruction.

(1) Cette figure représente un petit appareil destiné à empêcher la
dessiccation des nerfs. C'est une petite cuve inclinée contenant de l'huile
dans laquelle trempent les nerfs sciatiques n' d'une grenouille ; tout le
membre a été coupé, moins le nerf qui tient encore au centre et à la périphérie. Si l'on veut, on peut placer un nerf au dehors du bain et l'autre
dedans pour avoir les effets comparatifs. On pourrait encore remplacer
l'huile par d'autres liquides, tels que du sérum, du sang, etc.

Le nerf moteur tire ainsi ses propriétés de la moelle. Il les perd à l'air; mais il peut les reprendre, pourvu qu'il communique encore avec le centre nerveux.

Nous avons cherché à étendre aux racines rachidiennes les observations que nous avons faites sur les nerfs mixtes, ce qui est fort difficile, parce que l'ouverture du canal vertébral des grenouilles et l'isolement des racines sont une opération fort délicate. Nous croyons cependant pouvoir interpréter les résultats auxquels nous sommes arrivés.

Sur des grenouilles fatiguées par l'opération, portant l'excitation sur les racines rachidiennes isolées, nous avons obtenu des résultats analogues à ceux de MM. Matteucci et Longet, c'est-à-dire la troisième période. Il y avait évidemment là un phénomène qui n'était plus physiologique.

Sur d'autres grenouilles dans de meilleures conditions, nous avons obtenu la seconde période, c'est-à-dire contraction à l'entrée et contraction à la sortie. Nous nous rapprochions évidemment du phénomène normal, mais nous n'y sommes pas absolument arrivés. Plusieurs raisons peuvent y mettre obstacle : ainsi l'altération du tissu nerveux se produit plus vite dans les racines, fort grêles comparativement au volume du nerf sciatique sur lequel nous avions opéré, et dans lequel les fibres nerveuses sont protégées par un nevrilème plus épais. Quoique nous n'ayons pas encore obtenu les résultats que donnent les nerfs sains, nous répéterons l'expérience sur des chiens; nous l'eussions faite aujourd'hui si nous avions pu nous procurer un instrument qui nous manque et que nous aurons, je l'espère, avant la prochaine séance.

Nous avons découvert le nerf crural chez un chien, porté sur ce nerf l'excitation galvanique ; et, comme cela nous était déjà arrivé en opérant sur des nerfs mixtes de grenouilles, nous avons obtenu, à chaque passage des courants, une seule contraction toujours à l'entrée. Nous avons recherché hier si les racines réagissaient comme le nerf mixte, mais il nous a été impossible de nous placer dans les mêmes conditions d'intégrité suffisantes du tissu sur lequel nous opérions. L'opération, extrêmement difficile, est longue et fatigue beaucoup l'animal sur lequel on la pratique. Aussi nous n'avons obtenu que la deuxième période, c'est-à-dire que nous avons eu des contractions alternes. Il est probable qu'en galvanisant le nerf avant qu'il fût lui-même amené à ce premier degré d'affaiblissement, nous aurions eu des conditions dans lesquelles il fonctionne normalement. De sorte que rien jusqu'ici ne nous autorise à penser que les choses se passent pour les racines autrement que pour le nerf mixte.

On pourrait analyser le phénomène par l'examen des variations qu'il pourrait présenter dans des circonstances diverses ; nous avons répété ces expériences comparatives sur des animaux sains ou empoisonnés.

Le nerf sciatique d'une grenouille saine ayant été découvert et isolé, nous y avons fait passer un courant à l'entrée duquel des convulsions se sont manifestées dans le muscle, quelle que fût la direction du courant. Si à ce moment on empoisonnait la grenouille, on obtiendrait des effets différents.

Dans le nerf mixte, la propriété de donner des contractions sous l'influence de l'excitation électrique très faible appartient exclusivement à l'élément moteur ; sans quoi la galvanisation du nerf, en même temps qu'elle excite des convulsions dans le membre auquel se rend ce nerf, donnerait dans le membre opposé des mouvements réflexes. Cette propriété appartient donc au nerf moteur et rien qu'à lui.

Ici nous avons galvanisé les nerfs lombaires d'une grenouille, et nous obtenions une contraction seulement à l'entrée des courants. Sur cette même grenouille nous coupons alors les racines postérieures, en laissant les racines antérieures intactes ; nous trouvons toujours une contraction à l'entrée du courant. Aujourd'hui, vingt-quatre heures après, la patte dont les racines nerveuses avaient été coupées était complétement insensible : nous lui appliquons de nouveau l'excitant galvanique, et, comme la veille, nous avons constamment obtenu une seule contraction à l'entrée du courant.

Sur une autre grenouille fatiguée, chez laquelle nous avions hier coupé les racines rachidiennes antérieures, nous trouvions la double convulsion à l'entrée et à la sortie ; nous étions déjà un peu éloigné du phénomène normal.

Voici, sur une grenouille, un nerf crural préparé qui donne une convulsion à l'entrée seulement, quel que soit le sens du courant ; nous décapitons maintenant l'animal, puis, avec un stylet introduit dans le canal vertébral, nous détruisons la moelle : la galvanisation du nerf crural donne immédiatement, après cette opération, une contraction à l'entrée et une autre contraction à la sortie du courant.

Pour voir si les nerfs perdaient leurs aptitudes lorsqu'on prive l'animal de son sang, au moins en partie, nous avons fait mourir d'hémorrhagie ces deux grenouilles en leur excisant le cœur.

Chez celle-ci, qui n'a pas subi d'autre opération que l'excision du cœur, nous avons une seule contraction à l'entrée du courant quand nous galvanisons le nerf sciatique. Chez cette autre, nous avons, quand elle était mourante, détruit la moelle avec un stylet. En galvanisant le nerf crural de cette dernière, nous avons obtenu d'abord deux contractions, l'une à l'entrée, l'autre à la sortie ; mais comme cette opération est faite depuis quelques instants, vous pouvez voir que déjà on n'en obtient plus qu'une à l'entrée ou à la sortie, suivant la direction du courant. Nous verrons que cette réaction tient, non à la lésion de la moelle, mais à l'épuisement qu'a causé l'opération.

La propriété de donner une contraction à l'entrée du courant tient donc, non à ce que la grenouille est vivante, mais à ce qu'elle est vivace, c'est-à-dire qu'elle n'est pas épuisée, et à ce que le nerf n'a été ni tiraillé, ni contus, ni altéré en aucune manière.

Si l'on coupe toutes les racines postérieures qui correspondent au nerf mixte sur lequel on opère, les choses se passent comme avant la section : on n'a qu'une contraction à l'entrée.

Si, après avoir coupé les racines postérieures, on coupe aussi les racines antérieures, et qu'on galvanise le nerf mixte, on a encore des contractions à l'entrée du courant et rien à sa sortie ; ce qui prouve que ce n'est pas à la présence de la moelle qu'il faut attribuer les modifications que le nerf présente dans ce cas.

On voit encore, dans une autre expérience, que lorsqu'on fait périr un animal de manière que chez lui la vie s'éteigne graduellement, par affaiblissement progressif de toutes ses propriétés, le nerf s'affaiblit aussi graduellement sans que ses caractères physiologiques soient altérés : il donne toujours une contraction à l'entrée. Lorsqu'on excite le muscle, les réactions sont celles du nerf non altéré ; mais ce fait ne prouve rien contre la conclusion précédente.

On a avancé que, dans cette disparition lente de toutes les propriétés organiques, les nerfs moteurs perdaient la leur du centre à la périphérie. Ayant galvanisé le nerf sciatique coupé, on a vu qu'alors que la galvanisation de son tronc n'éveillait plus de contractions, on en obtenait encore en portant l'excitant sur ses divisions. On suivait ainsi jusque dans les muscles le retrait de l'aptitude excitatrice ; et c'est ce qui a fait soutenir pendant longtemps que les nerfs donnaient aux muscles leur contractilité. Lorsqu'en effet, portant l'excitation sur le muscle, on y déterminait des contractions, les partisans de cette opinion admettaient comme très vraisemblable que, grâce à leur ténuité extrême, des filets nerveux avaient dû se trouver en rapport avec les pôles de l'excitateur. La contraction du muscle ainsi directement sollicité semblait donc insuffisante pour démontrer l'indépendance des deux propriétés, nerveuse et musculaire.

Vous savez que nous avons démontré cette indépendance des deux propriétés nerveuse et motrice au moyen du curare. Je vous ai dit, en outre, qu'il fallait une quantité beaucoup plus grande d'électricité pour exciter le muscle à la contraction en agissant sur son tissu qu'en agissant sur le nerf moteur qui s'y rend. Si l'on agissait sur le muscle avec un courant faible, lors même que les nerfs qui s'y distribuent seraient intacts, il est probable que le courant électrique n'agirait pas sur eux, parce que le tissu musculaire est meilleur con-ducteur que le système nerveux. Nous reviendrons, du reste, sur ce sujet à propos du muscle et de ses propriétés de tissus.

Mais cette mort du nerf procédant du centre à la pé-riphérie doit être regardée comme un phénomène anor-mal qui ne s'observe que quand le nerf a été coupé. Tant que le nerf tient à la moelle, il m'a semblé qu'il perd ses propriétés dans un ordre inverse, c'est-à-dire en procé-dant de la périphérie au centre. Sur cette grenouille dé-capitée, nous avons mis à découvert le nerf crural à la cuisse et au mollet : nous n'avions déjà plus de contrac-tions, en galvanisant le nerf au niveau du mollet, que nous en obtenions encore en le galvanisant à la cuisse. Maintenant la galvanisation du nerf crural n'éveille plus la contractilité musculaire ; cependant, en suivant le nerf en remontant et le prenant dans la région lombaire, si on le galvanise, on a des convulsions.

Cette perte de la propriété excitatrice du nerf moteur de la périphérie au centre s'observe quand l'animal périt par hémorrhagie ou est empoisonné par le curare, dans les cas, enfin, où la mort des tissus survient pen-dant que le nerf tient encore à la moelle.

Mais si on coupe les nerfs lombaires d'un côté sur une grenouille, et qu'on empoisonne l'animal par le curare, on voit que de ce côté le nerf perd plus vite ses propriétés que de l'autre, et qu'il les perd alors du centre à la périphérie, et non de la périphérie au centre, comme cela a lieu du côté où les nerfs lombaires n'ont pas été coupés.

En résumé, nous pensons, relativement aux propriétés des nerfs moteurs :

1° Que les phénomènes que le nerf présente sous l'influence d'un excitant, diffèrent beaucoup selon qu'il est contus, lésé, coupé, ou selon qu'il est frais et dans des rapports normaux ;

2° Que tout ce qu'on a dit des différents sens dans lesquels peut se faire la contraction, ne s'applique pas au nerf sain, qui offre toujours les mêmes réactions, quel que soit l'excitant auquel on le soumette, et de quelque façon que l'on applique cet excitant ;

3° Que, lorsqu'il tient à la moelle, le nerf moteur perd ses propriétés de la périphérie au centre, et non du centre à la périphérie.

ONZIÈME LEÇON.

28 janvier 1857.

MESSIEURS,

Jusqu'à présent nous nous sommes occupés des propriétés du nerf moteur sans parler de celles du muscle. Nous ne saurions aller plus avant sans vous présenter quelques considérations sur l'action musculaire, dont les rapports avec l'excitation nerveuse sont trop étroits pour que ces deux sujets puissent être séparés. Cette question des rapports de l'excitabilité nerveuse et de la contractilité musculaire est à l'étude depuis Haller, qui avait déjà indiqué qu'il y avait là deux propriétés bien distinctes, vérité qu'il ne put faire généralement admettre, et qui trouve encore aujourd'hui quelques dissidents.

Le muscle est formé par un tissu composé d'éléments de formes non identiques. Les fibres striées et les fibres lisses, avec ou sans noyau, n'en sont pas les seuls aspects ; il y a encore des cellules contractiles ; mais si la forme change, les attributions fonctionnelles restent les mêmes, et le muscle se contracte de la même façon, quel que soit la forme dominante de l'élément histologique, qu'il soit fibre ou cellule. La contractilité caractérise le tissu musculaire physiologiquement, indépendamment de la forme ; aussi verrons-nous plus tard le système nerveux moteur agir sur des éléments contractiles qui n'auraient aucune apparence musculaire si l'on s'en rapportait uniquement à la forme.

On ne sait pas comment les nerfs se terminent dans la fibre musculaire? Seulement on est fondé à admettre que les rapports des dernières ramifications nerveuses avec la fibre musculaire ne sont que des rapports de contact, comme cela a lieu d'une façon générale toutes les fois qu'un système organique se termine dans un autre.

Haller émit le premier l'opinion que l'élément musculaire avait sa contractilité par lui-même, et indépendamment de l'influence du nerf. Il admit donc que le muscle séparé du nerf conservait la propriété de se contracter, le nerf n'intervenant dans les contractions physiologiques qu'à titre d'excitant. A l'appui de cette manière de voir, Haller avait donné beaucoup de bonnes raisons : il avait montré, entre autres, le peu de rapport qu'il y a entre le volume des nerfs et la puissance contractile des organes auxquels ils se rendent. Ainsi le cœur, celui de tous les muscles qui a certainement la contractilité la plus remarquable, a des nerfs extrêmement grêles.

Depuis Haller cette question est restée en discussion, bien que des expériences aient été instituées pour en donner la solution. Müller, Sticker et Longet expérimentèrent en coupant sur des chiens les nerfs d'un membre. Le membre était paralysé ; mais, en excitant le bout périphérique du nerf coupé, on déterminait des convulsions dans ce membre paralysé. Deux ou trois jours après, portant l'excitation galvanique sur le même point, on n'obtenait plus rien ; mais, suivant le nerf vers la périphérie, on voyait que, galvanisé plus bas, il pouvait encore provoquer des contractions. Le nerf fut ainsi suivi aussi loin qu'il fut possible, et alors que ses dernières ramifications isolables ne donnèrent plus de contractions musculaires, on appliqua directement sur le muscle l'excitation galvanique, qui y produisit des convulsions. La propriété nerveuse se retirant du centre à la périphérie dans le nerf coupé, on regardait cette expérience comme insuffisante, parce qu'on pouvait encore admettre que les dernières ramifications nerveuses, perdant leur propriété motrice d'autant plus lentement qu'elles sont plus éloignées du centre, avaient conservé le pouvoir de faire contracter le muscle, sous l'influence d'une stimulation qui, bien que portée sur celui-ci, ne pouvait manquer de les atteindre.

Depuis quelques années, j'ai appelé l'attention sur un agent qui permet de résoudre expérimentalement cette question. Ceux d'entre vous qui ont suivi nos leçons de l'année dernière savent que c'est du curare que je veux parler, et que les expériences instituées dans le but d'étudier les rapports de la contractilité musculaire avec l'excitation nerveuse ne laissent aucun doute sur l'indépendance de ces propriétés (1). Le curare, en effet, tue

(1) Voyez mes *Leçons sur les effets des substances toxiques et médicamenteuses.* Paris, 1857, p. 267 et suiv.

complétement le système nerveux moteur sansdiminuer
en rien l'aptitude qu'ont les muscles à se contracter.

Voici une grenouille vivante sous la peau de laquelle
nous introduisons un peu de curare : dans cinq ou six
minutes, cette grenouille sera empoisonnée. En voici
une autre qui nous servira de point de comparaison avec
la première : nous la décapitons et préparons les nerfs
lombaires, dont nous conservons les rapports avec le
train postérieur.

Maintenant que la grenouille empoisonnée avec le curare est morte, nous la préparons de la même façon.
Puis nous suspendons ces deux trains postérieurs par les
nerfs lombaires à un conducteur que nous faisons traverser par un courant. En faisant ainsi passer un courant
électrique à travers les nerfs lombaires de ces deux grenouilles, nous voyons que, chez celle qui a été empoisonnée par le curare, les nerfs ont perdu la propriété de
déterminer des contractions musculaires, tandis qu'ils
l'ont conservée chez celle qui a péri par la décapitation.

En portant ensuite l'excitation électrique non plus
sur les nerfs mais sur les muscles, nous voyons que chez
la grenouille empoisonnée, dont les nerfs moteurs ont
perdu leurs propriétés, les muscles se contractent aussi
bien que chez celle dont les nerfs ont conservé leur
activité.

Nous avons vu même que, chez la grenouille empoisonnée, cette propriété du tissu musculaire persiste plus
longtemps que chez celle qui a été décapitée. Dans cette
appréciation, nous avons voulu nous mettre à l'abri des
causes d'erreur qui pourraient tenir aux différences de

résistance à la mort des propriétés organiques qui existent d'une grenouille à une autre. Pour y réussir, nous avons institué sur une même grenouille notre expérience comparative, en garantissant, par une ligature, un de ses membres de l'intoxication à laquelle nous la faisions succomber. Ce membre préservé perdait plus vite la contractilité musculaire que le membre empoisonné.

Toutefois cette expérience n'indique pas une action spéciale du poison pour entretenir ou pour augmenter la contractilité musculaire; cela prouve seulement qu'elle n'est pas diminuée. Et si, dans l'expérience instituée comme nous venons de le dire, la contractilité a duré moins longtemps dans le membre où le poison n'a pas pénétré, cela tient à ce que le sang a cessé de nourrir ce membre dès l'instant où la ligature a été faite; tandis que, dans le membre empoisonné, la circulation a continué encore un jour ou deux, qui font justement la différence qui existe entre la durée de la contractilité dans l'un et l'autre membre. Mais si, aussitôt après l'empoisonnement par le curare, on fait la ligature des vaisseaux d'un membre qui, n'ayant point été lié préalablement, a pu être empoisonné, on empêche le sang d'y pénétrer davantage, on voit que la contractilité y cesse dans le même temps que dans le membre dont on avait lié primitivement les vaisseaux pour empêcher le poison d'y arriver.

L'anatomie elle-même nous apprend qu'il existe beaucoup d'animaux inférieurs contractiles, chez lesquels on ne trouve pas d'éléments nerveux. Ce qui ne tient pas à l'insuffisance des moyens optiques, l'élément histologi-

que nerveux et musculaire étant généralement de la
même grosseur dans les animaux et aussi facile à caractériser chez la mouche que sur l'éléphant.

L'indépendance de la contractilité musculaire et de
l'incitation motrice des nerfs est donc un premier fait
bien établi expérimentalement.

La question de savoir si la contractilité musculaire et
l'excitabilité nerveuse sont une seule et même propriété
ou si ce sont deux propriétés distinctes étant donc résolue, dès lors nous devons étudier séparément ces deux
propriétés. C'est le seul moyen d'arriver à analyser le
phénomène complexe du mouvement, et de faire à
chaque organe musculaire la part qui lui revient dans
l'accomplissement de cet acte.

Les anatomistes n'ont jamais indiqué non plus aucun
caractère qui puisse faire distinguer l'élément nerveux
moteur de l'élément nerveux sensitif. Il est de même
des physiciens dont les observations s'appliquent généralement au nerf considéré en masse. Là encore la physiologie devait prononcer, et c'est toujours le curare qui
lui a permis d'établir cette distinction par l'observation
des effets uniques jusqu'ici de ce singulier poison.

Je vous rappellerai que, si nous empoisonnons une grenouille avec le curare, elle nous offre tous les signes
d'une paralysie complète, bien capable d'en imposer
pour une destruction absolue des propriétés du système
nerveux. Il y a quelques années, lors de mes premières
expériences sur le curare, je crus même à cette étendue
de la lésion physiologique, et je ne m'attachai alors
qu'à séparer la contractilité musculaire de l'influence

nerveuse considérée en masse. Plus tard, cette question fut reprise ici : dans des expériences faites sur des animaux élevés (sur des chiens) quelques particularités semblaient indiquer que l'intelligence et la volonté survivaient au mouvement. Le chien qu'on empoisonnait ne tardait pas à s'affaisser et à offrir tous les signes d'une paralysie complète, immobilité, insensibilité apparente à l'action des excitants, etc. ; cependant quand on appelait l'animal, on le voyait remuer les yeux et agiter la queue. Il y avait donc lieu de chercher si les facultés motrices et sensitives étaient abolies en même temps, ou bien si la paralysie tenait seulement à une perte du mouvement assez complète pour rendre impossible toutes les réactions par lesquelles peut se manifester la sensibilité. Chez une grenouille empoisonnée par le curare, paralysée, immobile, y avait-il ou non sensation ? Ici l'absence de mouvements quand on vient à la pincer pouvait reconnaître trois causes : 1° la perte du mouvement et de la sensibilité ; 2° la perte du mouvement avec conservation de la sensibilité ; 3° la perte de la sensibilté seule.

Pour reconnaître à laquelle de ces trois causes devait être attribuée l'immobilité, nous avons résolu d'empoisonner l'animal en préservant toutefois de l'action toxique une partie de son corps qui pût, si la sensibilité était conservée, réagir de façon à le faire reconnaire.

C'est dans le système capillaire qu'agissent les poisons, c'est sur les dernières ramifications nerveuses que portent d'abord les effets des substances toxiques qui s'adressent au système nerveux. La ligature des vaisseaux qui se rendent à une partie est donc le moyen de conserver intacts les nerfs de cette partie. Prenant une grenouille, nous avons, à la partie inférieure du tronc, posé une ligature F qui embrasse tout excepté les nerfs lombaires N. De cette façon, les communications vasculaires entre

le train postérieur étaient supprimées; seules, les communications nerveuses étaient conservées. L'animal était alors empoisonné par une solution concentrée de curare injectée sous la peau du dos. Voici une grenouille à laquelle on vient de faire subir cette préparation, et chez laquelle vous pouvez voir la même immobilité que chez cette autre qui a été empoisonnée tout

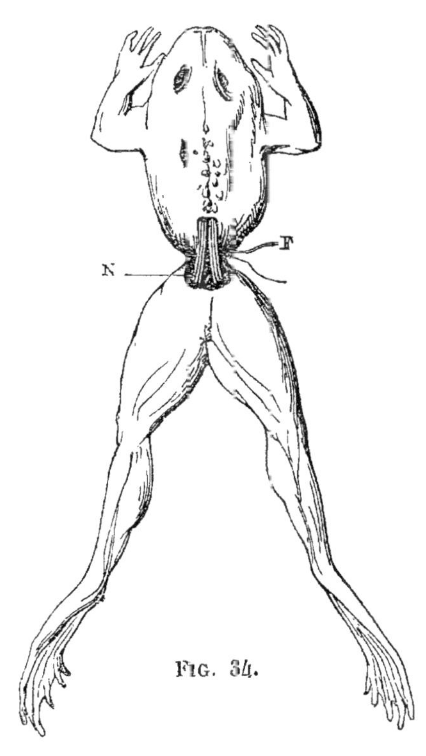

Fig. 34.

entière. Cependant, tandis que celle qui a été empoisonnée en entier ne réagit aucunement sous l'influence des irritants mécaniques, vous pouvez voir l'autre, empoisonnée seulement dans le train antérieur, réagir par de violents mouvements du train postérieur contre les irritations portées soit sur son train postérieur lié, soit sur son train antérieur empoisonné et paralysé. Nous pinçons, en effet, la patte antérieure de cette grenouille : cette patte, vous le voyez, ne remue pas ; la sensation est perçue cependant, car elle se manifeste par les mouvements des pattes postérieures.

Cette expérience peut être variée dans la forme. Ainsi, voici une autre grenouille empoisonnée encore par le curare. Chez cette grenouille, au lieu d'isoler tout le train postérieur, nous n'avons lié qu'un membre de façon à le priver de ses communications vasculaires tout en lui laissant les communications nerveuses N. Ici une seule patte a été préservée des effets du poison ; nous y déterminons des mouvements en pinçant l'autre, incapable de se mouvoir elle-même, mais parfaitement sensible puisque les excitations portées sur elle sont le point de départ de mouvements réflexes très violents. Nous pourrions, dans ces empoisonnements partiels, em-

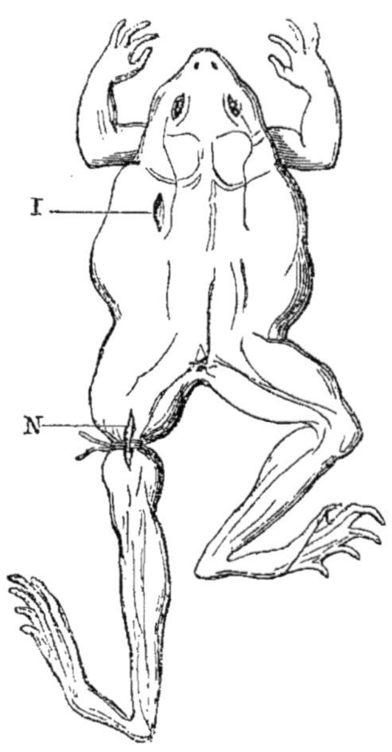

Fig. 35.

pêcher l'empoisonnement d'un seul muscle en liant ses vaisseaux ; ce seul muscle alors réagirait par ses mouvements pour manifester toutes les sensations.

Cette expérience, messieurs, est fondamentale : seule

elle assigne exactement son rôle à chaque système organique, à chaque système physiologique ; seule elle nous
fait connaître la variété des sources de la paralysie.
Nous voyons, en effet, que la perte du mouvement peut
tirer son origine ou d'une lésion du système musculaire,
paralysie musculaire ; ou d'une lésion du système nerveux, *paralysie nerveuse.* La paralysie nerveuse, à son
tour, reconnaîtra trois origines possibles, selon que les
systèmes sensitif et moteur seront tous deux atteints à la
fois, ou selon qu'ils seront chacun atteints séparément.

Bien que dans l'accomplissement normal des actes
physiologiques la sensibilité, l'excitation motrice et la
contractilité musculaire soient toujours associées, nous
les isolerons pour en étudier les qualités propres.

Et d'abord le muscle peut, nous venons de le voir,
être considéré indépendamment du système nerveux.
Chez les animaux qui trouvent dans le milieu ambiant
les excitations déterminantes de la contractilité musculaire, il n'est pas besoin de nerfs ; et, en effet, on n'en
trouve pas. Le système nerveux n'est qu'un harmonisa-
teur général, nécessaire seulement dans les organismes
un peu compliqués, pour obtenir des effets d'ensemble.
Quelle que soit la valeur de ces raisons pour porter à
admettre l'indépendance du muscle, elles valent cependant moins que les expériences dont je viens de vous
rendre témoins.

Le système nerveux régulateur doit donc être considéré comme l'excitateur physiologique normal du système musculaire dans les animaux. Dans certaines circonstances il peut être remplacé par d'autres excitants,

et nous savons que parmi ces excitants extérieurs l'électricité est le plus puissant de tous.

Actuellement la question que nous aurions à nous poser serait celle de savoir en quoi consiste, en général, l'action d'un excitant sur un muscle.

L'excitation des muscles par l'électricité détermine dans ces organes des effets constants, effets déjà étudiés, et qui nous paraissent pouvoir se réduire à ceci : que l'électricité, agissant sur les muscles, y produit toujours un état inverse de celui dans lequel ils étaient au moment de son action, les faisant contracter s'ils étaient au repos, arrêtant leurs contractions s'ils étaient en convulsions. Sur cette grenouille, empoisonnée tout à l'heure avec du curare, nous avons des muscles au repos; mais il y en a d'autres qui se contractent encore quand le système nerveux moteur a été détruit; le cœur est dans ce cas. En galvanisant le cœur, que vous voyez se contracter, il s'arrête ; lorsqu'au contraire nous galvanisons les muscles immobiles, nous les faisons entrer en convulsion. Cet arrêt du cœur sous l'influence du galvanisme se produit encore lorsqu'au lieu de galvaniser le cœur lui-même, on fait chez un animal non empoisonné passer le courant à travers le pneumogastrique. C'est un fait qu'ignoraient des observateurs qui ont proposé, il y a quelques années, de galvaniser le cœur détaché de l'animal, pour étudier le jeu des valvules.

Une expérience d'Eckhard démontre que le galvanisme n'agit pas seulement ainsi sur les contractions du cœur, mais que la proposition que nous énoncions tout à l'heure semble générale et s'applique aussi bien aux muscles de la vie de relation qu'à ceux qui se contractent sans y être sollicités par une excitation nerveuse directe. Eckhard a fait voir que, lorsqu'un muscle est traversé par un courant galvanique, il ne peut entrer en tétanos et que, réciproquement, lorsque le courant trouve le muscle en tétanos, il arrête ses convulsions. Son expérience repose sur une observation que nous avons signalée dans une des leçons précédentes. Vous savez que, lorsqu'on fait tremper le nerf d'un membre dans de l'eau salée ou dans de la bile, les muscles de ce membre entrent en tétanos. Que l'on vienne alors à appliquer sur ce nerf les deux pôles d'un courant électrique, le tétanos cessera pour recommencer dès que le nerf ne sera plus traversé par le courant électrique. Les muscles du membre, placés alors dans les mêmes conditions que celles qui normalement président aux mouvements du cœur se comportent donc de même.

Cette expérience a une grande valeur physiologique, en ce qu'elle tend à prouver que la propriété contractile des muscles involontaires n'est pas différente de la contractilité des muscles qui se trouvent sous l'influence de la volonté. Elle établirait ainsi l'unité physiologique du système musculaire que des raisons histologiques avaient dans un temps fait nier.

Voyant que la galvanisation arrêtait les mouvements du cœur et des intestins, tandis qu'elle excitait les contractions des muscles volontaires; — considérant, d'autre part, que chez les animaux supérieurs, sur lesquels on opérait, les muscles volontaires étaient formés de fibres striées, tandis que les muscles de la vie organique étaient formés par des fibres lisses ; on avait, rapprochant ces deux ordres de vues, admis que le tissu musculaire réagissait différemment sous l'influence galvanique, suivant qu'il était composé de fibres striées ou de fibres lisses. On s'était ainsi trouvé conduit à croire à l'existence de deux systèmes musculaires doués de propriétés différentes. Je ne reviendrai pas ici sur les considérations anatomiques que je vous ai déjà présentées sur l'identité physiologique de l'élément contractile, fibre ou cellule : je vous rappellerai seulement que la distribution des fibres lisses et des fibres striées, et leur existence dans l'un seulement des appareils organiques ou locomoteurs, ne sont pas un fait constant, que les fibres striées peuvent quelquefois passer du système extérieur dans le système splanchnique, qu'on les rencontre notamment dans les intestins de la tanche.

Voici l'expérience qui prouve que les secousses tétaniques des muscles sont arrêtées par le galvanisme : Sur cette plaque de verre est étendue une cuisse de grenouille dont le nerf est placé dans un verre de montre contenant une solution de sel marin. Vous pouvez voir ce membre de grenouille agité d'un mouvement convulsif continuel. Or, ce mouvement s'arrête dès qu'avec notre appareil nous faisons passer un courant continu à travers le nerf, pour recommencer de nouveau dès qu'on enlève l'action de l'électricité. On va, du reste, vous faire passer ces objets, et vous pourrez répéter l'expérience vous-mêmes.

Il est un autre agent physique qui exerce sur la contractilité musculaire une influence fort remarquable ;

nous voulons parler de la chaleur. L'action de la température sur les muscles et sur les nerfs a été étudiée par M. Picford.

En soumettant le tissu musculaire à une température plus élevée que sa température normale, et jusqu'à une limite qui variera avec les espèces animales, on trouvera que d'abord l'irritabilité musculaire est augmentée, mais on arrivera bientôt à un certain degré où elle disparaît entièrement. Nous verrons que, pour les mammifères vivants, l'irritabilité semble disparaître de 56 environ à 60 degrés centigr. dans un milieu sec ; une chaleur humide la ferait disparaître avant d'atteindre ce degré d'élévation. Sous l'influence de la chaleur, tous les muscles ne perdent pas leurs propriétés également vite : les extenseurs résistent moins que les fléchisseurs, etc.

Soumis directement à une température de plus en plus élevée, le cœur d'une grenouille perd, comme les autres muscles, la propriété de se contracter : les mouvements sont d'abord plus rapides, mais plus tard ils se ralentissent et perdent de leur énergie.

Vous savez, messieurs, que la température des animaux à sang chaud est à peu près constante ; on dit que, lorsque la température du milieu dans lequel ils sont placés s'élève, la transpiration devenant plus abondante, l'évaporation opère un refroidissement qui empêche le corps de s'échauffer ; lorsqu'on place ces animaux dans un milieu plus froid, ils transpirent moins, perdent moins de la chaleur qu'ils n'en produisent, et se maintiennent ainsi à une température sensiblement uniforme. Avec Magendie, en soumettant des animaux à une température croissante dans une étuve sèche, nous vîmes que leur corps s'échauffait réellement et qu'ils périssaient lorsque l'élévation de température avait amené leur sang à avoir 3 ou 4 degrés au-dessus de sa température normale. En faisant l'autopsie de ces animaux immédiatement après la mort, on voyait souvent que le cœur avait cessé de battre, et l'excitation galvanique n'y déterminait que des contractions à peine perceptibles, ou même le laissait complétement immobile.

Il faudrait expérimenter directement pour voir si une température de 44 degrés suffirait pour détruire l'irritabilité du cœur. S'il en était ainsi, il faudrait penser qu'une chaleur excessive est une cause de mort par arrêt du cœur. Dans ce cas, l'élévation de température arrêterait-elle le cœur en agissant sur sa fibre musculaire ou sur ses nerfs?

En résumé, nous voyons que deux agents physiques ont une action évidente sur le système musculaire ; que l'électricité l'excite et le modifie suivant l'état de repos ou de mouvement dans lequel il se trouve ; que la température l'excite d'abord, mais que, portée à un certain degré, elle détruit l'irritabilité.

Il nous reste encore à examiner dans leurs rapports les phénomènes de la contractilité musculaire et de l'excitabilité nerveuse. Dans cette étude se place l'examen des expériences très intéressantes qui ont été faites sur ce que l'on a appelé les courants *propres* des nerfs et sur le courant musculaire, phénomènes qui semblent offrir beaucoup de rapports avec les actions électriques. Là encore, nous aurons à rechercher jusqu'à quel point ces phénomènes ont part aux actions physiologiques.

DOUZIÈME LEÇON.

30 JANVIER 1857.

SOMMAIRE : Comparaison des phénomènes nerveux avec les phénomènes électriques. — Constatation de deux courants distincts, l'un nerveux, l'autre musculaire. — Expériences de Galvani, de M. Matteucci. — Expériences de M. du Bois Reymond. — Indépendance du courant nerveux et du courant musculaire. — Le nerf moteur tire ses propriétés de la moelle. — Différences entre la propriété nerveuse motrice et l'électricité.

MESSIEURS,

Nous devons maintenant nous occuper d'un phénomène dont l'étude ne saurait être séparée de celle de l'excitation nerveuse motrice : ce phénomène, c'est la contraction musculaire.

Comment expliquons-nous la contraction du muscle? — Quels rapports existent entre cette contraction du muscle et l'excitation nerveuse ?

On a pu croire que l'électricité suffirait à expliquer la contraction musculaire et à rendre compte de l'influence du nerf.

Déjà Galvani avait vu qu'en réunissant le nerf d'un membre de grenouille aux muscles de ce membre par un arc métallique, on déterminait des contractions. Bien plus, les objections de Volta qui faisait jouer dans ce phénomène le rôle principal au conducteur métallique, amenèrent Galvani à voir qu'on obtenait des contractions par la simple application du nerf replié sur les muscles.

Cette expérience, que nous allons répéter devant vous, vous montre des contractions très évidentes quand on opère sur les membres d'une grenouille récemment tuée.

Mais si, après avoir préparé séparément les deux membres postérieurs d'une grenouille, nous tenons suspendue et isolée par son extrémité digitale l'une de ces pattes, lorsque le nerf crural de cette patte vient à toucher les deux coupes des muscles de l'autre patte isolée, vous voyez la première se convulser violemment.

Pour expliquer ce second phénomène, on admet que le nerf se trouve dans le courant d'électricité dont le muscle est la source. Le nerf serait excité par cette électricité, et on ne saurait admettre ici que la contraction des muscles soit due à l'électricité qui circulerait dans le nerf.

M. du Bois Reymond a montré que le muscle est le siége d'une production d'électricité qui se propagerait de la surface du muscle à son centre.

Dans l'expérience que nous venons de faire, nous avons vu, en effet, le nerf de la patte tenue entre les doigts être excité par le contact des coupes du muscle comme il l'aurait été par le galvanisme.

Une expérience analogue peut se répéter dans des conditions différentes qui semblent très propres à confirmer les vues d'après lesquelles on attribue le rôle principal à l'électricité qui se produirait par le tissu musculaire.

Ainsi, nous allons, sur cette plaque de verre, étendre le train postérieur d'une grenouille. Transversalement à une cuisse, nous étendons une autre patte de grenouille, de façon que le nerf *c* de la seconde repose sur les muscles *m* de la première. Lorsque, appliquant les deux pôles d'une pile sur le nerf lombaire *l* de la première patte, nous faisons contracter les muscles, vous voyez se convulser la seconde qui, cependant, ne communique avec elle que par son nerf étendu sur les muscles. Au lieu de faire l'expérience avec deux pattes, on pourrait en avoir un plus grand nombre qui se convulseraient toutes sous l'influence de la galvanisation du nerf de la première.

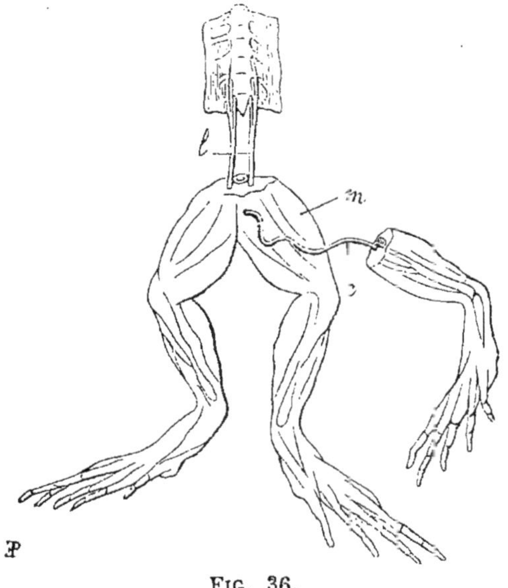

FIG. 36.

Il m'a semblé dans un cas remarquer des contractions déterminées par le contact des nerfs sur des muscles entrant en convulsion par la strychnine.

M. Matteucci, qui voit dans ces phénomènes une preuve du développement d'électricité par le fait de la contraction musculaire, a donné le nom de contractions *in-duites* à ces contractions secondaires qui se produisent sous l'influence d'une excitation galvanique portée non directement sur le membre où elles se manifestent, mais développée par le muscle sur lequel le nerf repose au moment de sa contraction.

M. du Bois Reymond a construit un appareil bien connu propre à montrer qu'il se développe des courants électriques dans le tissu musculaire. Voici un autre appa-

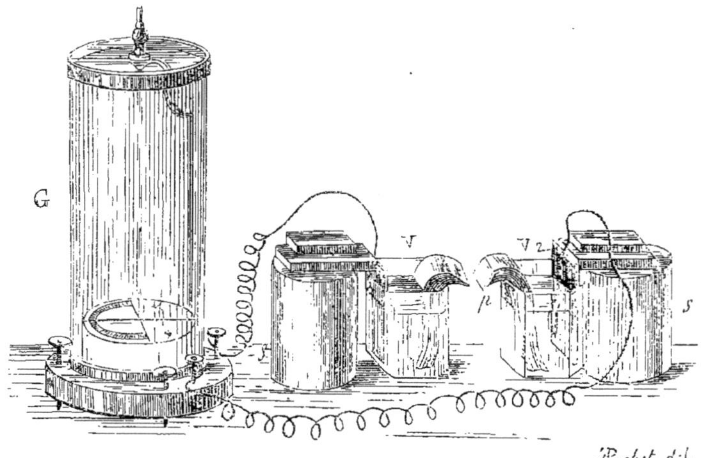

FIG. 37 (1).

reil de M. le professeur Jules Regnauld qui offre, dans sa construction, des modifications importantes que nous vous indiquerons tout à l'heure :

Deux conducteurs sont fixés à un galvanomètre, des-

(1) G, galvanomètre ; — V V, vases remplis de sulfate de zinc ; — Z, plaque de zinc pur plongé dans le liquide et communiquant avec les deux fils du galvanomètre ; — P, coussinets de papier humides plongeant dans le liquide et sur lesquels on place le muscle ;— *s, s,* supports en bois.

tiné à accuser par ses déviations la direction et l'intensité d'un courant électrique qui parcourra ces conducteurs. Chacun des conducteurs plonge dans un vase en partie rempli de liquide ; puis, les deux vases VV sont munis de coussinets p de papier mouillé plongeant par une de leurs extrémités dans les vases. Si, entre les deux vases, c'est-à-dire sur les deux coussinets, on pose, de l'un à l'autre, un corps capable de donner naissance à un courant électrique, le courant passera par le papier mouillé, par le liquide des vases, puis s'écoulera par les conducteurs qui représentent ainsi les rhéophores d'une pile dont l'élément actif serait placé au milieu du pont de papier qui réunit les deux vases.

Or, dès qu'un muscle frais est convenablement placé sur les deux coussinets, on voit que l'aiguille du galvanomètre est déviée. Cette déviation, qui, pour notre cuisse de grenouille, est ici de 60 degrés, indique, par le sens dans lequel elle a lieu, que le courant va de la surface du muscle à sa coupe, ou, suivant l'expression de M. du Bois Reymond, de la coupe longitudinale du muscle à sa coupe transversale.

Ce sens du courant électrique est fixe, et, si nous retournons le morceau de cuisse de grenouille qui nous a donné cette déviation de 60 degrés, nous voyons l'aiguille du galvanomètre revenir d'abord à zéro, puis poursuivre sa marche et offrir maintenant une déviation en sens opposé. Si maintenant nous enlevons notre masse musculaire, le galvanomètre revient au zéro.

Dans l'appareil dont il faisait usage pour cette expérience, M. du Bois Reymond remplit les deux vases et mouille le papier qui les fait communiquer avec une solution de sel marin; de plus, les extrémités des conducteurs plongeant dans les vases sont en platine. Dans ces conditions, le contact de la solution saline avec le platine suffisait à produire un courant capable de dévier d'une façon très appréciable l'aiguille du galvanomètre, courant dont l'action devait être notée pour être ajoutée à la déviation électro-musculaire ou pour en être retranchée. M. Jules Regnauld a évité cet inconvénient en terminant les conducteurs par des lames de zinc pur plongeant dans une dissolution saturée de sulfate de zinc. On n'obtient ainsi aucune polarisation secondaire.

Galvani, vous le savez, admettait que les nerfs étaient des conducteurs dans lesquels circulerait une électricité particulière. Vous connaissez déjà une expérience, que nous répétons ici et qui consiste à déterminer des convulsions dans un membre de grenouille récemment tuée en mettant le nerf de ce membre en contact avec les muscles d'un autre membre. On suppose qu'il se développerait de l'électricité dans les muscles de la cuisse qui repose sur ma main; je tiens le nerf du membre qui formerait l'autre pôle, de l'autre main, et au moment du contact du nerf et des muscles il se produit une sorte de décharge électrique qui les fait contracter.

C'est là l'expérience de Galvani; seulement il n'est pas nécessaire, comme vous le voyez, de réunir le muscle au nerf par un arc métallique. Le corps de l'observateur qui tient dans ses mains les pattes de grenouille en expérience, établit entre elles une communication conductrice nécessaire.

Cette communication, disons-nous, est indispensable pour que le phénomène se produise.

Si, en effet, on l'empêche, comme nous le faisons ici, en cessant de tenir à la main la patte qui se contractait tout à l'heure, et en l'introduisant dans un tube de verre **T** qui l'isole, le phénomène ne se produit plus. Le

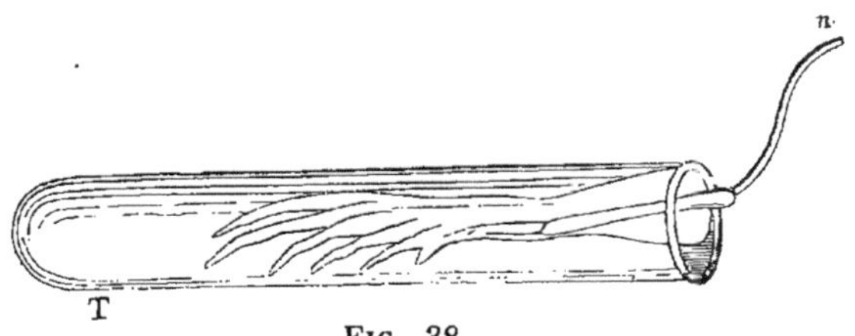

FIG. 38.

nerf *n* qui sort du tube dans lequel a été engagée la patte, peut être mis en contact avec les muscles de l'autre patte sans déterminer la moindre convulsion dans le membre auquel il se rend. Et cette absence d'excitation motrice ne tient pas à ce que le nerf est fatigué, car nous pouvons en aviver la coupe sans obtenir aucun effet; tandis que, retirant la patte du tube et la prenant à la main, nous la voyons se convulser énergiquement chaque fois que son nerf est mis en contact avec un muscle.

Les effets que nous voyons se produire dans les expériences précitées ont été attribués à ce qu'on a appelé le courant *propre* du nerf, courant qui circulerait de la périphérie au centre. Ce courant ne doit pas être confondu avec le courant musculaire; car, s'il y a une électricité propre au nerf, il faut admettre aussi une électricité musculaire. L'expérience de Galvani mettrait donc en évidence le courant propre du nerf.

Or, nous avons vu que ce courant propre n'appartient qu'au nerf moteur.

Nous savons déjà que les nerfs mixtes donnent des contractions quand on les met en contact avec un muscle. Pour nous rendre compte de l'influence qu'exerce chacun des éléments nerveux sur cette propriété du nerf mixte, nous avons essayé séparément les racines antérieures et les racines postérieures. La racine antérieure, mise en contact avec un muscle, a donné des contractions comme le fait le nerf mixte. La racine postérieure seule ne donna absolument rien ni par son bout périphérique, ni par son bout central. Ce courant électro-nerveux serait donc exclusif à la racine motrice.

Si, dans l'expérience précédente, on vient à substituer au nerf moteur une coupe de la moelle, il semble qu'on doive obtenir les mêmes résultats, puisque les nerfs naissent de la moelle. Cependant ayant dénudé la moelle d'une grenouille, et touchant un muscle avec la surface d'une coupe faite sur cette moelle, nous n'avons pas obtenu de contractions dans le membre dont les nerfs tenaient à cette coupe de la moelle.

Nous touchions cependant les deux faisceaux antérieurs d'où naissent les racines motrices; et ces racines jouissent de la propriété de donner lieu à la contraction électrique par leur contact avec un muscle. Pourquoi donc une coupe du faisceau antérieur où naissent les origines nerveuses motrices, ne donne-t-elle pas lieu au phénomène? Afin de nous édifier sur la signification du fait qui se présentait à notre observation, nous avons repris l'expérience en essayant de haut en bas la moelle à diverses hauteurs, la divisant couche par couche par des sections transversales successives. Nous sommes ainsi arrivé, dans la région lombaire, à trouver une coupe qui, mise au contact d'un muscle, donnait des contractions dans le train postérieur. Sur ces pièces qui ont macéré dans l'alcool, après avoir servi à l'expérience que je vous signale, vous pourrez voir que le phénomène s'est produit généralement pour des sections faites au même niveau. On voit, en examinant avec un peu de soin, que la section correspond au point du renflement lombaire de la moelle d'où partent les racines antérieures qui donnent le mouvement aux membres postérieurs. Si donc, dans ce cas, on obtient des convulsions, cela tient à ce que l'on a agi sur les racines antérieures au point où elles pénètrent dans la moelle.

Cette expérience montrerait que les faisceaux antérieurs de la moelle ne se comportent pas pour le mouvement comme les postérieurs pour le sentiment. On ne saurait donc assigner une origine centrale commune aux racines antérieures dont les manifestations sont isolées. Les recherches anatomiques de Stilling sont d'ailleurs confirmatives de ce fait ; les racines antérieures semblent naître de centres isolés et indépendants.

Le courant électrique propre du nerf moteur lui serait donc tout à fait spécial et n'existerait pas dans la moelle.

Un fait important et sur lequel je dois encore insister, c'est la variété des réactions que l'on obtient suivant que le nerf est isolé, coupé, ou qu'il a conservé ses rapports physiologiques normaux.

En opérant chez un animal vivant, sur un nerf assez

long, on peut, le dénudant dans un espace suffisant pour
en isoler une anse, mettre cette anse en contact avec un
muscle. Or, dans ce cas du nerf tenant à la moelle, on
observe de fortes convulsions dans le membre auquel il
se rend. Les convulsions se produisent également lorsqu'on sépare le nerf de la moelle, soit en le coupant,
soit en l'étreignant par une ligature. Dans d'autres cas
cependant, la section ou la ligature du nerf y amène
un trouble qui semble favorable pour établir une sorte
de polarité et rendre visible un courant qui ne se mani-
festerait pas à l'état physiologique.

Je crois même, et c'est un fait à vérifier expérimentalement, qu'on se fait une idée fausse de la direction
de l'agent nerveux. On le regarde comme dirigé de la
périphérie au centre. C'est vrai quand le nerf est coupé,
mais je serais très disposé à penser que l'inverse a lieu
quand le nerf n'est pas coupé. L'excitation volontaire est
centrifuge, et il me paraît très probable que cette direction centrifuge est celle de toutes les excitations dont
le nerf est dans les conditions normales de l'organe de
transmission.

Quoi qu'il en soit de cette vue, que je ne vous présente
que comme une idée à vérifier, la présence d'une solution de continuité dans le nerf qui produit des contractions par décharge musculaire, ne paraît pas une condition indispensable. Nous pourrions revenir plus tard
sur ce fait.

Je vous ai déjà signalé l'existence d'un courant musculaire propre, que vous avez pu voir mettre en mou-

vement l'aiguille d'un galvanomètre. Je viens maintenant de vous parler d'un courant électrique propre au nerf moteur. Il me reste à établir que ces deux manifestations électriques sont physiologiquement distinctes l'une de l'autre, que ce sont deux phénomènes indépendants; c'est le curare qui me permettra encore de vous donner la démonstration de ce fait bien remarquable.

Ce que l'on a nommé le courant propre de la grenouille est donc une propriété du nerf. Quant au courant musculaire, il est dirigé de la surface non coupée à celle qui l'est, de la coupe longitudinale à la coupe transversale. C'est un phénomène distinct du précédent. Ce courant musculaire, nous pouvons cependant l'utiliser pour produire des contractions. Pour cela il faut, ainsi que vous le savez déjà, avec le nerf du membre que nous voulons faire contracter, autrement dit avec la grenouille galvanoscopique, toucher à la fois la surface musculaire coupée et la surface longitudinale de ce muscle, de façon à mettre le nerf dans le trajet du courant. Le membre peut alors se contracter, quoique isolé dans un tube de verre, parce que c'est le courant musculaire qui excitera le nerf et fera contracter le membre.

Je viens de vous dire que l'on pourrait, au moyen du curare, montrer qu'il y a de l'électricité dans le nerf, qu'il y a aussi dans le muscle une propriété électrique, et que ces deux manifestations physiques sont complétement indépendantes l'une de l'autre.

En effet, si l'on empoisonne une grenouille, on voit bientôt après que ses muscles ont conservé leurs propriétés physiologiques et électriques, ils font dévier l'aiguille du galvanomètre et excitent des contractions dans le membre de grenouille dont on promène le nerf sain sur eux.

Rencontrant dans le nerf cette singulière propriété électro-motrice, on est conduit à se demander si elle ne lui vient pas du muscle. Or, on voit sur une grenouille empoisonnée par le curare que la propriété du nerf moteur a été détruite sans que celle du muscle ait été atteinte ; bien plus, la destruction du nerf, le muscle restant sain , a lieu de la périphérie au centre. Le courant propre du nerf ne vient donc pas du muscle.

Nous avions déjà été conduit à regarder le nerf moteur comme ne s'étendant que des muscles à la moelle épinière, dans laquelle il ne prolongeait pas ses propriétés, qui s'y arrêtent au contraire d'une manière assez nette. L'épreuve physiologique vient confirmer cette vue et montrer la parfaite indépendance des propriétés du muscle, de celles de la moelle et de celles du nerf moteur.

En examinant l'origine médullaire de ce nerf limité, nous le voyons naître d'un amas cellulaire gris qui semble être son centre nutritif et fonctionnel. Le nerf moteur, en effet, tire ses propriétés d'une partie limitée de la moelle épinière.

Le curare, détruisant le nerf moteur par la périphérie, semble soutirer par les extrémités l'action nerveuse insuffisamment réparée par l'influence centrale. Un fait vient à l'appui de cette manière de voir :

Si l'on examine ce que devient le nerf d'une grenouille empoisonnée par le curare, on peut admettre, que pendant que les facultés s'affaiblissent, la moelle lui fournit de l'influx encore pendant quelque temps. En effet, si l'on coupe ou si on lie ce nerf, il est beaucoup plus vite empoisonné. Il semble qu'alors il périsse plus vite, parce qu'il ne peut plus être réparé par la moelle.

Exp. — Voici deux grenouilles sur lesquelles nous allons nous livrer à l'examen comparatif des propriétés des nerfs et des muscles, selon que ceux-ci auront ou n'auront pas été empoisonnés par le curare. Sous la peau du dos de l'une d'elles, nous injectons un peu d'une dissolution concentrée de curare. Quatre ou cinq minutes après elle est morte. Nous préparons alors les pattes postérieures de ces deux grenouilles, laissant le nerf sciatique déborder les parties musculaires, et nous voyons :

1° Qu'en touchant avec le nerf de la patte saine un muscle empoisonné, les contractions se montrent dans cette patte extrêmement énergiques, même plus énergiques que si le muscle n'avait pas été empoisonné;

2° Qu'en touchant le muscle empoisonné avec le nerf d'une patte empoisonnée, aucune contraction ne se produit dans le membre, parce que le nerf est détruit physiologiquement;

3° Exposant successivement le nerf d'une patte saine et celui d'une patte empoisonnée à l'action d'un muscle sain, nous voyons qu'avec le nerf de la patte saine *seul* nous avons des contractions, mais moins énergiques que celles qu'il donnait tout à l'heure, et qu'il donne encore au contact du muscle empoisonné par le curare.

Nous plaçons maintenant sur l'appareil (voy. fig. 37) un morceau de muscle empoisonné, et vous pouvez le voir dévier très évidemment l'aiguille du galvanomètre. En serait-il de même avec le nerf empoisonné?

Quel est donc l'agent qui produit ces phénomènes? Est-ce l'électricité?

Il faut bien l'admettre, en voyant le tissu musculaire amener la déviation de l'aiguille du galvanomètre. Cependant, en considérant ces phénomènes dans les nerfs, on se trouve conduit à reconnaître qu'ils ne sont pas physiologiquement essentiels.

Vous nous avez vu nombre de fois déterminer des contractions dans un membre de grenouille en mettant son nerf en contact avec un muscle, en ayant soin de fermer le circuit. La nécessité de cette dernière condition dispose à penser que c'est bien un courant électrique qui se produit alors. Toutefois, il est difficile de comprendre pourquoi le phénomène cesse d'avoir lieu quand on lie l'extrémité traînante du nerf avec un fil mouillé, avec un fil métallique, ou qu'au lieu de la lier on la contourne seulement entre les mors d'une pince. On peut alors promener le nerf sur un muscle sans produire de contraction. Or, les causes qui viennent dans ce cas empêcher les contractions de se produire ne sont pas du tout un obstacle à la communication électrique.

Tous ces phénomènes, auxquels on donne le nom de *courant propre* de la grenouille ou de *courant musculaire*, bien qu'ils traduisent des faits bien observés, il me semble difficile de leur donner aujourd'hui un sens physiologique bien nettement déterminé dans l'accomplissement des phénomènes nerveux chez l'animal vivant. C'est pourquoi je me bornerai à vous résumer ces phénomènes, en vous indiquant quelques vues qui nous ont été inspirées par les expériences que nous avons faites.

Le *courant musculaire* est un courant électrique qui se développe de la surface longitudinale du muscle regardée comme positive à sa surface transversale considérée comme négative. Il n'y a rien à ajouter à l'étude physique du phénomène, qui a été si bien faite par MM. du Bois Reymond, J. Regnauld, etc. Je n'examinerai ici que les conditions physiologiques du phénomène. On ne peut pas nier que ce courant existe pendant la vie, mais nous avons vu qu'il existe aussi après l'empoisonnement par le curare. L'observerait-on de même après l'empoisonnement par le sulfocyanure de potassium, quand le muscle est incapable de se contracter? Toutefois on ne le constate plus sur des muscles morts depuis peu de temps, sur des muscles d'animaux supérieurs, d'oiseaux ou de lapins qui ont cessé d'être excitables par l'électricité. D'après ces faits, on serait donc autorisé à penser que le courant musculaire est lié d'une manière directe au phénomène de la contraction musculaire, puisque nous voyons ce courant musculaire cesser d'exister quand la contraction musculaire s'est éteinte, et que les muscles sont à l'état de roideur cadavérique. D'où il suit que le courant musculaire serait un phénomène physique en rapport sans doute avec les mouvements d'altération chimique qui se passent dans le muscle vivant. Mais bien que ce courant soit capable d'exciter le nerf d'une grenouille galvanoscopique, nous ne saurions conclure à ce qui se passe pendant la vie entre le muscle et le nerf.

Quand au *courant propre*, c'est un courant électrique qui se propagerait dans le nerf dans un sens centripète, c'est-à-dire des extrémités musculaires du nerf vers la moelle épinière. Il résulterait de là que la patte galvanoscopique représenterait une pile dont l'extrémité du nerf coupé formerait un pôle, et les muscles de la patte l'autre pôle. Si maintenant on vient, à la manière de Galvani, à joindre le nerf et le muscle par un arc métallique, on fermerait le circuit et on aurait une contraction musculaire. Si, au lieu de se servir d'un arc métallique, on se borne encore à rabattre le nerf sur la cuisse, on aurait encore une contraction au moment où le nerf touche le muscle parce que le circuit se trouverait fermé. Enfin si, tenant deux pattes galvanoscopiques de chaque main, on vient à toucher les muscles de l'une avec le nerf de l'autre, on a aussitôt une contraction, parce qu'alors le circuit serait fermé par le corps de l'expérimentateur; et ce qui le prouverait, c'est qu'en isolant une patte dans un tube de verre, le phénomène n'a plus lieu parce que le circuit ne pourrait pas être fermé.

Tous ces faits sont exacts, d'une manière générale et ordinairement assez facile à constater; mais il y a cependant des cas dans lesquels il semble que l'électricité, au lieu de se comporter ainsi dans la patte de la grenouille ou dans son nerf, provient du contact de ce nerf avec le corps étranger que l'on touche. Ainsi j'ai vu quelquefois, lorsque les grenouilles sont très vivaces, des contractions avoir lieu au contact du muscle avec la patte galvanoscopique isolée dans un tube de verre; de même si le nerf est fatigué, lié, ou trempé par son extrémité dans la potasse ou de l'acide sulfurique, etc., les contractions cessent d'avoir lieu, quoique la patte ne soit plus isolée.

Vous voyez, par exemple, ici que nous développons encore des contractions en touchant avec le bout du nerf la surface du mercure placé dans un verre; seulement il semble qu'il faille que le contact ait lieu sur deux points, et cela réussit mieux si l'on fait un petit pont avec un corps isolant, de manière que deux points du nerf touchent séparément le mercure.

Si de même nous touchons un nerf en deux points avec un autre métal, nous avons aussitôt une contraction vive dans la patte. Je tiens ici l'extrémité du nerf sciatique avec une pince de fer, et je touche un point quelconque de la patte avec une autre pince de fer, et il y a une contraction. Y a-t-il là électricité développée au contact du nerf et du métal? Il semble difficile de le prouver, car le phénomène est ordinairement tout aussi intense avec une pince de fer, de cuivre ou de zinc, qu'avec des pinces de platine ou d'argent, métaux moins oxydables. Ce phénomène a lieu non-seulement sur une patte séparée du corps, mais aussi dans certains cas sur un nerf tenant à la moelle épinière. Ici, je saisis avec une pince de cuivre le bout central du nerf sciatique sur une grenouille vivante, mais décapitée. Si je touche avec une autre pince une partie du corps, la tête par exemple, il y a aussitôt contraction dans les muscles du tronc.

Dans tous ces cas, le corps de l'expérimentateur ferme évidemment le circuit d'un courant qui traverse le nerf et la tête de la grenouille ou la patte séparée: en effet, si l'on substitue à une des pinces une baguette de verre, la contraction n'a pas lieu. Dans ces cas l'électricité est-elle développée par le contact du métal ? J'ajouterai qu'il n'est pas nécessaire de toucher avec les deux pinces deux tissus différents, car si l'on touche le nerf en deux points rapprochés avec les deux pinces, la contraction s'opère de même.

Lorsque l'animal a été empoisonné par le curare, le phénomène cesse d'avoir lieu, non pas que le nerf cesse d'être conducteur de l'électricité, mais sans doute parce qu'il n'est plus excitable et que le courant électrique, qui aurait pu faire contracter les muscles par l'intermédiaire du nerf sain, ne peut pas les faire contracter en agissant directement sur le tissu musculaire.

De même cette électricité, développée et agissant au contact avec le nerf, n'a plus lieu si l'on mâche le nerf ; c'est surtout quand on touche avec deux pinces le nerf d'une grenouille vivante qu'il se produit des contractions dans le membre.

Vous voyez en définitif, messieurs, que tous ces phénomènes, sur lesquels nous reviendrons encore, sont très délicats, et que, bien qu'ils aient été étudiés avec beaucoup de soin, il est encore nécessaire de les approfondir. J'ai voulu surtout vous faire remarquer ici que nous ne pouvons encore en retirer que peu d'utilité par l'explication des phénomènes du système nerveux pendant la vie de l'animal.

On a signalé une autre différence entre les manifestations nerveuses et les phénomènes électriques. Cette différence ressortirait de la comparaison des vitesses de propagation des deux agents parcourant des conducteurs. Les résultats des expériences instituées pour constater ces différences ne doivent pas toutefois être acceptés sans réserve; on se tromperait en pensant qu'ils peuvent être donnés comme l'expression parfaitement physiologique du phénomène.

M. Helmholtz, qui a institué ces expériences, a fait d'abord usage d'un appareil pour mesurer la rapidité avec laquelle s'effectue la contraction musculaire. On agit avec un muscle gastro-cnémien de grenouille qui est fixé à l'appareil par sa partie supérieure. Inférieurement l'on a fixé à son tendon une petite pointe de verre destinée à écrire le raccourcissement du nerf sur une surface plane recouverte d'un enduit noir peu adhérent.

MM. Volkmann et Helmholtz faisaient usage d'une épingle glissant sur un carreau noirci à la lampe; M. de Bœcker se sert d'un index de verre frottant d'une façon très égale sur la surface destinée à recevoir l'impression des contractions musculaires. Cette surface est une feuille de papier noircie à la fumée d'une lampe et collée sur un cylindre tournant. Voici quelques-unes des planches ainsi obtenues par M. de Bœcker lui-même; les indications de l'appareil ont été, après l'expérience, fixées sur le papier au moyen de l'essence de térébenthine.

M. de Bœcker a reconnu, comme on peut le voir sur ces courbes, que la contraction du muscle est d'abord brusque, ce qui se traduit par une ligne droite verticale; puis le relâchement suit, moins rapide, représenté par une ligne oblique. C'est là le type de la contraction musculaire normale.

Quand le muscle se fatigue, la ligne qui représente la contraction devient oblique vers sa partie supérieure; puis on voit celle qui représente le relâchement devenir de plus en plus oblique. En laissant le muscle se reposer alors pendant quelque temps, il reprend une partie de son énergie, et les lignes obtenues sont différentes.

Ayant disposé son appareil de façon à pouvoir étudier ces phénomènes de contraction au point de vue de leur durée, M. Helmholtz est arrivé aux résultats suivants : il a vu que chaque contraction se faisait en trois temps :

Le premier est marqué par l'intervalle qui s'écoule entre l'excitation électrique et la contraction : sa durée est de $1/100^e$ de seconde environ ;

Le deuxième temps est celui pendant lequel le muscle se contracte : il dure $18/100^{es}$ de seconde ;

Le troisième temps, celui pendant lequel le muscle contracté revient à l'extension, dure $20/100^{es}$ de seconde.

La durée totale d'une contraction serait donc, en y comprenant le temps nécessaire à l'excitation nerveuse, de $30/100^{es}$ de seconde.

Maintenant, en agissant sur le nerf à différentes distances de son point d'entrée dans le muscle, on trouve, en calculant la vitesse, que l'agent nerveux se transmet dans un nerf de grenouille avec une vitesse de 15 à 20 mètres par seconde. Il n'y aurait là, vous le voyez, aucun rapport à établir entre cette vitesse et celle de l'électricité.

Ces expériences ont été réglées avec un soin extrême

et on n'a aucune objection à faire aux conditions physiques de leur institution. Il faut cependant être très réservé sur les conclusions à en tirer, car si physiquement elles sont satisfaisantes, on ne peut disconvenir qu'elles soient insuffisantes à résoudre la question physiologique. Dans l'état actuel de nos connaissances, nous regardons comme mauvaise ou au moins comme anticipée la tendance qui porte à soumettre à la mesure des phénomènes dont les conditions organiques ne sont pas suffisamment connues.

Nous en resterons là, messieurs, sur les propriétés du nerf moteur. L'examen auquel nous nous sommes livré relativement aux travaux dont leurs propriétés et leurs fonctions ont été l'objet, s'il ne nous renseigne pas complétement à cet égard, nous apprend au moins combien la question est difficile et de combien d'influences il faut tenir compte dans les expériences de ce genre.

Comme résultat général des expériences qui ont pu être accomplies dans des conditions physiologiques, nous pouvons admettre que le nerf moteur est un organe particulier auquel sont dévolues des fonctions nerveuses bien déterminées; qu'il a des propriétés spéciales capables de le caractériser physiologiquement; qu'intermédiaire à la moelle et au tissu musculaire, ses propriétés établissent entre lui et ses aboutissants une ligne de démarcation bien tranchée.

Dans la prochaine séance, nous aborderons l'histoire du nerf sensitif.

TREIZIÈME LEÇON.

4 FÉVRIER 1857.

SOMMAIRE : Racines sensitives. — Leurs caractères anatomiques. — Ganglion intervertébral. — Expériences sur le rôle physiologique des ganglions intervertébraux.

MESSIEURS,

Les racines sensitives rachidiennes, dont nous allons maintenant nous occuper, sont, comme les racines motrices auxquelles elles sont toujours associées, au nombre de 31 paires chez l'homme. Elles naissent de la partie postérieure de la moelle pour se réunir bientôt aux racines antérieures. Leur volume est variable suivant la région dans laquelle on les examine et suivant les animaux. Un fait intéressant pour le physiologiste est le rapport de leur volume à celui des racines antérieures. Ce rapport, sensiblement constant chez un même individu, chez une même espèce, peut varier considérablement d'une espèce à l'autre. Pour ne vous citer que deux cas pris dans les extrêmes, nous vous rappellerons que, chez l'homme, les racines postérieures, sensitives, sont généralement plus volumineuses que les racines antérieures, tandis que le contraire a lieu chez la grenouille, par exemple. Il peut donc, suivant les espèces, y avoir prédominance de l'un des éléments nerveux sur l'autre.

Les nerfs sont, vous le savez, constitués par l'accolement de tubes nerveux élémentaires de deux sortes : les uns fins, les autres plus volumineux. Dans les nerfs moteurs, les tubes larges prédominent ; le contraire a lieu dans les nerfs sensitifs, où les tubes fins se trouvent dans une proportion plus considérable.

Ici, messieurs, nous arrivons à un caractère plus important, et qui différencie mieux que tous les autres les nerfs moteurs des nerfs sensitifs : la présence d'un ganglion sur le trajet de ces derniers. C'est là un fait capital, d'abord en raison de la valeur anatomique de ce caractère, ensuite parce que des expériences récentes ont montré que le ganglion joue un rôle très important dans les phénomènes nerveux.

Le ganglion, situé sur la racine postérieure, toujours avant le point où elle se réunit à la racine antérieure, est formé principalement de cellules nerveuses (voy. fig. 11 et 12, p. 126). Nous vous avons déjà dit que ces cellules, les unes bipolaires, d'autres multipolaires, d'autres, enfin, apolaires, sont des cellules à noyau qui composent la substance grise de la moelle et les renflements ganglionnaires. Il serait dès lors très important d'être fixé sur le rôle physiologique de ces cellules ; peut-être pourrait-on conclure des ganglions à la substance grise médullaire.

Le ganglion nerveux se continue avec le nerf du côté de la moelle et du côté de la périphérie ; le nerf semble y entrer et en sortir. Que devient dans ce trajet la fibre nerveuse élémentaire ?

Diverses opinions ont été émises à cet égard, opinions qui ne s'excluent pas et qui peuvent être toutes admises tant qu'elles sont basées sur l'observation.

MM. Ch. Robin et R. Wagner ont décrit une disposition dans laquelle la fibre nerveuse pénetre dans une cellule pour en sortir par le point opposé. Dans cette disposition, observée surtout chez les plagiostomes, la cellule nerveuse serait une intumescence de la fibre, une sorte de ganglion élémentaire situé sur le trajet de la fibre nerveuse.

On rencontre encore dans le ganglion des cellules unipolaires, à prolongement ordinairement centrifuge, mais aussi, d'après Kölliker, quelquefois dirigé vers le centre médullaire. Le ganglion renferme encore des cellules apolaires; M. Faivre en a reconnu l'existence chez les animaux inférieurs (1).

En résumé, le ganglion nous offre une agglomération de cellules ayant avec les tubes nerveux élémentaires les rapports les plus divers.

Laissant là les cellules pour suivre les fibres, nous voyons que celles-ci contractent ordinairement dans le ganglion divers rapports de continuité avec les cellules, mais que ce cas n'est pas le seul, et que d'autres fibres traversent le ganglion sans y avoir avec les cellules nerveuses d'autres rapports que des rapports de contact. Cette disposition a été figurée par Kölliker chez le chien.

Mais, messieurs, ce n'est pas ici le lieu de nous étendre sur les caractères anatomiques du ganglion. Ce que nous avons à étudier, ce sont surtout ses usages. Or, tandis que les fonctions des racines antérieures et des racines postérieures étaient depuis longtemps assez exactement connues, tandis qu'on avait fait presque complète la topographie du système nerveux, on était

(1) *Études sur l'histologie comparée du système nerveux chez quelques animaux inférieurs.* Paris, 1857, in-4, fig.

resté sur le rôle des ganglions dans l'ignorance la plus complète; aucune expérience ne permettait de former à ce sujet même de simples conjectures.

Récemment M. Waller a publié des expériences très importantes, expériences dont les résultats remarquables nous paraissent devoir être le point de départ de recherches qui seront faites ultérieurement dans cette voie encore peu explorée.

Les expériences de M. Waller sont fondées sur ce fait, auquel il a le premier donné une signification, que, lorsqu'on coupe un nerf, qu'on le sépare de son centre, il s'altère, chez les animaux supérieurs, suivant une direction déterminée.

Nous vous avons déjà dit que, quand on coupe une racine antérieure, c'est le bout périphérique qui se désorganise.

Il était intéressant de faire la même chose pour la racine postérieure, et de voir ce qui a lieu selon que la section est opérée entre le ganglion et la moelle, ou au delà du ganglion.

Ces expériences ont été pratiquées par M. Waller sur la deuxième paire rachidienne cervicale des chiens, et surtout des chats. Les racines rachidiennes sont cachées dans le canal vertébral, et ce sont déjà les nerfs mixtes qui sortent par les trous de conjugaison. La deuxième paire rachidienne fait exception à cette règle : le ganglion de la racine postérieure sort du canal vertébral, en dehors duquel a par conséquent lieu l'union des deux racines. C'est à cette disposition que cette paire doit d'avoir été choisie de préférence à toute autre. Et si les expériences ont été faites surtout sur des chats, c'est que chez eux cette disposition est encore plus prononcée. Ces raisons ne sont pas indifférentes, car les animaux devant survivre à l'opération, il faut que le procédé expérimental n'expose pas à les faire périr presque inévitablement.

Voici ce procédé :

On fait une incision verticale sur la crête de l'apophyse épineuse de la deuxième vertèbre cervicale ; on soulève les muscles, et on les rabat en haut et en dehors ; par ces deux temps la lame de la vertèbre est mise à nu ; on voit en haut de l'espace découvert le ganglion intervertébral et les deux racines rachidiennes. On isole autant qu'on le peut le ganglion, en respectant les vaisseaux et les sinus rachidiens qui l'entourent. On coupe les deux racines simultanément ou séparément, suivant l'effet que l'on veut obtenir ; dans ce dernier temps on doit éviter de couper des vaisseaux. Cet accident, souvent difficile à éviter, donne lieu à des hémorrhagies très graves, et aussi quelquefois à l'entrée de l'air dans les sinus rachidiens.

Ces indications étant posées, voyons quels sont les résultats de l'expérience.

Supposons d'abord que l'on coupe les deux racines à la fois : l'antérieure, avant sa réunion à la postérieure ; la postérieure, avant le ganglion, c'est-à-dire entre celui-ci et la moelle (*fig.* 39, 6).

Après cette opération, la racine antérieure ne s'altère pas dans le bout qui tient à la moelle. Après quelques jours, le bout central de la racine postérieure présente au contraire la coloration noirâtre caractéristique de sa désorganisation. Des stries transversales partagent la substance médullaire de la fibre nerveuse ; bientôt une

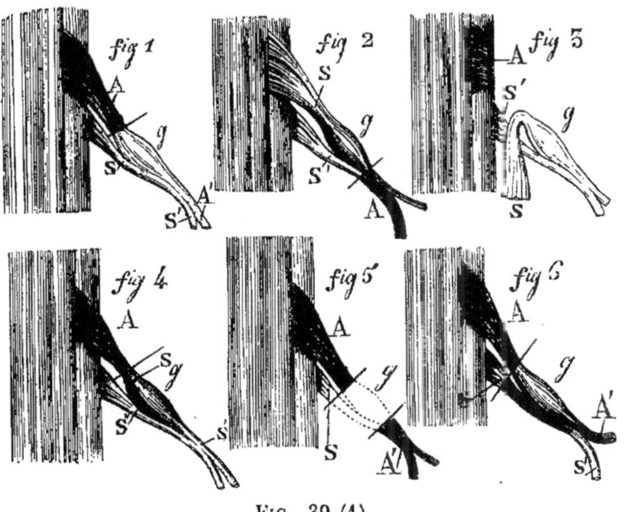

FIG. 39 (1).

véritable segmentation s'opère de la moelle nerveuse, donnant finalement lieu à des granulations noirâtres, indices de l'altération confirmée.

La conclusion à tirer de cette observation, c'est que la continuité avec la moelle ne met pas obstacle à la désorganisation de la racine postérieure, tandis qu'elle empêche l'altération de la racine antérieure.

(1) *Altérations nerveuses consécutives à la section des racines de la deuxième paire rachidienne cervicale.* — *Fig.* 39, 1. La section a porté sur la racine postérieure avant le ganglion. La portion A, comprise entre la section et la moelle, est le siége de l'altération ; la portion A' de la racine attenant au ganglion intervertébral *g* n'a pas subi d'altération, de même que la racine antérieure S S', qui est restée intacte.

Fig. 2. — La section a porté sur le nerf mixte immédiatement après la réunion des deux racines. La portion A du nerf mixte, au delà de la section, a été le siége de l'altération, tandis que les deux racines, la pos-

Passant ensuite à l'examen des bouts périphériques, on voit que les choses s'y passent d'une façon inverse. Le bout périphérique A′ de la racine antérieure s'altère, en effet, tandis que le bout périphérique de la racine postérieure S′, tenant au ganglion g, ne s'altère pas.

Cette expérience peut se varier en arrachant de la moelle la racine postérieure (*fig.* 5); dans ce cas le bout S, tenant encore au ganglion g, ne s'altère pas. Ce résultat ne diffère pas au fond de celui que nous avons signalé tout à l'heure.

Si maintenant on fait autrement l'opération, et que, coupant encore les deux racines, on fasse porter la section de la racine postérieure sur un point situé au delà du ganglion, entre ce ganglion et la périphérie (fig. 2), on aura d'autres phénomènes à observer.

Après cette double section, on a quatre bouts, deux centraux et deux périphériques. On trouvera alors,

térieure S et son ganglion g, ainsi que la racine antérieure S′, sont restés inaltérés.

Fig. 3. — La racine postérieure a été arrachée de la moelle en A ; son bout périphérique S a été rabattu et n'a pas subi d'altération.

Fig. 4. — La section a porté en S″ sur la racine antérieure dont la portion périphérique seule est altérée.

Fig. 5. — La section a porté sur les deux racines immédiatement en avant et en arrière du ganglion qui a été enlevé. Le bout périphérique du nerf mixte A′ est le siége de l'altération ; pour les bouts centraux des deux racines, le bout central de la racine postérieure est le siége de l'altération, tandis que le bout central de la racine antérieure n'est pas altéré.

Fig. 6. — La section a porté sur les deux racines, immédiatement au-devant du ganglion. Du côté de la moelle, l'altération n'existe que sur la racine postérieure, l'antérieure étant saine ; du côté de la périphérie, on voit la portion musculaire A′ être le siége de l'altération, tandis que la portion sensitive S, qui est restée en continuité avec le ganglion inter-vertébral, n'est pas altérée.

après un certain temps, qu'il y a eu conservation du bout central de la racine antérieure, avec altération de son bout périphérique, comme dans l'expérience précédente. Mais les choses se passent inversement pour la racine postérieure : c'est dans ce cas le bout périphérique qui s'altérera, tandis que le bout central possédant son ganglion restera intact. Dans la racine postérieure, c'est donc, non pas la partie qui reste attachée à la moelle, mais celle qui reste attachée au ganglion qui se conserve.

La conclusion à tirer de ces deux expériences est évidemment que la moelle conserve la racine antérieure, et le ganglion la racine postérieure.

Un troisième fait très intéressant vient à l'appui de ces conclusions. En observant les racines de la deuxième paire rachidienne, et les suivant vers la périphérie, on voit que du nerf mixte sort (fig. 1 et 6) un filet S' sous-occipital qui est sensitif, tandis que le nerf qui est contigu est presque exclusivement moteur.

En coupant la racine postérieure avant le ganglion (fig. 1), le nerf S' conservera ses propriétés. Mais si l'on coupe seulement la racine antérieure, l'action motrice n'existera plus, et le bout périphérique A' (fig. 6) de cette racine se désorganisera.

Si enfin on vient à pratiquer la double section, en la faisant porter au delà du ganglion de la racine postérieure, les deux nerfs périphériques sont altérés (fig .2), et les deux facultés sensitive et motrice sont abolies.

Cette dernière expérience peut encore se répéter en coupant le nerf mixte. Alors le bout périphérique s'altère, tandis que le bout central reste intact.

Ces nouvelles observations ne font que confirmer nos précédentes conclusions.

La moelle épinière conserve donc les nerfs moteurs qui sont en continuité avec elle; le ganglion intervertébral conserve les nerfs sensitifs qui sont en continuité avec lui.

Dans des expériences déjà anciennes (1842 et 1848), faites à un autre point de vue, et que nous rapporterons bientôt, nous avions déjà observé que, après la section des racines rachidiennes, le bout central des racines antérieures est ordinairement muni d'un renflement, tandis que leur bout périphérique n'en présente pas. C'est l'inverse pour les racines postérieures.

Lorsque le nerf a été coupé après le ganglion, il se forme un renflement sur le bout central des deux ordres de nerfs, moteur et sensitif; c'est ce qui a lieu, par exemple, pour les extrémités des nerfs chez les amputés. Il serait intéressant de rechercher si, dans les bouts périphériques d'un nerf sciatique ou facial coupé, il se produit des renflements par les anastomoses venant de la périphérie.

Il serait intéressant, en outre, de savoir si, lorsqu'on a coupé une racine antérieure en laissant la postérieure intacte, les fibres récurrentes de la racine postérieure ne se désorganisent pas, tandis qu'une désorganisation complète répondrait à la section des deux racines de la paire nerveuse.

M. Waller a formulé autrement ses conclusions en disant que, tandis que la moelle nourrit les fibres motrices, le ganglion préside à la nutrition des fibres sensitives. L'ignorance dans laquelle on se trouve relativement à la nutrition des nerfs, rend les conclusions de M. Waller difficilement explicables dans les termes où il les a présentées. Mais le fait observé n'en reste pas moins d'une importance capitale, quelle qu'en doive être plus tard l'interprétation.

M. Waller va plus loin encore dans ses déductions, auxquelles il donne plus de généralité. Considérant que la racine antérieure communique dans la moelle avec la substance cellulaire grise, il regarde cette masse grise comme un véritable ganglion. Chaque racine aurait donc un ganglion qui, extérieur à la moelle pour la racine postérieure, lui serait intérieur pour la racine antérieure. Dès lors M. Waller croit pouvoir conclure, d'une façon générale, que la nutrition de la fibre nerveuse est dévolue à la cellule ganglionnaire, qu'elle soit intérieure ou extérieure à la moelle.

Les faits annoncés par M. Waller sont très intéressants. Nous avons répété ici ses expériences, et avons vu constamment les choses se passer ainsi que nous venons de vous le dire. Ces expériences, nous les reproduirons encore devant vous.

Bien que le fait n'eût encore été observé que sur une paire rachidienne, il était infiniment probable qu'on le rencontrerait de même sur toutes. Toutefois, en présence d'un résultat de cette valeur, on ne saurait examiner avec trop de soin si les phénomènes observés ne sont pas, au moins en partie, la conséquence de quelque influence dont on aurait négligé de tenir compte.

Déterminerait-on, dans la section au delà du ganglion,

quelque solution de continuité vasculaire nécessaire à la nutrition de la partie périphérique du nerf? Les injections n'apprennent rien de bien positif à cet égard. D'ailleurs, l'altération du nerf qui s'étend au loin diminuerait singulièrement la valeur de cette appréhension.

Les expériences de M. Waller nous paraissent donc satisfaisantes et concluantes; seulement, dans l'état actuel de nos connaissances, on ne voit pas ce que peut être la nutrition d'un élément nerveux par un autre élément nerveux.

Pour faire ces expériences et les varier avec plus de facilité, nous avons employé un procédé qui consiste à couper, avec un petit instrument spécial, les racines de la queue de cheval chez un chien. Dans cette opération, on pénètre en arrière dans l'espace un peu plus large qui sépare les lames de la dernière vertèbre lombaire de la première vertèbre sacrée, et l'on peut couper à droite et à gauche une ou plusieurs racines de la queue de cheval. On laisse vivre l'animal tant qu'on veut; il n'en résulte aucune inflammation; à l'autopsie, on vérifie les altérations qui se sont produites.

Voici le procédé tel que nous l'avons mis en usage :

Sur un chien de taille moyenne, nous avons introduit notre instrument qui nous sert à couper la cinquième paire dans le crâne, dans un espace losangique qui existe entre la cinquième vertèbre lombaire et la première pièce du sacrum; on pénètre facilement ainsi dans le canal vertébral. Une fois qu'on y est parvenu, on incline successivement l'instrument à droite et à gauche, afin de passer entre la moelle et les racines de la queue de cheval, et en ramenant l'instrument on tourne partie courbe en dehors, de manière à accrocher et à couper la racine.

Nous avons très bien réussi dans la première opération que nous avons pratiquée il y a environ cinq ou six semaines. Chose singulière, nous avons coupé seulement la racine postérieure de la sixième paire lombaire à droite et à gauche. Cela tient à ce que nous avons pénétré dans la dure-mère, car si le hasard avait porté l'instrument en dehors de la dure-mère, nous n'aurions pas pu agir isolément sur la racine postérieure. Voici la pièce (fig. 40) et on voit ici très bien que les bouts périphériques P P P' de la racine postérieure sont intacts et même

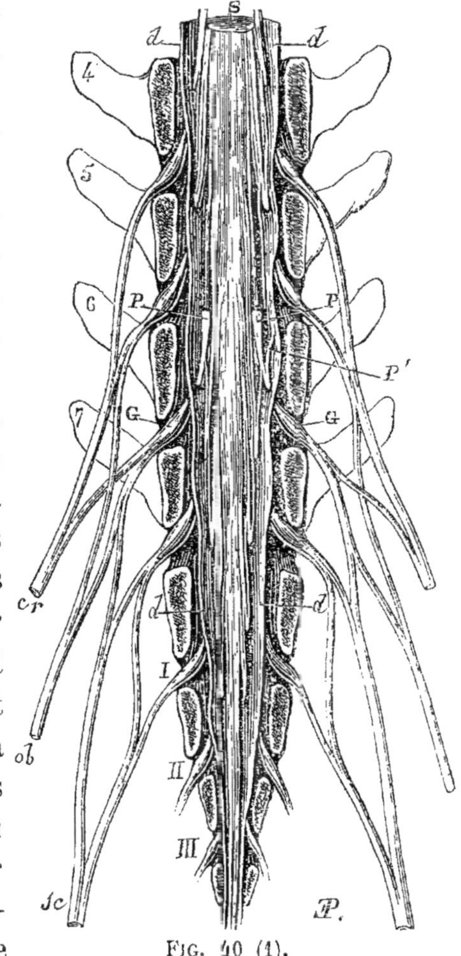

Fig. 40 (1).

(1) *Altération des racines nerveuses après leur section dans la région lombaire.* — P P, bouts périphériques renflés des racines posté-

renflés, tandis que les bouts centraux qui les continuent au-dessus sont noirâtres, excessivement grêles et atrophiés. Il n'est pas sans intérêt d'observer que l'animal avait de la faiblesse dans le membre postérieur, par suite de la section de ces deux seules racines postérieures.

Nous avons répété une deuxième fois l'expérience de la même manière, et elle nous a donné le même résultat; seulement la moelle avait été lésée, et l'atrophie du bout central des racines postérieures, qui seules, cette fois encore, étaient atteintes, se montraient moins prononcés, parce que l'opération était pratiquée depuis moins longtemps.

Les nerfs sensitifs se distinguent donc parfaitement des nerfs moteurs par la présence du ganglion, qui jouerait dans leur nutrition le même rôle que la moelle dans la nutrition des nerfs moteurs.

Un autre caractère différentiel des nerfs moteur et sensitif peut être tiré de leur distribution. Vous savez qu'en effet les nerfs sensitifs se distribuent aux parties sensibles, et les nerfs moteurs aux organes moteurs.

Partout où de la sensibilité existe, que cette sensibilité soit normale ou anormale, elle est sous la dépen-

---

rieures de la 6ᵉ paire lombaire. Les deux racines ont été coupées au même niveau; les bouts centraux qui remontent vers la moelle sont noirâtres, altérés et excessivement atrophiés; — P' est une portion de la racine postérieure du côté droit qui a été lacérée par l'instrument et qui s'était collée contre la face interne de la dure-mère; — G G, ganglions intervertébraux des paires lombaires correspondantes aux racines coupées; — S, moelle épinière; — *d d d*, dure-mère qui a été ouverte; — 4, 5, 6, 7, apophyses transverses des 4ᵉ, 5ᵉ, 6ᵉ et 7ᵉ vertèbres lombaires; — I, II, III, 1ʳᵉ, 2ᵉ et 3ᵉ paires sacrées; — *cr*, nerf crural; — *ob*, nerf obturateur; — *sc*, nerf sciatique.

dance du nerf sensitif. Ainsi vous savez que, physiologiquement, les tissus fibreux et d'autres sont insensibles ; que, sous l'influence d'un état inflammatoire, ils peuvent acquérir une sensibilité très vive. Comment cette sensibilité se transmet-elle aux centres nerveux ? Y a-t-il eu formation de nerfs nouveaux ou transformation d'éléments nerveux préexistants ? Quoi qu'il en soit, la section de la racine postérieure éteint cette sensibilité normale ou anormale.

Voici ici des grenouilles sur lesquelles on a coupé, d'un côté, les racines lombaires postérieures. Ces animaux marchent, sautent et nagent en faisant usage également bien de leurs deux pattes postérieures ; le mouvement est donc conservé. Si cependant nous pinçons successivement leurs deux pattes, nous voyons qu'une seule est sensible, parce que seule elle donne lieu, lorsqu'on la pince, à des mouvements réflexes, mouvements auxquels peuvent d'ailleurs prendre part les autres membres, l'insensible comme ceux qui ont conservé leur sensibilité.

Les mouvements n'ont-ils rien perdu dans ce membre que nous venons de pincer et qui est privé de sensibilité ? Ses mouvements s'exécutent-ils aussi bien qu'avant, alors qu'ils s'exerçaient sous l'influence de la volonté dans un membre sensible ? C'est une question qui doit être agitée et que nous traiterons dans la prochaine leçon.

QUATORZIÈME LEÇON.

6 FÉVRIER 1857.

SOMMAIRE : Racines postérieures. — Leurs propriétés et leurs fonctions. — Influence de la sensibilité sur le mouvement. — Du sens musculaire. — Expériences. — Renflements des bouts de nerfs coupés. — Observation des troubles de la nutrition consécutifs à la section des racines postérieures? — Observations relatives à l'irritation mécanique des ganglions intervertébraux.

MESSIEURS,

Reprenons maintenant l'histoire des racines sensitives.

Je n'insisterai pas de nouveau sur la distinction qui doit être établie entre leurs propriétés et leurs fonctions. Relativement aux premières, je me bornerai à vous rappeler que l'attouchement des racines postérieures détermine une douleur vive ; elles sont donc sensibles. L'examen étendu auquel nous nous sommes livré relativement au phénomène de la sensibilité récurrente, vous a prouvé que Ch. Bell s'était trompé en avançant qu'elles étaient seules sensibles. Magendie, montrant que les racines antérieures étaient sensibles aussi, et faisant voir en même temps que ces racines tiennent leur sensibilité des racines postérieures, a permis de modifier la proposition de Ch. Bell de façon à la mettre d'accord avec les faits. Au lieu de dire que les racines postérieures sont seules sensibles, nous dirons donc qu'elles sont seules source de sensibilité.

Leurs fonctions ont été mieux connues dès que l'expérimentation a été appelée à en fixer la nature. Il n'est personne qui n'admette aujourd'hui, après les preuves qui en ont été données, qu'elles président à la sensibilité d'une façon absolue et exclusive. L'expérimentation a montré en outre que la sensibilité était indépendante de la motricité; qu'une même partie pouvait avoir perdu la sensibilité et conservé le mouvement, et réciproquement.

Voici une grenouille qui nous a servi à vous démontrer ce fait dans la dernière leçon. Nous voyons encore aujourd'hui, en pinçant alternativement ses membres postérieurs, que le phénomène est resté tel que vous l'avez vu.

Le mouvement paraît donc indépendant de la sensibilité, et un membre insensible peut encore se mouvoir.

Mais jusqu'où va cette indépendance? Le mouvement d'une partie privée de sensibilité peut-il s'effectuer aussi bien qu'auparavant? Cette question, qui semble être résolue par l'affirmative, en ne considérant que le cas que nous vous présentons ici, a besoin d'être examinée de nouveau.

Nous allons voir que la perte de la sensibilité amène, dans les manifestations motrices, des troubles sur lesquels les physiologistes n'ont pas fixé leur attention, et qui cependant offrent une grande importance.

Jusqu'ici nous n'avons envisagé le mouvement que comme le résultat de deux actions distinctes : la contractilité musculaire, ou la faculté de contraction inhérente au tissu musculaire, et l'incitation nerveuse motrice qui met en jeu cette propriété. Or, ces actions ne sont pas les seules qui prennent part aux phénomènes du mouvement. Nous avons vu que les muscles recevaient, outre les filets moteurs, des filets sensitifs. Par là existe dans ces organes une sensibilité particulière à laquelle on a donné le nom de *sens musculaire*, sensibilité qui, permettant d'apprécier jusqu'à un certain point l'énergie des actions musculaires, la portée d'un effort donné, serait nécessaire pour assurer aux mouvements d'ensemble la coordination qui leur est indispensable.

Si, chez une grenouille dont une des pattes postérieures est insensible, nous tirons en arrière les deux pattes postérieures, l'une des deux, celle qui a perdu la sensibilité, restera étendue; l'animal ne la ramène pas volontairement contre le bassin. S'il fait un mouvement qui doive la ramener, le mouvement semble commencer par l'autre patte, qui a conservé la sensibilité. Si les deux pattes postérieures étaient insensibles, les mouvements auxquels elles se livreraient prendraient encore leur point de départ dans les mouvements d'une partie restée sensible, dans les mouvements des membres antérieurs, par exemple. Il semble que les mouvements d'un membre privé de sensibilité soient déterminés, entraînés par ceux du membre opposé.

Voici une autre grenouille chez laquelle les racines postérieures lombaires ont été coupées des deux côtés. Vous la voyez encore mouvoir ses membres quand on pince une partie restée sensible. Mais ces mouvements sont bien moins nets, moins précis que quand la sensibilité y existe. Les membres s'agitent comme sans but,

convulsivement. Nous plaçons maintenant cette grenouille sur un plan, les pattes étendues, dans une position
qui ne leur est pas ordinaire : l'animal ne fait aucun
mouvement pour les ramener à la flexion.

Le fait qui a appelé mon attention sur cette influence
qu'exerce la sensibilité d'une partie sur les mouvements
dont elle est le siége, mérite d'être indiqué. Il fournit
d'ailleurs une preuve expérimentale assez satisfaisante
de l'importance du rôle de la sensibilité dans les mouvements.

Lorsque je tenais par le tronc entre deux doigts les
grenouilles sur lesquelles je voulais expérimenter, ces
animaux faisaient, pour se débarrasser de l'étreinte
qu'ils subissaient, des efforts dans lesquels les pattes postérieures pendantes se soulevaient pour venir s'arc-bouter
contre les doigts et pour les repousser. Or, chez les grenouilles que la section des racines lombaires postérieures
d'un côté avait rendues partiellement insensibles, une
patte seulement se relevait pour écarter mes doigts :
c'était la patte qui avait conservé sa sensibilité ; l'autre
s'agitait comme sans but. Voici de quelle manière ces
expériences nous ont fourni leurs résultats.

Exp. — Sur une grosse grenouille on a découvert
avec soin la moelle épinière, et on a coupé les racines
rachidiennes postérieures du côté droit.

Lorsqu'on touche très légèrement les cordons postérieurs de la moelle épinière mis à nu, l'animal éprouve
une espèce de contraction subite, de soubresaut dans
les membres postérieurs correspondants.

L'ouverture du rachis a été faite, du reste, très

convenablement et sans aucune contusion de la moelle.

Trois racines postérieures ont été clairement divisées (il en reste peut-être encore une, la plus élevée). Aussitôt après le membre a perdu sa sensibilité, et il reste flasque et étendu quand la grenouille est suspendue, par exemple; mais il a pourtant conservé sa mobilité. Si l'on remet la grenouille en liberté, elle saute et nage en apparence aussi bien avec ses deux membres postérieurs. La patte droite, quoique tout à fait insensible, ne paraît avoir rien perdu de l'agilité de ses mouvements. Lorsqu'on saisit la grenouille par la tête, et qu'on la maintient suspendue, elle cherche à accrocher avec ses pattes postérieures les doigts qui la tiennent et cherche à s'en débarrasser. Mais ce qui est remarquable, c'est qu'elle n'atteint les doigts qu'avec le membre postérieur, qui possède ses racines de sentiment, bien que l'autre membre se meuve et s'agite, mais sans but aussi bien déterminé.

Sur cette même grenouille on divise les racines postérieures de l'autre côté, du côté gauche. Aussitôt la faculté motrice se montre beaucoup plus affaiblie dans les deux membres postérieurs. Il semble ne plus y avoir d'harmonie dans leurs mouvements. Dans l'eau, les mouvements de natation sont irréguliers; à terre, l'animal rampe en quelque sorte avec les membres postérieurs et saute difficilement.

Quand on pince les membres antérieurs, l'animal exécute, pour fuir, des mouvements auxquels prennent part les membres postérieurs.

Exp. — Sur une autre grenouille on a ouvert le rachis

dans toute son étendue, puis on a coupé les racines postérieures des quatre membres. Dans l'eau, l'animal reste immobile et ne se meut pas spontanément. Quand on l'excite en piquant la tête qui est restée sensible, l'animal fait des mouvements désordonnés de ses quatre membres; mais ces mouvements ne sont pas en harmonie les uns avec les autres pour déterminer un mouvement commun, celui de natation par exemple.

Exp.—Sur une autre grenouille on fait la section des racines postérieures des deux membres pelviens. L'animal étant placé dans l'eau, les deux membres postérieurs sont pendants et peu mobiles. Quand on saisit la grenouille derrière les membres antérieurs, elle ne fait pas de mouvements pour se débarrasser des doigts qui la tiennent.

Cette section des racines sensitives, qui influe sur les mouvements chez les grenouilles, ne paraît pas tenir à l'insensibilité de la peau; elle semblerait plutôt dépendre de l'insensibilité des muscles.

Exp. — Sur une grosse grenouille bien vivace on a écorché les quatre membres, en laissant le tronc revêtu de sa peau. L'animal, remis dans l'eau, n'avait rien perdu de l'agilité de ses mouvements; il nageait comme à l'ordinaire. Mais bientôt après son immersion dans l'eau, qui était très légèrement tiède, les muscles de la grenouille se sont infiltrés; les vaisseaux sanguins s'étaient remplis d'eau et contenaient même quelques bulles de gaz. Alors les mouvements devinrent d'abord difficiles, puis disparurent bientôt après, ainsi que l'irritabilité musculaire et l'excitabilité nerveuse.

Nous savons que la contractilité appartient au muscle, que la contraction est déterminée par l'influence des nerfs moteurs; mais cette sorte de ton musculaire en vertu duquel un muscle en repos n'est pas un muscle relâché, paraîtrait appartenir à l'action des racines postérieures. Lorsque la sensibilité a disparu, les mouvements sont mal coordonnés : il semble que l'animal n'ait plus conscience de ce qui se passe dans ses muscles.

J'ai voulu savoir si l'on pouvait, en détruisant la sensibilité, soustraire à l'influence de la volonté certains mouvements musculaires.

Nous venons de voir déjà chez les grenouilles qu'en détruisant la sensibilité dans un membre postérieur, et surtout dans les deux, les mouvements en reçoivent une influence manifeste. Il était intéressant dès lors de voir si, en ne laissant qu'un membre à l'animal, il pourrait encore le mouvoir volontairement.

Nous allons ici vous rendre témoins d'expériences que nous avons déjà faites hier dans le but d'élucider cette question.

Exp. — Voici deux grenouilles auxquelles, par la section des nerfs des membres antérieurs et d'un membre postérieur, nous avons, dans ces trois membres, détruit à la fois le mouvement et le sentiment. Chez l'une d'elles, nous laissons intact le membre postérieur restant; chez l'autre, nous privons ce membre du sentiment par la section des racines postérieures qui s'y rendent.

Or, vous pouvez voir que les mouvements des deux pattes postérieures, qui sont restées capables de se mouvoir, ne sont pas comparables. Celle qui a conservé à la fois la sensibilité et le mouvement exécute des mouvements bien déterminés, tandis que chez la seconde grenouille, dont la patte a perdu le sentiment, nous ne trouvons que des mouvements vagues et non coordonnés.

Nous plaçons sur le dos et dans l'eau les deux grenouilles. La dernière y reste dans un repos complet; l'autre fait, avec la patte qui lui reste, des mouvements volontaires dans le but évident de se retourner. A mesure donc qu'on détruit la sensibilité, il semble qu'on enlève le mouvement volontaire.

Les observations pathologiques pourraient, s'il était plus facile d'en saisir les conditions, nous fournir des éléments pour la solution de cette question. Elles nous permettraient d'arriver à savoir si, pour déterminer des mouvements volontaires, la volonté a ou n'a pas besoin de l'auxiliaire des nerfs sensitifs. Mais il faut renoncer à faire usage des observations qu'on n'a pas recueillies dans un but spécial. On cite, par exemple, des malades qui mouvaient volontairement des membres insensibles. Il est bien difficile de savoir ce qu'on doit penser de cette insensibilité qui peut fort bien n'intéresser que la peau, et ne pas exister dans les parties musculaires profondes; cela a souvent lieu chez les hystériques par exemple. Dans ces cas, la perte de sensibilité n'est donc pas absolue; quelquefois même elle n'est que passagère. J'en ai vu un exemple chez une femme affectée de paralysie hystérique. Chez cette malade une application de sangsues éveilla une sensibilité très vive dans une partie insensible la veille.

En coupant les rameaux cutanés d'un membre, chez
un animal, on peut rendre la peau parfaitement insensible, quoique l'animal marche alors fort bien, probablement parce que la sensibilité musculaire est conservée.
Mais quand chez l'homme la paralysie est profonde et
atteint les rameaux sensitifs des muscles, les malades ne
semblent pouvoir faire agir leurs membres qu'avec difficulté et en regardant ces membres pour en diriger les
mouvements.

Lorsque sur les animaux, au lieu de couper les rameaux cutanés, on opère la section des racines postérieures, il n'en est plus de même : les mouvements ont
beaucoup perdu de leur assurance, comme on peut le
voir encore par les expériences comparatives suivantes,
qui nous montreront en outre quelles sont les altérations
de nutrition que la soustraction des racines postérieures
peut amener dans les membres.

Exp. — Sur un épervier on fit la section des filets
cutanés de la serre. La section fut faite en haut et en
dehors du métatarse ; là, le nerf se trouve logé entre le
tendon des muscles et l'artère qui se trouve au-dessous.
En soulevant le nerf avec un petit crochet, on en fit la
section et on évita de blesser l'artère.

Avant l'opération, l'animal avait naturellement les
deux serres sensibles et les retirait lorsqu'on les pinçait.
Aussitôt après l'opération, il y eut insensibilité complète
des griffes et de toutes les parties situées au-dessous de
la section du nerf. Cependant l'animal saisissait énergiquement les objets avec les serres de cette patte, et il se
tenait également bien avec les deux pattes sur le barreau

de sa cage. Quand on pinçait la patte opérée sans qu'il le vît, il ne faisait aucun mouvement.

Exp. — Sur un chien chez lequel j'avais coupé les nerfs cutanés qui se rendent aux quatre pattes, on pouvait voir les mouvements de la marche s'exécuter parfaitement, les muscles n'avaient pas perdu leur sensibilité, comme dans le cas qui suit.

Exp. (23 août 1842.) — Sur un jeune chien âgé d'un mois et demi, on ouvrit le rachis largement dans la région lombaire ; puis après l'animal fut délié et mis en liberté ; il marchait, se tenait bien sur son train postérieur, qui paraissait seulement un peu plus faible depuis l'opération. Les deux membres postérieurs se mouvaient également. On coupa du côté droit les racines postérieures qui se rendaient au membre ; après quoi celui-ci devint insensible. On délia de nouveau l'animal, et on reconnut que les mouvements étaient restés les mêmes qu'avant dans la patte gauche, qui avait conservé sa sensibilité, tandis que la patte droite insensible était devenue traînante. Elle n'était plus agitée que par des mouvements incertains et sans but. Lorsque l'animal était arrêté et qu'il se soutenait sur ses membres, la patte droite ne touchait pas à terre ; elle était relevée et un peu fléchie. Lorsque l'animal courait, le membre droit, ne pouvant plus suivre dans ses mouvements celui du côté gauche, restait traînant après lui. Lorsque l'animal faisait des mouvements moins rapides, la patte droite suivait mieux les mouvements du membre gauche.

L'animal mourut le huitième jour. Dans les derniers temps, le membre insensible était devenu complétement immobile, tandis qu'à gauche, dans la patte saine, le mouvement et la sensibilité avaient persisté.

A l'autopsie, on vit que toutes les racines postérieures qui se rendent au membre droit étaient bien coupées. Seulement les deux premières racines lombaires antérieures avaient été lésées dans l'opération. Il faut toutefois remarquer que ces racines entrent pour une très faible part dans la formation du plexus qui fournit les nerfs au membre ; de sorte que cette lésion n'aurait pas pu expliquer les troubles si considérables des mouvements. A l'autopsie, on rechercha avec soin si dans le membre il n'y avait pas eu des altérations de nutrition, et on n'y reconnut rien d'appréciable, ce qui montre qu'au bout de trois jours il n'était pas survenu de lésion de nutrition à la suite de la section des racines postérieures pratiquée entre le ganglion et la moelle.

Sur un autre chien, deux ou trois racines lombaires postérieures étant coupées, l'animal tenait aussi la patte dans un état de rétraction.

Exp. (28 août 1842.) — Sur une grosse grenouille on coupa à droite les racines lombaires postérieures. Après l'opération, le membre se mouvait parfaitement, quoiqu'il eût perdu entièrement sa sensibilité. La plaie du dos fut recousue, et l'animal, placé dans un vase, s'échappa dans le laboratoire, et resta perdu jusqu'au 15 octobre 1842. On retrouva alors la grenouille dans un coin, sous une pierre, la plaie du dos étant parfaitement cicatrisée. L'animal était bien portant ; seulement la patte postérieure droite, insensible, était considérablement œdématiée. Il semblait qu'ici la destruction des racines postérieures eût amené une lésion de nutrition consécutive. Il faut ajouter cependant que la grenouille ayant été remise dans l'eau, au bout de quelques jours, l'œdème du membre droit avait complétement disparu.

Exp. (5 septembre 1842). — Sur un jeune chien de un mois et demi on ouvrit largement le canal vertébral dans la région lombaire, après quoi l'on remit l'animal en liberté. Les mouvements du train postérieur étaient presque aussi libres qu'avant. Ils étaient également conservés dans le membre droit et le membre gauche.

On coupa alors les racines postérieures des six dernières paires lombaires et des paires sacrées. Après cela, l'animal remis en liberté se soutenait encore assez bien sur sa patte; mais, en pinçant celle-ci, on remarqua qu'elle avait conservé encore beaucoup de sensibilité dans différents points, ce qui tenait, comme on le vit, à ce que la racine postérieure de la dernière paire lombaire n'avait pas été coupée. Alors on divisa cette racine et aussitôt la sensibilité disparut complétement du membre; mais on remarqua que les mouvements furent aussitôt considérablement troublés. Si l'animal voulait se tenir sur sa patte, il tombait et la jambe fléchissait. Lorsque l'animal marchait plus vite, il ne marchait réellement que sur trois pattes, et ne se servait pas du membre postérieur droit.

La section de la dernière racine postérieure lombaire, en faisant disparaître toute la sensibilité qui persistait dans le membre, a donc suffi pour amener immédiatement un grand trouble dans les mouvements.

Or, la section de cette racine, préalablement mise à découvert, a pu être faite sans ajouter aucune complication nouvelle à l'opération, soit du côté de la moelle épinière, soit du côté des racines antérieures, de sorte que ce résultat est aussi concluant que possible, et prouve que tant qu'il reste un peu de sensibilité, les mouvements conservent une certaine régularité qu'ils perdent à l'instant même où cette sensibilité est enlevée.

Une demi-heure après cette opération, la patte droite était toujours à peu près inerte, et quand l'animal marchait il la traînait flasque après lui.

Le quatrième jour de l'opération, l'animal se portait bien, il mangea bien. Le membre postérieur droit était toujours complétement insensible et toujours privé de mouvement volontaire. L'animal ne pouvait se servir de son membre pour se soutenir. Cependant, lorsque le chien étant couché faisait des efforts pour se lever, il y avait des mouvements en même temps dans les deux membres.

Le sixième jour de l'expérience, l'animal mourut épuisé par la suppuration. Les membres postérieurs étaient toujours restés dans le même état, savoir : membre droit insensible et privé de mouvement volontaire, il y avait parfois des mouvements désordonnés et sans but déterminé. Au repos, ce membre droit restait toujours dans l'extension ; le membre gauche jouissait toujours de toute sa sensibilité et de tous ses mouvements.

Lorsque l'animal était mourant et étendu presque sans mouvement, on mit à nu les vaisseaux sanguins des deux membres postérieurs. A droite comme à gauche, la veine contenait du sang noir et l'artère du sang rouge. On apercevait les battements artériels du côté gauche, tandis qu'à droite on ne put pas les percevoir. En était-il de même quand l'animal était bien vivant? C'est ce qu'on ne pouvait savoir.

L'animal fut laissé pour mort, ne faisant que de loin en loin quelques mouvements respiratoires. Mais une heure après, les mouvements respiratoires étaient devenus beaucoup plus fréquents; on examina de nouveau les vaisseaux cruraux, et on compta sur l'artère gauche 26 pulsations à la minute, tandis qu'on n'en percevait pas à droite.

A l'autopsie de la moelle, on constata que la plaie était en voie de cicatrisation, que les bouts périphériques des racines postérieures coupées étaient légèrement renflées; qu'il n'y avait pas dans le membre postérieur droit d'altération de nutrition appréciable, que toutes les racines postérieures qui vont à ce membre étaient coupées, et qu'aucune des racines antérieures n'avait subi la moindre atteinte.

Exp. (9 septembre 1842). — Sur un jeune chien, on opéra à droite la section des racines postérieures lombaires et celle des deux premières sacrées. On enleva d'abord trois racines postérieures ainsi que leurs ganglions. Ensuite, un ganglion n'ayant pu être enlevé, fut contus et mâché; enfin, la première paire sacrée fut complétement enlevée, racines antérieure et postérieure.

Aussitôt après cette expérience, le membre postérieur droit était devenu insensible, mais l'animal ne pouvait plus se soutenir sur ce membre qui était maintenant dans un état de demi-flexion. Cependant il y survenait des mouvements d'apparence involontaires, toutes les fois que l'animal se mouvait.

Après l'ouverture du canal vertébral, on avait constaté que les deux membres étaient restés dans leur état physiologique, en ce sens que l'animal marchait et se portait sur son train postérieur d'une manière à peu près normale. Après la section des racines postérieures du membre droit, celui-ci présenta l'affaiblissement de ses mouvements précédemment indiqué, tandis que la section de ces racines n'a pas eu d'influence sur le membre gauche qui est resté dans l'état où il était avant.

Le 11 septembre, deux jours après, l'animal était mort. A l'autopsie, on ne trouva pas d'altération de nutrition dans la patte droite. Les artères dans cette patte, comme dans celle du côté opposé, contenaient du sang rouge, et les veines du sang noir. Il n'y avait aucun œdème dans le membre, de sorte que l'ablation des ganglions intervertébraux qui avait été faite, ne paraissait pas avoir, dans les circonstances indiquées, rien changé aux phénomènes de nutrition.

Exp. (10 octobre 1842). — Sur un jeune chien de deux mois, on coupa les racines lombaires rachidiennes.

Après avoir ouvert le canal vertébral, et lorsque la moelle était à découvert, on délia l'animal et on s'assura qu'il marchait, courait, que rien n'était sensiblement altéré dans les mouvements ou dans la sensibilité du train postérieur.

La section des racines postérieures fut faite alors du

côté gauche; en opérant cette section, on prit toutes les précautions nécessaires pour que aucune racine antérieure ne fût lésée.

Après la section des racines postérieures, la faiblesse était très grande dans les mouvements de la patte postérieure gauche; l'animal ne pouvait plus s'appuyer sur son autre patte. On rechercha alors l'état de la sensibilité du membre postérieur gauche et on remarqua qu'il existait encore un reste de sensibilité qui portait l'animal à retirer la patte quand on la pinçait. On vérifia alors si toutes les racines postérieures étaient bien coupées, et on vit que la racine postérieure de la seconde paire sacrée avait été oubliée et que, chez le chien, la racine postérieure de la septième lombaire se divisait, comme cela arrive quelquefois, en deux portions dont une seule avait été coupée.

Après avoir coupé ces deux racines de sentiment, on remit l'animal en liberté. Alors, le membre complétement privé de sensibilité, présenta une faiblesse extrême. L'animal, non-seulement ne pouvait s'appuyer sur lui, mais quand il courait, il le traînait après lui comme si c'était un membre inerte. Cependant il existait encore quelques mouvements dans ce membre, mais d'apparence involontaires et sans coordination.

Le membre postérieur droit avait conservé toute sa sensibilité, et toute sa motilité.

Exp. (29 août 1848). — Sur un jeune chien de deux mois, on ouvrit le canal rachidien dans la région lombaire du côté droit, et on coupa de ce côté les racines postérieures, après quoi la sensibilité avait disparu dans tous le membre exepté peut-être dans la dernière griffe.

Les mouvements étaient à peu près abolis du côté droit, tandis qu'à gauche la patte avait conservé toute sa sensibilité et toute sa motilité.

Alors on fit à gauche la section de deux racines antérieures, en respectant les racines postérieures. On trouva après cela que les mouvements étaient affaiblis dans ce membre où ils paraissaient même plus faibles que du côté droit, mais la sensibilité était restée intacte, de sorte que l'on pouvait voir, dans cette double expérience, qu'il y avait eu une influence exercée par les racines postérieures sur le mouvement, tandis que la section des racines antérieures n'avait aucune influence sur la sensibilité.

Le lendemain, la jambe droite était étendue sans mouvement et ne pouvait se fléchir ; la sensibilité persistait toujours dans la dernière griffe. La jambe gauche était flasque et restait dans la demi-flexion ; elle possédait encore un certain nombre de mouvements. Lorsque l'animal faisait des efforts pour se soulever, c'est dans la patte gauche que se remarquaient les mouvements volontaires, insuffisants toutefois pour lui permettre de marcher.

Le 6 septembre, huitième jour de l'opération, l'animal mourut, épuisé sans doute par la suppuration. Pendant cet intervalle rien de nouveau n'avait été remarqué dans les mouvements du membre postérieur. On fit avec soin l'autopsie. Les organes abdominaux thoraciques ainsi que le cerveau n'offraient aucune lésion ; on trouva une grande quantité de lombrics dans l'intestin.

En examinant la moelle, on trouva que la plaie avait un bon aspect et que la cicatrisation était déjà très avancée. Il n'y avait aucune trace d'inflammation de la moelle ; sa substance n'était pas ramollie. La surface de la dure-mère était recouverte du côté droit par une couche pseudo-membraneuse et avait déjà contracté des adhérences avec la portion correspondante du canal vertébral. A la partie inférieure seulement de la région lombaire, la dure-mère était ramollie et se déchirait quand on la pinçait ; elle était comme gangrenée dans un point qui montrait une ouverture ayant donné issue à un peu de liquide céphalo-rachidien.

Toutes les racines postérieures lombaires étaient coupées, ainsi que la première sacrée. Sans doute la sensibilité qui persistait dans la griffe ne provenait pas de ces racines. A gauche, les sixième et septième racines lombaires antérieures étaient coupées. Le bout central était gonflé et renflé en forme d'une petite massue ; le bout périphérique n'offrait pas de renflement et c'était l'inverse qui avait lieu pour les racines postérieures.

En examinant s'il était survenu des lésions de nutrition dans les membres, on ne trouva absolument rien d'anormal. De sorte qu'après huit jours on voit que la section des racines postérieures entre la moelle et le ganglion n'avait amené dans le membre aucun trouble apparent de la nutrition.

D'après tous les faits précédents, la sensibilité et le mouvement volontaire paraissent donc liés physiologiquement.

On pourrait donner comme vérification de cette proposition ce qui se passe toutes les fois qu'on doit faire un effort pour soulever une masse. Les premières contractions sont ménagées, ce sont des tâtonnements destinés à avertir le sens musculaire de l'intensité des efforts à déployer; ces sensations sont évidemment sous l'influence des nerfs sensitifs. Les explications que nous venons de donner n'empêchent pas la vérité de cette proposition fondamentale : *les racines antérieures sont motrices, les postérieures sensitives*, quoique leur destruction soit suivie, comme nous l'avons vu, d'une perversion des mouvements volontaires.

Magendie a démontré que la cinquième paire préside à des phénomènes de nutrition; nos expériences nous ont montré que les racines postérieures rachidiennes sont loin d'avoir sur ces phénomènes une influence aussi marquée.

Sur un chien chez lequel on avait coupé les racines postérieures qui se rendaient à un membre, le membre se tuméfia; une inflammation gangréneuse survint dans une partie du membre, ainsi qu'au bout de la queue; plus tard l'animal guérit complétement. Mais nous avons vu qu'ordinairement les choses ne se passent pas ainsi, même lorsqu'on enlève le ganglion rachidien.

Voici quelques expériences singulières sur les racines rachidiennes postérieures que je vais vous signaler encore en terminant.

Exp. (26 janvier 1846). — Sur un chien adulte, en digestion, dont le canal vertébral avait été ouvert. on pinça successivement plusieurs racines antérieures, et on constata, au moment où on les pinçait, que des mouvements limités se montraient dans le membre correspondant.

Les racines postérieures sont incapables par elles-mêmes de produire des mouvements lorsqu'on les irrite après leur séparation de la moelle épinière. Cependant j'ai vu quelquefois des résultats que je ne sais comment expliquer, je vais vous les signaler, en attendant que des faits nouveaux viennent montrer quelle interprétation il convient de leur donner, ou montrer s'il y a eu quelque cause d'erreur dans leur interprétation.

Après avoir coupé les racines postérieures, on les pinça dans leur bout périphérique, et on constata qu'aucun mouvement n'avait lieu. Cependant, en tirant un peu sur la racine, de manière à apercevoir le ganglion, et en pinçant ce dernier, on observa clairement des contractions sans douleur qui survinrent dans les muscles voisins du dos. Cette expérience a été vérifiée à deux reprises différentes sur le même animal.

Exp. (28 janvier 1846). — Sur un chien adulte, à jeun depuis trois ou quatre jours, étant épuisé par suite de l'ouverture du canal vertébral dans la région lombaire, on constata que non-seulement les racines antérieures étaient insensibles, mais que les postérieures elles-mêmes devenaient de moins en moins sensibles et finirent par devenir insensibles au point que, lorsqu'on les pinçait, l'animal ne poussait aucun cri et n'exécutait aucun mouvement général comme manifestation de douleur. Alors lorsque, sur cet animal tellement affaibli qu'il était comme mourant, on pinçait une racine postérieure qui ne donnait aucun signe de sensibilité, on voyait au moment du pincement des mouvements se manifester dans les muscles lombaires du voisinage. Lorsque la racine était coupée, c'était par le pincement du bout central qu'apparaissaient les mouvements dans les muscles lombaires. Chez ce chien mourant, en pinçant le bout périphérique de la racine postérieure, et en pinçant le ganglion lui-même, on n'a vu aucun mouvement se manifester, ainsi qu'on l'avait observé par le pincement du ganglion chez l'animal précédent, qui était très vivace.

QUINZIÈME LEÇON.

11 FÉVRIER 1857.

SOMMAIRE : Influence des impressions sensitives sur les mouvements du cœur. — De la mort possible par arrêt du cœur. — Expériences faites avec l'hémodynamomètre. — Avec le cardiomètre. — Constance de la pression latérale dans le système artériel. — Variétés de l'impulsion cardiaque. — Influence des racines rachidiennes sur la pression du sang.

MESSIEURS,

On peut dire que toujours un phénomène de mouvement reconnaît pour point de départ une impression sensitive. Les mouvements volontaires eux-mêmes sont toujours précédés d'une sensation actuelle ou passée qui en règle le but, le sens et la portée. Au moins la nécessité de cette influence n'est-elle pas douteuse pour les mouvements involontaires.

Eh bien, nous allons voir maintenant que toute influence capable de développer de la sensibilité, agit sur le cœur pour le troubler dans son fonctionnement.

Nous avons, avec Magendie, engagé le tube du cardiomètre dans la carotide d'animaux soumis à diverses expériences portant sur le système nerveux. Nous avions ainsi, pendant toute la durée des opérations, une traduction exacte de toutes les modifications qui pouvaient à chaque instant survenir dans les contractions du cœur.

Exp. — Sur un chien dont la pression dans le système artériel représentait l'élévation d'une colonne de 160 à 165 millimètres de mercure, on ouvrit le canal vertébral. Bien que l'animal eût perdu peu de sang et que l'opération eût été bien faite, nous trouvâmes qu'après l'opération, la pression était considérablement diminuée et qu'en même temps les oscillations étaient plus étendues. Le cardiomètre accusait alors une pression variant de 45 à 90 millimètres de mercure. Un pareil trouble ayant singulièrement émoussé la sensibilité, nous dûmes attendre quelque temps pour interroger la sensibilité des racines et juger de son influence sur les mouvements du cœur. L'instrument restant toujours fixé à la carotide, et l'animal en repos, la pression remonta peu à peu à 150 millimètres de mercure que les impulsions cardiaques faisaient monter à 160 millimètres.

Alors on pinça la racine antérieure et constamment on observa un brusque arrêt des pulsations, arrêt qui durait très peu de temps.

On coupa alors la racine antérieure sans rien produire du côté du cœur. Mais le pincement de son bout périphérique déterminait un arrêt brusque du cœur suivi d'accélération de ses battements.

Dans des expériences analogues faites sur d'autres chiens, cet arrêt du cardiomètre survenait sous l'influence de sensations assez peu vives pour ne pas faire crier l'animal.

Cette sensibilité récurrente qui se traduit ici par un arrêt réflexe du cœur lorsqu'on pince la racine antérieure, arrive à la moelle par la racine postérieure, car si l'on coupe cette racine postérieure, le pincement de la racine antérieure ne produit plus rien sur le cœur.

Après avoir ainsi coupé les deux racines, on vit, en interrogeant la sensibilité des quatre bouts comme on

le fait dans les expériences sur la sensibilité récurrente,
que le bout central postérieur qui, dans ces expériences,
était seul sensible, était encore ici le seul dont l'irritation
déterminât l'arrêt du cœur. Cet arrêt était subit, le
mercure ne descendait pas ; il restait à la hauteur qu'il
occupait dans le tube. Cette interruption de l'action du
cœur pouvait durer quinze ou vingt secondes, au bout
desquelles la colonne mercurielle descendait. Elle continuait alors à osciller avec un abaissement de dix à quinze
millimètres, qui durait quelques secondes au bout desquelles le mercure remontait de quinze, vingt et même
trente millimètres. Le cœur battait ensuite plus vite
qu'avant.

Cette influence de la sensibilité sur les mouvements
du cœur est un fait important à connaître : il est telles
circonstances dans lesquelles elle peut être une cause de
mort. Qu'on prenne, par exemple, un animal affaibli
par l'abstinence, par une perte de sang, par une cause
quelconque, l'arrêt du cœur, conséquence d'une sensation douloureuse, peut être chez lui définitif.

C'est ainsi que peut se produire la syncope, sous l'influence d'une douleur vive, peut-être d'une émotion
morale. Les sensations extérieures exercent donc une
action réflexe sur les organes intérieurs, notamment sur
le cœur.

Ce sujet a été de notre part l'objet d'études spéciales que nous allons vous communiquer avec détail, en raison de l'intérêt qu'ont la physiologie et
la médecine à connaître des phénomènes capables,
dans certains cas, de devenir une cause de mort subite.

En vous faisant cet exposé, nous vous dirons quelques mots des moyens manométriques à l'aide desquels nous avons pu mesurer et déterminer cette action spéciale des nerfs de sentiment sur le cœur.

Voici des expériences qui ont été faites avec l'hémo-dynamomètre de M. Poiseuille.

Exp. — Sur un chien galeux, qui avait manifesté très peu de sensibilité à l'excitation des racines rachidiennes (voir page 92, cinquième leçon), on appliqua, le lendemain de l'opération, l'hémodynamomètre sur l'artère carotide.

Lorsqu'on excitait les racines antérieures, l'animal n'éprouvait aucune douleur. Par l'excitation des racines postérieures, la douleur était obtuse. Aussi les modifications que subissaient les oscillations par suite de l'excitation de ces racines étaient très faibles, et à peine la régularité des oscillations était-elle troublée.

L'animal fut du reste, probablement par suite de son insensibilité, très peu affecté par toutes ces opérations; il continua à manger, et a guéri parfaitement de toutes ces expériences.

Exp. (23 avril 1847). — Chien adulte et vivace, en digestion. On ouvrit la colonne vertébrale par le procédé ordinaire et on sépara les racines qui constituent la dernière paire lombaire. Cette séparation s'opéra très facilement. Immédiatement après l'opération, l'animal étant épuisé on put alors toucher et séparer facilement la racine antérieure de la postérieure; mais bientôt la sensibilité se réveilla et le moindre attouchement des racines causait une douleur vive. Alors on appliqua l'instrument à la carotide. La pression constante était alors de 70 millimètres environ. Les pulsations n'étaient que de 2 ou 3 millimètres.

Alors, pendant que l'instrument restait appliqué, on pinça et on irrita les racines rachidiennes et on observa une élévation dans la colonne mercurielle après chaque manifestation douloureuse. Cette élévation persistait moins longtemps après l'excitation de la racine antérieure qu'après celle de la racine postérieure, et de plus, dans le cas de l'irritation de la racine postérieure, l'élévation de la colonne mercurielle était manifestement précédée par un arrêt et ensuite par un abaissement plus ou moins considérable de cette même colonne mercurielle.

Exp. — Sur un chien de taille moyenne de deux ans environ, la portion lombaire de la moelle étant mise à découvert par le procédé ordinaire, on observa que la sensibilité des racines antérieures était obtuse immédiatement après l'expérience et très apparente un peu plus tard.

On plaça l'instrument pour mesurer la pression et ses modifications sous l'influence de l'irritation des racines; mais par un accident arrivé au moment de l'application de l'instrument, une grande quantité de la solution saturée de carbonate de soude pénétra dans le sang, ce qui amena quelque temps après la mort de l'animal. On observa au moment de cet accident un fait intéressant: C'est qu'aussitôt après l'introduction du carbonate de soude dans la circulation, il se produisit par la plaie du dos une hémorrhagie qu'il fut impossible d'arrêter. Le sang qui s'écoulait, quoique veineux, avait une couleur rutilante et l'hémorrhagie paraissait due évidemment à l'action du carbonate de soude sur le sang.

Exp. (27 avril 1847). — Chien vigoureux, taille un peu au-dessus de la moyenne, à jeun depuis vingt-quatre heures, d'ailleurs vivace et bien portant.

On appliqua l'instrument à la carotide gauche avant de pratiquer l'ouverture de la colonne vertébrale. Le minimum de la pression fut d'abord de 110, elle oscilla plus tard entre 160 et 165. L'animal était très sensible ; il poussait des gémissements continuels qui donnaient nécessairement lieu à des expirations prolongées. Toutefois celles-ci ne modifient pas très sensiblement les oscillations de la colonne mercurielle quand elles ne sont pas en même temps accompagnées de mouvements généraux. On observait du reste les oscillations du pouls qui étaient inégales comme cela a lieu naturellement chez le chien.

A ce moment, on découvrit les deux branches supérieure et moyenne du nerf facial. On distingua facilement, dans cette dernière, la portion qui appartient à la cinquième paire en ce qu'elle est flexueuse, tandis que la portion appartenant au nerf facial lui-même a une disposition rectiligne.

La branche supérieure était sensible au pincement et son pincement produisit une élévation dans la colonne mercurielle.

La branche moyenne était également sensible. On la divisa et on pinça le bout central en ayant soin de ne pas comprendre, autant que possible, dans ce pincement la portion anastomotique appartenant à la cinquième paire. On observa, dans ce dernier cas, un abaissement de la colonne mercurielle qui précéda son élévation.

Après ces observations, on ouvrit la colonne vertébrale dans la région lombaire par le procédé connu. L'animal, qui était vivace et très turbulent, fut considérablement affaibli par suite de cette opération quoiqu'il n'eût pas perdu beaucoup de sang; ce qui tenait sans doute à ce qu'il était à jeun.

L'instrument, qui avait été enlevé, fut replacé de nouveau sur la même carotide. Aussitôt après l'ouverture du rachis, on trouva que la colonne de mercure soulevée n'était que de 45 millimètres, puis elle s'établit un peu plus tard comme constante à 70 millimètres. Alors on examina avec soin ce que produisait l'excitation des racines sur la colonne mercurielle, et on put constater très nettement les résultats qui suivent, parce que l'animal était devenu très calme.

1° Quand on touchait très légèrement la racine postérieure de manière que la douleur ne fût pas assez vive pour produire un mouvement ou un cri, il survenait cependant à l'instant même une secousse brusque dans les muscles de la cuisse, et en même temps il y avait arrêt brusque de la colonne mercurielle à 70 millimètres et presque aussitôt un abaissement de 5 à 10 millimètres. Puis, vingt à vingt-cinq secondes après qu'on avait touché la racine, il se manifestait une ascension de la colonne mercurielle qui allait de 5 à 10 millimètres au-dessus de 70. Cette oscillation de la colonne mercurielle persistait de quinze à vingt secondes, après quoi elle revenait à 70, qui était la pression initiale.

2° Quand on touchait très légèrement la racine antérieure de la même façon que la racine postérieure, c'est-à-dire de manière qu'il n'y eût ni mouvement ni cri produit, on observait également un frémissement brusque dans la cuisse, et, immédiatement, une élévation de la colonne mercurielle sans qu'on eût constaté préalablement un abaissement, comme cela avait lieu pour la racine postérieure. Enfin, cette élévation de la colonne mercurielle, qui suivait l'excitation de la racine antérieure, persistait beaucoup moins longtemps que celle qui suivait l'excitation de la racine postérieure.

On a reproduit un grand nombre de fois ces excitations des racines assez légèrement pour ne provoquer aucun signe de douleur, et on les a vues constamment exercer la même influence sur les oscillations de la colonne mercurielle.

Alors, après ces observations, on divisa la racine antérieure de la dernière paire lombaire que l'on examinait, et on pinça successivement les deux bouts de la racine divisée. Le pincement du bout central ne produisit absolument aucun effet, ni douleur, ni contraction musculaire, ni aucune modification dans l'état de la colonne mercurielle. Le pincement très léger du bout périphérique de la racine antérieure, toujours exécuté de telle manière que l'animal ne poussât aucun cri et ne se livrât à aucun mouvement général, afin de n'avoir par là aucune cause de trouble des mouvements de la colonne mercurielle, ce léger pincement produisit absolument les mêmes effets que ceux que l'on avait obtenus quand la racine était entière.

Alors, la racine postérieure de la septième paire rachidienne lombaire fut divisée, la racine antérieure correspondante restante intacte. En pinçant le bout périphérique de cette racine postérieure, il n'y eut aucun effet produit, aucune douleur perçue, aucune perturbation des oscillations de la colonne mercurielle. Il sembla apparaître au premier moment quelques contractions légères dans les muscles de la cuisse; mais ce sont là des phénomènes très fugitifs, déjà observés, et que nous ne faisons que signaler en passant, sauf à revenir plus tard sur ce sujet.

Après toutes ces observations sur les racines rachidiennes, on revint au nerf facial, et on constata que le bout périphérique de sa branche supérieure était sensible et agissait sur le cardiomètre exactement comme le bout périphérique d'une racine antérieure rachidienne.

Ensuite on découvrit le pneumogastrique du côté gauche; on le pinça légèrement, et on observa une ascension de la colonne mercurielle, absolument comme pour la racine antérieure.

On coupa ensuite les deux nerfs vagues dans la région moyenne du cou; leur section manifesta de la douleur. Après cette section, il n'y eut pas de mouvements de suffocation; l'animal resta calme, la hauteur de la colonne mercurielle s'était un peu abaissée.

On agit alors de nouveau sur les racines rachidiennes, et on observa exactement les mêmes phénomènes qui ont été signalés plus haut pour les deux racines; ce qui prouve que ce n'est pas par l'intermédiaire du pneumogastrique que leur action sur le cœur se transmet.

A part tous les faits observés sur l'influence du nerf sensitif sur le cœur, cette expérience prouve de plus que l'ouverture du rachis, en affaiblissant l'animal, fait diminuer considérablement la pression du sang, abaissement qui est toujours en rapport avec une diminution de la sensibilité.

On avait observé en outre qu'avant l'ouverture du rachis, et lorsque l'instrument était appliqué sur la carotide gauche, si l'on venait à comprimer la carotide opposée, cette compression suffisait pour produire une ascension considérable dans la colonne mercurielle, ascension qui disparaissait dès qu'on venait à cesser la compression du vaisseau.

Après l'ouverture du rachis, lorsque l'animal était affaibli, on ne pouvait plus produire ce phénomène en opérant de la même manière. D'ailleurs on observait aussi qu'avant l'ouverture du rachis, les artères plus pleines, turgides, battaient avec plus de force sous le doigt qui les comprimait.

Cette expérience a été faite, comme toutes celles qui précèdent, avec l'hémodynamomètre de M. Poiseuille.

Exp. (10 septembre 1847). — Dans les expériences suivantes, on a substitué à l'hémodynamomètre de M. Poiseuille un nouvel instrument appelé *cardiomètre* (fig. 41). Les pulsations ou les oscillations résultant des contractions du cœur sont plus considérables et plus faciles à observer que dans le manomètre à deux branches qui constitue l'instrument de M. Poiseuille. Sans entrer dans une comparaison détaillée sur le mécanisme et la valeur relative de ces deux instruments, compa-

raison qui ne doit pas trouver sa place ici, nous dirons
que, pour avoir une notion exacte sur les phénomènes de
la circulation artérielle et sur les indications données par
les instruments manométriques, il ne faut pas confondre,
comme on l'a fait jusqu'à présent, les impulsions du cœur
et la pression artérielle dans une seule et même indication. Mais il faut, au contraire, distinguer ce qui appartient à la pression artérielle seule et ce qui appartient à
la pulsation ou à la contraction du cœur. Il faut, en
outre, éviter, autant que possible, que ces indications
soient troublées par les mouvements respiratoires.

Cette séparation des phénomènes peut se vérifier directement par l'expérience : quand on met l'instrument
dans l'artère, on a à la fois une pression artérielle, qui est
constante, et la pulsation cardiaque, qui est variable.
Quand on met l'instrument directement dans le ventricule, on n'a plus que la pression variable comme le
montre l'expérience suivante :

Exp. (12 octobre 1847). — Sur un chien d'une
taille un peu au-dessous de la moyenne, on introduisit,
en entrant par la veine jugulaire droite, un tube de verre
convenablement recourbé jusque dans le ventricule droit
du cœur, et on appliqua ce tube au cardiomètre. On vit
alors que l'on obtenait l'impulsion du ventricule sans
pression constante. La pulsation était forte, plus forte
que celle qu'on observe dans le système artériel.

Une autre particularité est que cette pulsation était
excessivement brusque et sèche, tandis que dans une artère elle est plus souple et mieux soutenue. Ici, on voit
que la pression du ventricule droit paraîtrait plus forte

que celle du ventricule gauche, si on compare ce qu'on obtient dans ce ventricule à ce qu'on obtient dans les artères; mais cette différence peut tenir à ce que la pulsation ventriculaire, étant à son maximum dans le ventricule gauche, va en diminuant dans le système artériel à mesure qu'on s'éloigne du cœur, tandis que la pression artérielle resterait partout la même, dans toute l'étendue du système. Voici, du reste, les chiffres des observations qui ont été faites.

Le point de départ de chaque pulsation était zéro parce que, lorsque la pression cessait, la colonne mercurielle retombait à zéro.

1re pulsation de 0 à 60	9e pulsation de 0 à 55
2e — de 0 à 50	10e — de 0 à 60
3e — de 0 à 40	11e — de 0 à 65
4e - de 0 à 65	12e — de 0 à 65
5e — de 0 à 60	13e — de 0 à 70
6e — de 0 à 40	14e — de 0 à 60
7e — de 0 à 60	15e — de 0 à 60
8e — de 0 à 45	

Dans ces élévations successives, la colonne mercurielle retombait généralement à zéro; cependant il y eut quelques cas, vers la fin de l'expérience, dans lesquels elle n'y retombait pas complétement, ce qui produisait des oscillations assez difficiles à caractériser. C'était une sorte d'élévation de la colonne mercurielle qui avait lieu en plusieurs temps.

Ainsi, en observant exactement, on vit que dans ces cas la colonne mercurielle ne retomba qu'à 10; puis remonta à 77; puis retomba à 20, pour remonter à 50; à 10, pour remonter à 45; puis enfin retomba à zéro, pour remonter à 70.

A l'autopsie on trouva le ventricule perforé par l'extrémité du tube de verre, qui cependant était bordé à la lampe et rendu mousse. Il y avait eu par suite un peu de sang épanché dans le péricarde. Cette perforation, opérée dans la paroi du ventricule, porte à penser que l'extrémité du tube était appuyée contre elle et que c'était peut-être à cette obstruction que sont dus les cas dans lesquels la colonne n'est pas retombée exactement à zéro.

Le cardiomètre dont la figure est ci-jointe (fig. 41), remplit assez convenablement les indications que nous avons signalées plus haut. Sur cet instrument dont le tube n'offre guère que 3 ou 4 millimètres de diamètre intérieur, ce qui est déjà un avantage à cause de la masse moins grande de mercure à mettre en

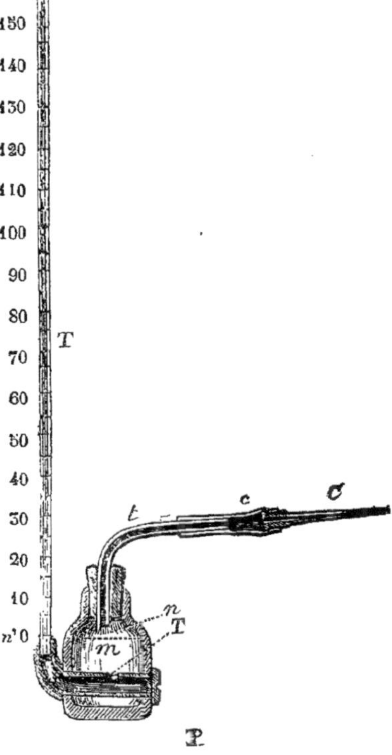

FIG. 41 (1).

mouvement, on observe pendant son application une portion du tube constamment occupée par le mercure

---

(1) Le cardiomètre se compose d'un flacon en verre épais et solide. Ce flacon est traversé par un tube en fer solidement scellé. Ce tube porte une ouverture en T par laquelle entre le mercure, qui remplit le

qui représente la pression artérielle; puis, une autre portion est le siége d'oscillations régulièrement intermittentes qui représentent les impulsions cardiaques. Dans cet instrument, les pressions cardiaques sont beaucoup plus faciles à distinguer, parce qu'elles se trouvent réunies dans une seule colonne.

On peut, à l'aide du cardiomètre, constater, ainsi que nous l'avons fait, différents points nouveaux, relatifs à la circulation artérielle qui trouveront ailleurs leur développement. Nous dirons seulement ici que les pressions cardiaques sont très variables, chez des animaux de taille différente; qu'elles sont d'autant plus fortes que l'animal est plus grand; tandis que la pression constante diffère beaucoup moins chez des animaux de taille très différente quand ils se trouvent dans des conditions physiologiques identiques. Nous ajouterons que les modifications des impulsions cardiaques peuvent

flacon de verre. Une extrémité du tube de fer est bouchée, l'autre sort du flacon et se recourbe en haut, de manière à recevoir en n' un tube en verre T, qui est gradué, et qui a tout au plus 2 à 3 millimètres de diamètre intérieur.

Par sa partie supérieure, le flacon est fermé hermétiquement par un bouchon percé d'un tube t de verre ou de fer, au bout duquel se trouve ajusté un tube en métal c destiné à entrer dans le vaisseau dans lequel on veut mesurer la pression. Le tube C est réuni au tube t par un tube de caoutchouc vulcanisé et qui est très court.

Quand l'instrument est en action. toute la portion supérieure de l'appareil C c t est remplie de carbonate de soude pour empêcher la coagulation du sang. Le niveau du mercure est en n dans le flaçon, et n' en dehors. Ce niveau correspond au zéro, et quand le sang presse sur la surface mercurielle m du mercure, la pression se communique par l'ouverture T du tube en fer, et le mercure monte dans le tube en verre gradué ici jusqu'à 150 millimètres, mais devant aller jusqu'à 250 pour les fortes pressions.

être tout à fait indépendantes de celles qui portent sur la pression artérielle ; que dans les déperditions sanguines, par exemple, il arrive le plus ordinairement que la pression constante diminue tandis que l'oscillation cardiaque augmente d'étendue, le contraire ayant lieu dans la pléthore, ou lorsqu'on opère la transfusion du sang.

Dans les différents points du système artériel, la pression constante est sensiblement la même, tandis que la pression cardiaque diminue à mesure que l'on s'éloigne du cœur.

Mais, comme lorsqu'on applique cet instrument, aussi bien que les instruments manométriques ordinaires sur deux artères successivement, on modifie les phénomènes de la circulation par le fait seul que l'on a lié un premier vaisseau avant d'agir sur le second, nous avons imaginé un autre instrument qui donne simultanément la pression dans deux vaisseaux également ou inégalement distants du cœur. Cet instrument (fig. 42), hémomètre différentiel, ne donne que les différences de pression. Or, on voit que ces différences, nulles pour deux vaisseaux également distants du cœur, deviennent d'autant plus grandes que l'on compare deux vaisseaux plus inégalement voisins du cœur. On trouve alors un excès de pression pour le vaisseau le plus rapproché du cœur, quoiqu'ils soient tous deux du même calibre comme les artères carotides et crurales, par exemple.

Nous allons maintenant vous rapporter une expérience qui vous montrera nettement les résultats que l'on peut obtenir avec le cardiomètre mentionné plus haut (fig. 41).

Exp. — Sur un cheval, on découvrit l'artère carotide et la veine jugulaire du côté gauche. On choisit un petit

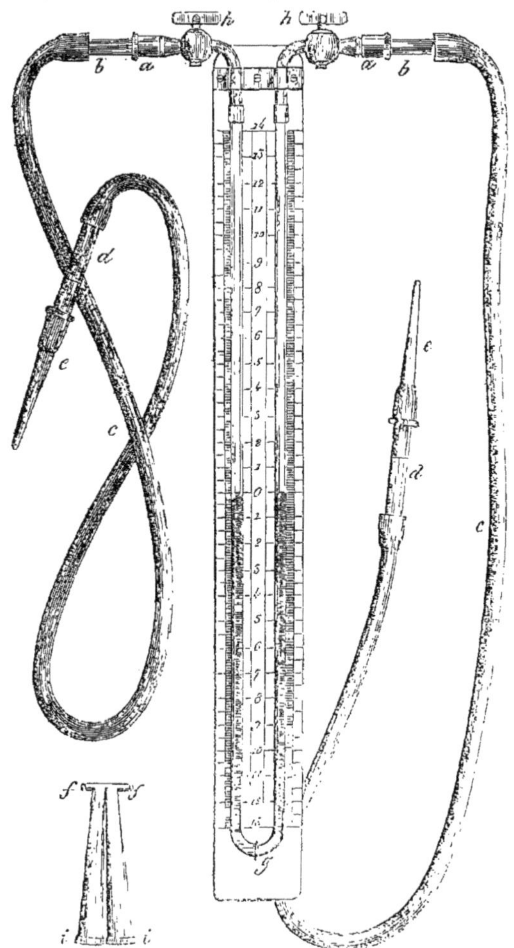

FIG. 42 (1).

rameau carotidien qui va se ramifier dans le muscle

(1) L'hémomètre différentiel se compose d'un tube *y* à deux branches égales et fixé sur une planchette. Aux deux extrémités sont placés des robinets *bb*, puis des tubes de gutta-percha ou de plomb *cc* longs chacun

sterno-mastoïdien et à sa naissance sur l'artère carotide, on introduisit le tube du cardiomètre. On obtint, comme pression constante, une colonne de mercure de 110 millimètres (l'animal étant très calme). Puis, à chaque contraction du cœur, la colonne mercurielle montait à 175 millimètres, de sorte qu'il y avait 110 millimètres pour la pression constante, ou pression artérielle, et 65 millimètres pour l'impulsion du cœur.

Voici, du reste, la série de quelques observations :

	Pression minimum, constante.	Pression maximum.	Impulsion cardiaque.
Animal calme.	110	175	65
—	110	170	60
Un peu d'agitation	110	195	85
On arrête la circulation dans la veine jugulaire en la pressant.	120	190	70

On lâcha la veine, et on pressa l'artère au-dessus du point où était placé le cardiomètre. On eut :

Pression minimum.	Pression maximum.	Impulsion cardiaque.
110	185	75

On observa ces résultats plusieurs fois.

de 1ᵐ,50 environ, afin de pouvoir atteindre aux artères des extrémités du corps d'un animal assez volumineux. Chacun de ces tubes flexibles est terminé par un tube métallique dd sur lequel se fixe un autre tube métallique ee qui doit être mis en communication avec le vaisseau dans lequel on veut observer la pression.

On peut ainsi placer les deux tubes extrêmes ee dans deux vaisseaux inégalement éloignés du cœur, et le sang pressant de part et d'autre dans les tubes remplis de carbonate de soude, doit laisser le mercure en o s'il y a égalité de pression, ou donner une élévation de pression qui exprime exactement la différence de pression entre les deux vaisseaux. Quand on veut mesurer la différence de pression qui existe entre le bout central et le bout périphérique du même vaisseau, on fait usage de deux tubes soudés l'un contre l'autre ; — ff, extrémités du tube double qui doivent être fixées dans le vaisseau ; — ii, autre extrémité du tube qui doit être ajustée dans chacun des tubes de l'appareil.

On pinça alors le vague et le sympathique réunis et on obtint :

Pression minimum.	Pression maximum.	Impulsion cardiaque.
125	190	65

On voit, d'après ces expériences, que la compression de la veine jugulaire a produit une légère augmentation de la pression constante, qui de 110 est montée à 120. La compression de l'artère, au-dessus du point où était appliqué l'instrument, n'a pas sensiblement modifié la pression. On voit également que le pincement du nerf vague a augmenté la pression constante sans augmenter l'impulsion.

On appliqua alors le cardiomètre au bout périphérique de la veine jugulaire. Le tube était le même que celui qui était appliqué sur le petit rameau de l'artère carotide ; il avait environ 1 millimètre de diamètre intérieur. Voici les résultats obtenus pour la pression de cette veine comparée à celle de l'artère : il est bien entendu que, dans ce dernier cas, l'impulsion du cœur était nulle et que tout était pression constante.

L'animal étant parfaitement calme et portant la tête haute, on a :

105, 100, 100, 95, 90.

La pression allait en diminuant ainsi qu'on le voit, et au moment où, l'animal étant toujours parfaitement calme, on vint pincer le vague et le sympathique réunis on eut encore 90, l'animal n'ayant pas fait de mouvement.

Alors on changea le tube du cardiomètre et on en mit un qui, au lieu de 1 millimètre, avait 1 centimètre de diamètre. La pression resta toujours de 90, l'animal étant très calme et ayant la tête haute, puis cette pression descendit à 85, 80.

Alors on pinça le nerf récurrent : l'animal fit en même temps un mouvement de la tête, provoqué ou accidentel, et aussitôt la pression monta de 80 à 115.

L'animal redevint calme, et la pression redescendit à 80.

Puis ce cheval exerça seulement avec les mâchoires quelques mouvements de mastication, et la pression remonta d'abord à 95, puis jusqu'à 130. Ensuite le repos étant revenu, la pression redescendit à 85, 75, 65.

A ce moment, l'animal fit un mouvement accidentel du cou et de la tête, mouvement que n'avait provoqué l'excitation d'aucun nerf, et aussitôt la pression remonta brusquement à 130. Puis l'animal redevenant calme, la pression revint à 80.

Alors l'animal fatigué laissa tomber sa tête et on vit, à mesure que la tête s'abaissait, la pression baisser dans l'ordre qui suit :

70, 65, 60, 55, 50, 45.

On pinça alors le bout central du facial coupé. Aussitôt l'animal redressa la tête par suite de la douleur, et la pression remonta à 110. L'animal redevint calme : la pression redescendit à 60, puis à 50, puis à 45, puis à 40 et à 35 à mesure que l'animal baissait la tête, paraissant s'endormir. L'animal ensuite relevant brusquement la tête, la pression remonta subitement à 130.

D'après cette expérience, on voit que la pression du sang dans le système veineux dépend exclusivement des mouvements qui s'accomplissent dans les parties d'où provient cette veine. Le pincement des nerfs ne paraît y déterminer aucune modification, à moins qu'il n'amène en même temps un mouvement dans la partie d'où provient la veine. Nous savons qu'il n'en est pas de même pour la pression artérielle, qui peut se trouver modifiée, ainsi que nous l'avons vu, par le seul attouchement d'une racine rachidienne qui n'a cependant déterminé aucune manifestation douloureuse ni aucun mouvement appréciable.

Cette différence prouverait encore que l'influence des nerfs, qui retentit si fortement sur le cœur, ne fait pas ressentir ses effets au delà du système artériel.

Exp. (13 septembre 1847). — Sur un lapin de taille moyenne, on appliqua le cardiomètre sur l'artère carotide. La pression constante ou minimum était de 95, et la pression maximum de 100, ce qui faisait que les oscillations du cœur n'avaient pas plus de 5 millimètres : le plus grand nombre n'allait même que de 3 à 4. On voit ainsi que 95, qui était la pression constante du système artériel, diffère peu de la pression du cheval, tandis que l'impulsion cardiaque n'est représentée chez le lapin que par 5 millimètres et offre une différence énorme avec les pulsations du cheval, qui sont environ de 80 millimètres. C'est donc, chez les animaux de volume différent, surtout la pression cardiaque qui varie bien plus que la pression artérielle.

Toutes les fois qu'on produisait une douleur, en pinçant soit un nerf sensible, soit la peau de l'oreille, il y avait un abaissement subit de la colonne mercurielle tombant de 100 millimètres à 75, comme si cette douleur suspendait momentanément l'action du cœur. Puis, après quelques secondes, se manifestait une élévation dans la colonne mercurielle. (Quelquefois l'abaissement de la colonne mercurielle succédait à un simple mouvement volontaire de l'animal.)

On apercevait aussi parfois dans le cardiomètre d'autres mouvements qui paraissaient produits par la respiration.

Quand on pinça le filet du sympathique qui unit le ganglion cervical supérieur avec l'inférieur, on ne produisit absolument rien sur le cardiomètre, et la pression resta la même.

Exp. (8 septembre 1847). — Sur un chien adulte, d'une taille au-dessous de la moyenne, la colonne vertébrale ayant été ouverte comme à l'ordinaire, deux racines rachidiennes furent mises à nu. L'animal avait perdu une assez grande quantité de sang, et il se trouva considérablement affaibli à la suite de l'opération, au point que l'on sépara les racines antérieures des racines postérieures sans que l'animal éprouvât une vive douleur.

On appliqua alors le cardiomètre sur la carotide : on avait comme pression constante 100 , et des pulsations excessivement petites qui n'avaient pas plus de 3 à 4 millimètres de hauteur.

Alors on pinça une racine antérieure, et on obtint les résultats suivants :

	Minimum.		Maximum.	
1°	103	à	115	
2°	103	à	115	L'animal est calme.
3°	103	à	112	
4°	103	à	112	

Minimum.   Maximum.

    5°   104   à   122   Cris.
    6°   115   à   124   ⎫
    7°   118   à   128   ⎬ Dans ce cas, comme dans les autres,
    8°   122   à   132   ⎭ l'élévation persistait assez longtemps.

Alors on pinça la racine postérieure, et l'on obtint comme élévation de la colonne mercurielle les résultats qui suivent :

    1°   103 à 140   Cris et efforts.
    2°   110 à 130
    3°   120 à 140
    4°   120 à 135

Après ces observations, on opéra la section de la moelle épinière dans la région cervicale, au-dessous des nerfs phréniques. La respiration était diaphragmatique, les mouvements du thorax avaient complétement cessé.

Alors on pinça une racine postérieure dans la région lombaire. Aussitôt il y eut des frémissements de la totalité du tronc; mais il n'y avait aucune élévation dans le cardiomètre. Bientôt, au contraire, la colonne mercurielle baissa en indiquant des pulsations faibles et irrégulières.

Dans cet abaissement successif, la colonne mercurielle descendit jusqu'à 35 et 40 millimètres: alors les pulsations avaient à peu près complétement disparu. A ce moment on irrita fortement la moelle épinière dans la région lombaire, et on vit aussitôt les mouvements du cœur se réveiller et les oscillations devenir évidentes, marquant 5 millimètres environ. Du reste, au moment de ces dernières observations, l'animal était mourant.

Exp. (13 octobre 1847). — Chien de taille moyenne,

en digestion. On appliqua le cardiomètre sur le bout
central de l'artère carotide ; on obtint :

Minimum.	Maximum.	Pulsations.	
1° 140	180	40 }	Animal ca me, 28 respirations
2° 140	180	40 }	par minute.

On observa, sous le rapport des mouvements respiratoires et des pulsations, lés phénomènes suivants :

Il arrivait que des petites pulsations, de 10 millimètres
environ, venaient se surajouter les unes aux autres. Le
point de départ étant 140, la premiere pulsation sautait
à 180, la seconde à 190, la troisième à 200, et alors la
colonne mercurielle retombait d'un seul coup à 140 millimètres qui marquaient la pression artérielle constante,
tandis que les autres élévations étaient produites par des
contractions successives du cœur dont elles indiquaient
la pression.

Les résultats précédents furent constatés un grand
nombre de fois, après quoi on appliqua le cardiomètre
au bout périphérique de la même artère carotide. On
obtint :

Minimum.	Maximum.
110	120 — 125 — 130

Cette ascension était produite, d'abord, par la pression
constante qui était de 110, puis, par des pulsations dont
la première était de 10 et les suivantes de 5 millimètres,
pulsations qui se surajoutaient jusqu'à produire une
pression maximum de 130, après quoi la colonne mercurielle retomba à 110, point fixe de la pression artérielle
constante. Quelquefois cependant, la colonne mercurielle ne retombait qu'à 120 ou 115 pour remonter

ensuite à partir de ce point. Voici, du reste, le tableau de quelques observations :

Minimum.	Maximum.
110	120 — 125 — 130
110	120 — 125 — 130
120	130 — 135
115	120 — 125 — 130
110	115 — 120 — 125
110	115

Alors les racines lombaires furent mises à nu par le procédé ordinaire. L'opération fut rapide et l'animal perdit cependant une assez grande quantité de sang.

On replaça ensuite le cardiomètre sur le bout central de l'artère carotide ; on obtint :

Minimum.	Maximum.
110	114
112	114

Dans un effort que fit l'animal, la pression monta à 120, et, dans ce moment, les pulsations étaient imperceptibles. (On observa en même temps que lorsqu'on opérait une traction sur l'artère, cela faisait disparaître les pulsations.)

On voit, d'après cela, que l'opération avait affaibli considérablement la pulsation et modifié les phénomènes circulatoires.

Alors on expérimenta sur la sensibilité des racines : les racines antérieures étaient douées d'une sensibilité très évidente qui se manifestait à la section et au pince-ment de ces racines.

Voici ce qu'on observa du côté des pulsations au moment de l'irritation des racines antérieures :

1°	100	à	130	Irritation très forte.
2°	120	à	130	— moins forte.
3°	120	à	125	— faible.
4°	120	à	130	— plus forte.

Pendant l'irritation de la racine postérieure, on observa que :

1° De 110 millimètres la colonne mercurielle descendit subitement à 90 au moment du pincement, puis remonta à 130, puis enfin redescendit pour se fixer à 110.

2° De 110 elle descendit brusquement à 100 lorsqu'on pinça de nouveau, puis remonta après à 130, etc.

Au moment même où l'on pinçait la racine postérieure, il y avait immobilité de la colonne mercurielle et cessation des pulsations; on aurait dit que le cœur était arrêté; ce qui amenait toujours un abaissement brusque de la colonne mercurielle auquel succédait ensuite une élévation. On constata ce résultat un assez grand nombre de fois et on vit que pendant ces oscillations les impulsions cardiaques étaient restées très faibles, de 3 à 4 millimètres seulement; les pulsations étaient au nombre de 85 par minute.

Alors la moelle épinière fut coupée dans la région cervicale, au-dessus des nerfs phréniques, car tout mouvement respiratoire soit thoracique soit diaphragmatique avait cessé. Dans un effort de l'animal, le mercure monta à 160, redescendit ensuite à 130, à 125, puis tomba à 90, 70, 60, 40, 30 et finalement à zéro. Alors l'animal paraissait mort, et à l'auscultation on n'entendait pas le cœur. A ce moment, je tiraillai la moelle; bientôt le mercure remonta à 40, et même de 10 à 60; il y avait souvent coïncidence entre l'ascension du mercure et le tiraillement de la moelle. Quand on cessa ce tiraillement, la colonne mercurielle retomba.

L'animal étant mort, et le cœur en repos, on ouvrit

la poitrine et on vit reparaître dans le cardiomètre des oscillations de 16 à 20 millimètres.

Exp. (29 octobre 1847).— Sur un chien adulte d'une taille un peu au-dessus de la moyenne, on découvrit les racines lombaires du côté droit. L'animal, turbulent, perdit beaucoup de sang ; en faisant la préparation, on arracha complétement la cinquième paire des nerfs lombaires du côté droit.

Avant l'expérience, le cardiomètre placé à la carotide donnait 160 à 180 millimètres de hauteur ; les plus grandes pulsations étaient de 20 millimètres. Après l'ouverture du rachis, le cardiomètre ne donna plus que 55 à 60 millimètres, les pulsations n'étaient plus que de 4 millimètres. Presque immédiatement après, on pinça la racine antérieure de la sixième paire lombaire du côté droit, au-dessous de celle qui avait été arrachée ; elle se montra complétement insensible. Un peu plus tard, on pinça la racine antérieure de la septième lombaire, qui donna une sensibilité évidente.

Exp. (10 novembre 1847). — Sur une chienne de taille moyenne, grasse, et qui, après six jours d'abstinence, avait fait, vingt-quatre heures avant l'opération, un repas de pommes de terre, je découvris la moelle dans la région lombaire, du côté droit, par le procédé ordinaire. Les sixième et septième paires lombaires furent mises à nu.

Aussitôt après l'opération je dégageai facilement les racines, sans douleur pour l'animal, et je passai un fil au-dessous de chaque racine antérieure. Les racines postérieures étaient, aussi bien que les racines antérieures, insensibles quand on ne faisait que les toucher pour les séparer.

Alors on plaça le cardiomètre à la carotide. L'animal était tranquille et impassible, comme le sont d'ordinaire ceux de cette race (loulou). Le cardiomètre accusait une impulsion très forte, comme on peut le voir par le tableau suivant :

100	à	140	pouls :	40
110	à	150		40
120	à	160		40
100	à	130		30 Animal calme.
100	à	150		50
70	à	130		40
100	à	150		50

Il y avait très peu de petites pulsations, qui étaient de 10 millimètres environ.

Alors on examina la sensibilité des racines qui étaient à découvert depuis une demi-heure environ.

On pinça légèrement une racine antérieure et on obtint une ascension de 110 à 170.

Les racines antérieures étaient devenues bien nettement sensibles, bien que l'animal eût supporté six jours d'abstinence ; il est vrai qu'il était très gras.

Après avoir constaté la sensibilité des racines antérieures un grand nombre de fois, on ne vit pas, à l'instrument, bien nettement des effets distincts pour les deux ordres de racines.

Alors on opéra la section de la moelle au niveau de la région cervicale. Il est présumable que les phréniques avaient été coupés, car il y avait des mouvements respiratoires seulement dans les mâchoires, mais les mouvements thoraciques et diaphragmatiques étaient complétement arrêtés. Le sang était noir dans les artères. A ce moment on obtint avec le cardiomètre :

				Pulsations.					Pulsations.
1°	140	à	260	60	8°	80	à	130	50
2°	160	à	220	60	9°	80	à	120	40
3°	140	à	200	60	10°	80	à	110	30
4°	120	à	180	60	11°	80	à	120	40
5°	110	à	170	60	12°	75	à	110	35
6°	110	à	150	40	13°	70	à	90	20
7°	90	à	135	45		etc., etc.			

La fréquence des pulsations diminua de plus en plus; leur nombre n'était vers la fin des observations que de 16 par minute.

Relativement à l'abaissement de la colonne mercurielle, elle descendit à 40 millimètres, où elle resta fixe pendant quelques instants. Alors on pinça les racines antérieures ou postérieures, et rien ne se manifesta à l'instrument par le pincement seul des racines. Mais, en tiraillant fortement la moelle épinière, on obtenait une ascension ainsi caractérisée :

1°	50	à	90	3°	30	à	60
2°	30	à	60	4°	50	à	130

Ensuite, on irrita le bout supérieur ou cérébral de la moelle épinière, et l'on obtint également une ascension très vive de la colonne mercurielle.

Messieurs, vous voyez ici un jeune dogue dont la moelle épinière a été mise à nu dans la région lombaire. Une lame vertébrale seulement a été enlevée et une seule racine mise à nu. Pour rendre l'opération plus facile, on avait éthérisé l'animal; il a peu souffert de l'opération ; ses mouvements sont libres, il marche parfaitement et est encore très vif. Nous allons, chez lui, mettre à nu l'artère carotide et y appliquer le cardiomètre.

Vous voyez maintenant qu'en touchant à peine les racines antérieures ou postérieures on détermine des mouvements d'arrêt momentanés, suivis d'oscillations en tout semblables à celles que nous vous avons décrites précédemment.

Ici se termine l'histoire de la racine postérieure. Avant d'examiner ses rapports avec la racine antérieure, nous devons examiner deux autres éléments, sensitif et moteur, de la paire nerveuse qui se distribuent aux organes intérieurs : ce sont les nerfs du grand sympathique, que nous étudierons dans la prochaine séance.

Mais je veux vous signaler encore une influence particulière des nerfs de sentiment, influence que je n'ai pas vue signalée par les physiologistes. Il s'agit d'un mouvement qui serait produit par l'irritation d'un nerf de sentiment pur sans aucune manifestation de douleur. Voici une expérience qui montre ce fait :

Exp. (12 décembre 1846). — Sur un chat, j'ai irrité avec la pointe d'un bistouri la branche auriculaire postérieure, et déterminé par suite dans l'oreille des contractions subites et convulsives sans produire ni cris ni douleur manifeste. Ensuite cette branche fut coupée ; il en résulta une vive douleur. Alors le pincement du bout périphérique ne détermina aucune douleur ni aucune contraction dans l'oreille. Il s'agissait donc bien là d'un nerf de sentiment pur, dont cependant l'irritation faible et non douloureuse avait produit des mouvements qui n'avaient rien de général, comme le mouvement douloureux, mais qui restaient exactement circonscrits à l'oreille. Comment se produit ce mouvement? C'est évidemment par une action réflexe agissant sur l'origine du facial, et non par une action directe du nerf de sentiment sur les muscles de l'oreille; mais il est probable que l'irritation légère produite sur le nerf donne lieu à une sensation de piqûre dans l'oreille dont l'animal cherche à se débarrasser. On sait, en effet, que l'irritation d'un nerf de sentiment, quand elle est légère, donne une sensation qui se localise dans les extrémités de ce nerf. C'est le cas qui se présente lorsqu'un choc comprime le nerf cubital à son passage entre le condyle de l'humérus et l'olécrane. C'est ce que j'ai vu en assistant à une opération de résection des nerfs honteux que fit M. Manec pendant que j'étais interne à la Salpêtrière, en 1840. Au moment où ce chirurgien toucha les nerfs honteux, le malade s'écria qu'on lui enlevait les parties génitales.

L'expérience, citée plus haut sur le chat, a été répétée sur le chien, sur le rat, sur le lapin, avec les mêmes résultats.

SEIZIÈME LEÇON.

13 FÉVRIER 1857.

SOMMAIRE : Relations anatomiques du grand sympathique avec les
paires nerveuses rachidiennes. — Analogies et différences dans la
structure. — Analogies et différences de propriétés. — Courant nerveux, courant musculaire. — Courant musculo-cutané. — Expériences
diverses sur le grand sympathique. — Son action motrice. — De la
sensibilité inconsciente. — Son influence sur les mouvements internes.
— Action spéciale de certains excitants. — Grande variété d'effets
obtenus par l'irritation des diverses parties du grand sympathique.

MESSIEURS,

Considérant la paire nerveuse comme le type qui représente pour nous toutes les portions essentielles du
système nerveux, nous avons successivement examiné
ses racines antérieure et postérieure, et étudié les propriétés et les fonctions de ses éléments moteur et sensitif.
Il nous resterait maintenant à établir les relations qui
unissent ces éléments, pour en faire une unité physiologique par l'intermédiaire de la moelle épinière.

Cependant, avant d'examiner le rôle et les propriétés
de la moelle, nous devons vous parler des nerfs de la vie
de nutrition, qu'on peut considérer encore comme une
troisième dépendance de la paire nerveuse.

Des racines antérieures et des racines postérieures de
la moelle épinière, ou plutôt de leur réunion en un
nerf mixte, s'échappent en effet des filets qui vont se
rendre aux ganglions qui constituent le grand sympathique. On a considéré ces filets comme les racines

d'origine antérieures et postérieures du grand sympathique. Si nous devions considérer ces racines comme celles qui vont dans les organes de la vie de relation, ce seraient les nerfs moteurs et sensitifs de la vie organique.

Il existe deux manières de comprendre le grand sympathique. Les uns, avec Bichat, regardent le grand sympathique comme un système nerveux indépendant, constitué par sa double série de ganglions, et fournissant des filets qui contractent des anastomoses avec les nerfs émanés de la moelle épinière. D'autres, avec Valentin, etc., regardent le système grand sympathique comme n'étant qu'une émanation directe de filets de la moelle épinière, sur le trajet desquels se rencontrent un grand nombre de ganglions. Quelles que soient les raisons physiologiques que l'on puisse faire valoir en faveur de l'une ou de l'autre de ces opinions, raisons que nous examinerons plus tard en faisant l'histoire particulière du grand sympathique, nous devons rappeler, pour le moment, qu'il existe entre les nerfs du grand sympathique et les nerfs du système cérébro-spinal, des différences sur lesquelles tout le monde est d'accord.

Le système du grand sympathique est composé par des tubes nerveux de grand et de petit diamètre, qui paraissent semblables à ceux que l'on rencontre dans les nerfs de la vie de relation. Toutefois, les tubes fins sont prédominants; mais, de plus, on trouve dans le grand sympathique des éléments nerveux particuliers, qui ont reçu le nom de *fibres de Remak*. Des recherches anatomiques récentes ont fait penser que ces fibres ne seraient qu'un état spécial du développement du système nerveux intermédiaire à la cellule nerveuse et à la fibre nerveuse proprement dite. Il y a ici la même remarque à faire relativement au système musculaire des organes auxquels se rend le grand sympathique, qui sont constitués ordinairement par la fibre musculaire lisse qui ne serait également qu'un état de développement inférieur à la fibre musculaire striée. Il y a pourtant des exceptions à cette règle, car on a vu que la tanche a son intestin entièrement garni de fibres musculaires striées.

Si les cellules ganglionnaires qui entrent dans la composition des ganglions du grand sympathique différaient de celles qui constituent les ganglions intervertébraux en ce qu'elles sont multipolaires, elles ressembleraient, sous ce rapport, aux cellules nerveuses des centres céphalo-rachidiens.

Les ganglions du grand sympathique donnent naissance à des filets nerveux, et en cela ils se distinguent des ganglions intervertébraux des racines rachidiennes qui jamais ne fournissent directement des filets. Quand on voit un ganglion nerveux pourvu de filets nerveux qui en émanent, on peut regarder ce ganglion comme appartenant au système du grand sympathique. Nous verrons plus tard le profit que nous pourrons tirer de ce caractère nouveau pour l'étude de certains nerfs de la tête.

Il résulte de là que ces différences anatomiques doivent correspondre à quelques différences physiologiques que nous avons à examiner.

Nous avons vu que dans le système cérébro-spinal les

deux ordres de racines nerveuses se distinguent par des caractères physiologiques bien nets, déterminés par le mode d'action des divers réactifs qu'on emploie comme excitateurs des propriétés nerveuses. Examinons comparativement ces agents sur les nerfs du système cérébro-spinal et sur ceux appartenant au grand sympathique.

L'électricité est le réactif le plus puissant pour exciter le nerf moteur rachidien. Nous savons qu'il suffit d'un courant excessivement faible traversant le nerf sciatique, pour obtenir une contraction dans la patte galvanoscopique de la grenouille; un courant très faible agira de même pour exciter le nerf moteur d'un mammifère; si maintenant nous appliquons le même courant électrique faible à un filet du grand sympathique, comme au filet de communication des ganglions cervicaux, chez le lapin, on ne voit pas d'effet très marqué; il faut généralement employer un courant beaucoup plus fort; mais à l'intensité près l'action est cependant la même, c'est-à-dire qu'il y a action motrice produite, et on observe la contraction des vaisseaux, la dilatation ou le resserrement de la pupille, l'écoulement de la salive, etc. Toutefois il faut observer que les effets de l'électricité se produisent moins rapidement sur le grand sympathique et persistent quelques instants après l'action de l'excitant.

Le nerf de sentiment est également excitable par l'électricité, mais il l'est infiniment moins que le nerf moteur, surtout si l'on agit sur le nerf sensitif quand il fait partie du tronc d'un nerf mixte. Ainsi, si l'on coupe le nerf sciatique sur une grenouille et si l'on excite successivement les deux bouts avec un cou-

rant électrique très faible, avec notre petite pince électrique par exemple, on verra que ce courant porté sur
le bout périphérique détermine aussitôt des convulsions,
tandis que appliqué sur le bout supérieur ou central, il
ne produit aucune contraction par action réflexe ; il
faudra pour obtenir cet effet employer un courant beaucoup plus énergique. Il faut dire cependant que chez
les animaux mammifères la sensibilité des nerfs est plus
grande que chez la grenouille. Il faut encore ajouter que
la même excitation mécanique comme un pincement par
exemple, portée comparativement sur la peau, sur le tronc
du nerf et sur la racine postérieure, permet de constater
que l'irritation de la terminaison et de l'origine du nerf
sensitif produit des effets plus énergiques que ceux
qu'elle détermine en irritant le tronc du nerf mixte.

Peut-on déterminer des actions réflexes par l'excitation électrique ou autre, portée sur des nerfs sensoriels ?
Il n'y a aucun doute à cet égard. Nous verrons plus
tard que diverses excitations sensorielles dont nous avons
conscience, telles que le goût par exemple, donnent
naissance à des mouvements réflexes sécréteurs, qui
s'effectuent par l'intermédiaire du grand sympathique.
Mais ici nous voulons seulement examiner si l'irritation
d'un nerf dont la sensibilité est inconsciente peut déterminer des mouvements réflexes. On sait déjà que, en
appliquant du vinaigre à l'orifice du conduit pancréatique ou biliaire sur l'intestin ouvert chez l'animal
vivant, on voit le liquide sécrété par les glandes s'écou-
ler par action réflexe. J'ai montré aussi qu'en coupant
le filet sympathique de communication au-dessous du

premier ganglion thoracique, on obtient, en galvanisant le bout supérieur, des contractions énergiques dans l'intestin grêle et dans l'estomac. Excitant le ganglion cœliaque, on a des contractions du gros intestin. Il semblerait résulter de là que c'est en quelque sorte la sensibilité d'une partie supérieure du canal intestinal qui excite les mouvements dans une portion inférieure. Quoi qu'il en soit, on voit qu'il faut admettre des filets sensitifs centripètes dans le système sympathique, comme dans le système cérébro-spinal. Nous constaterons même que cette sensibilité réflexe du sympathique paraît exaltée dans certains cas, particulièrement quand on a coupé ou lié les nerfs vagues dans la région moyenne du cou.

Nous savons encore qu'on peut obtenir une excitation du nerf moteur cérébro-spinal au moyen du courant musculaire. Peut-on obtenir le même résultat avec les nerfs moteurs du grand sympathique? J'ai essayé souvent, sans obtenir de résultat satisfaisant, avec le filet sympathique du cou chez le lapin. J'employais le courant musculaire de la grenouille comme excitant; mais ici on pourrait penser que l'excitant est trop faible. Du reste il n'y a pas lieu de penser *à priori* qu'il puisse y avoir de différence sous ce rapport entre le nerf moteur sympathique et le nerf moteur du système cérébro-spinal, puisque les muscles de la vie organique donnent un courant musculaire comme ceux de la vie animale. M. du Bois-Reymond a trouvé que le cœur possède cette propriété et que sa pointe se comporte négativement, tandis que la surface des ventricules est positive. J'ai également essayé sur le sympathique l'excitation métallique, qui est très active sur les nerfs cérébro-spinaux ; et à ce propos, messieurs, je vais vous rapporter quelques expériences nouvelles que nous avons faites sur cette singulière excitation des nerfs, depuis que nous vous avons signalé ce fait pour la première fois (voy. leçon 12ᵉ, p. 227). Nous compléterons en même temps ce que nous avons à vous dire sur les courants musculaires et nerveux considérés d'une manière générale.

Nous allons vous montrer que constamment on détermine une contraction dans la patte de la grenouille galvanoscopique, quand on fait toucher en deux points séparés le nerf de la patte sur une surface de mercure. Voici comment nous faisons cette expérience que nous allons répéter devant vous. Il y a du mercure dans une petite cuve isolante en porcelaine, en verre ou en bois (fig. 41) : si je fais toucher lentement sur le mercure le nerf *a* de la patte galvanoscopique du tube 1, en le posant dans une certaine longueur, il n'y a pas de contraction produite dans la patte ; mais si je fais en sorte qu'une portion de nerf soit isolée en un point, il y a contraction dès que le nerf touche ensuite le mercure. Pour opérer cet isolement, nous plaçons sur la surface du mercure un petit tube de verre très fin ou même un brin de fil ciré *i*, puis nous posons le bout *a* du nerf de la patte galvanoscopique 2 au-devant du corps isolant *i*, et nous touchons ensuite le mercure avec l'anse *b* du nerf qui a passé sur le pont. Au moment où l'anse du nerf touche le mercure, il y a une contraction dans la patte galvanoscopique. Si l'on place plusieurs ponts isolants *i i i* successivement (tube 4) et qu'avec un nerf assez long on touche le mercure dans les points *a b c d*, à chacun de ces points de

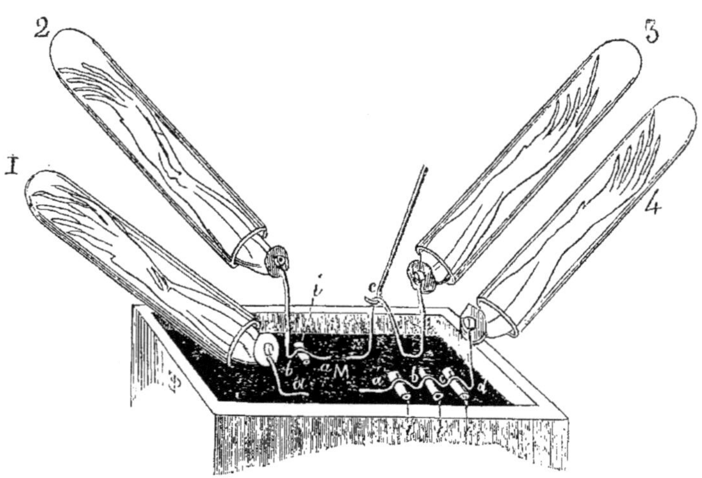

FIG. 41 (1).

contact on obtient des convulsions successives, mais qui vont en s'affaiblissant à mesure qu'on approche de la

(1) *Excitation métallique du nerf de la patte galvanoscopique de la grenouille.* — Sur une surface mercurielle M isolée et contenue dans une cuve de porcelaine, de verre ou de bois, on fait toucher le nerf d'une patte galvanoscopique également isolée dans un tube de verre bien sec extérieurement.

Tube 1. — Quand on étend le nerf *a* longitudinalement et lentement sur la surface mercurielle, il n'y a pas de contraction dans la patte galvanoscopique quand on applique le nerf, ni quand on le retire. Il y en aurait dans le cas où le nerf étant très excitable on agirait très vite dans l'application ou dans l'enlèvement du nerf. Il m'a semblé que lorsque le nerf est resté longtemps en contact avec le métal, il est plus ou moins épuisé et qu'il faut le laisser un peu reposer pour obtenir les effets que l'on a dans les cas suivants.

Tube 2. — On a mis un petit pont isolant en cire *i*. La portion *a* du nerf est d'abord appliquée sur le mercure sans rien produire dans la patte, puis lorsque le nerf vient retoucher en *b* le mercure, il y a une ou patte. On peut, au lieu de prendre un corps isolant appliqué sur le mercure, soulever une anse du nerf *c* (tube 3) avec une petite tige de verre. Si, au lieu de faire toucher le bout du nerf d'abord et l'anse ensuite, on fait au contraire toucher l'anse d'abord et le nerf ensuite, on a également une contraction, mais peut-être d'une manière moins certaine. Des surfaces métalliques autres que le mercure peuvent produire le même effet. Ainsi, avec une plaque de platine bien pur, de fer ou de cuivre, on obtient les mêmes résultats.

J'ai constaté qu'un nerf tenant à la moelle sur un animal vivant, le nerf sciatique de la grenouille, par exemple, isolé dans tout le trajet de la cuisse, mis en contact par deux points sur la surface métallique mercurielle, est excité de manière à déterminer des contractions dans la patte; mais il n'y a alors aucune action centripète sur le nerf sensitif et aucune action réflexe.

Quelle explication faudrait-il donner de cette action

plusieurs contractions dans la patte galvanoscopique. Lorsque le corps isolant est un peu volumineux, de manière que l'anse du nerf soit grande, les effets produits sont en général plus prononcés.

Tube 3. — Au lieu de faire un pont avec un corps isolant placé sur le mercure, on a soulevé le nerf en anse *c* avec un petit crochet de verre.

Tube 4. — On a placé successivement trois petits ponts isolants *i i i*. Lorsque le nerf touche en *b*, il y a première contraction, en *c* deuxième contraction, en *d* troisième contraction. Il faut ne pas fa re succéder trop vite ces excitations du nerf, car les dernières manqueraient; il faut attendre un petit instant après chaque excitation, avant de chercher à en provoquer une autre.

Il faut, pour ces expériences, prendre les soins que l'on doit garder dans des cas analogues. Il faut que la patte soit récente, et, si le nerf se dessèche, l'humecter, etc.

de la surface métallique ? En admettant qu'il y a développement d'électricité qui traverse et excite ce nerf, ou bien qu'il y a dérivation, par le corps conducteur, de l'électricité du nerf. Dans tous les cas je ne pense pas que l'explication que l'on invoque pour le courant musculaire puisse servir dans ce cas.

Relativement à la contraction qui survient dans la patte galvanoscopique en faisant toucher son nerf aux deux coupes du muscle, elle cesse de se produire lorsque le muscle est complétement mort et est venu à l'état de raideur cadavérique. J'ai vu alors, en examinant les muscles à l'appareil de M. J. Regnault, que le courant musculaire n'existe plus dans ces circonstances, de sorte qu'il y a au moins coïncidence, sinon rapport nécessaire, entre la contractilité musculaire physiologique et le courant musculaire électrique.

Quand on voudra obtenir des contractions dans la patte galvanoscopique en faisant toucher à son nerf les deux coupes d'un muscle, il faudra donc prendre un muscle vivant, soit en pratiquant une plaie transversale à un muscle de la cuisse sur une grenouille vivante, soit en prenant la cuisse de grenouille récemment préparée et possédant encore sa contractilité et le courant musculaire. Les muscles d'animaux à sang chaud produisent le même effet, seulement ils perdent beaucoup plus vite leurs propriétés physiologiques et électriques quand ils ont été séparés du corps. Il faut en outre avoir une patte galvanoscopique récemment préparée et bien vivace.

Le courant électrique se dirige de la surface *a* positive

(fig. 44, *fig.* 1) à la surface transversale *b* négative. Pour
que la contraction aitlieu, il faut que le nerf touche successivement la surface longitudinale *a*, et la surface trans-

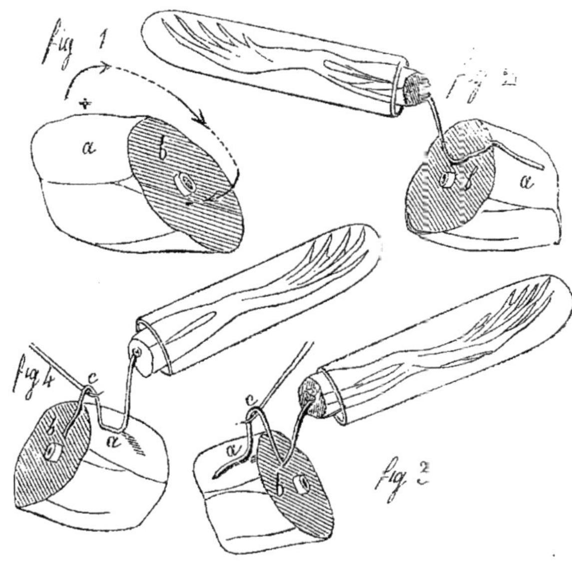

FIG. 44 (1).

versale *b* du muscle. Mais de même que pour le mercure,
si ce contact se fait d'une manière continue, sans inter-

(1) *Courant musculaire de la grenouille.* — *Fig.* 1. Tronçon de
cuisse de grenouille ; la peau est enlevée ; *a*, surface extérieure ou longitudinale du muscle ; *b*, surface transversale ou coupe du muscle. Le
courant est dirigé de *a*, surface positive, en *b*, surface négative.

Fig. 2. — Sur un tronçon de muscle placé sur une lame de verre on
a appliqué lentement et d'une façon continue le nerf d'une patte galvanoscopique isolée, de la surface positive à la face négative ; on n'a pas
de convulsion, parce que il est nécessaire pour cela d'établir un pont
isolé comme dans le cas suivant.

Fig. 3. — On a d'abord fait toucher le bout du nerf sur la face *a*
positive ; il a été soulevé en *c* avec une tige de verre, puis on a fait
toucher l'anse sur la coupe *b* négative. La convulsion a lieu dans la patte

ruption, comme cela a lieu dans la *fig.* 2, on n'a pas de contraction. Il est surtout important, dans toutes ces expériences, que les deux parties du nerf qui touchent la surface longitudinale et la surface transversale soient isolés par une portion du nerf soulevé. C'est pour cela que je fais une sorte de pont avec l'anse du nerf, en le soulevant avec une petite baguette très fine de verre ou à l'aide d'un corps isolant quelconque. La patte galvanoscopique sera tenue elle-même isolée dans un tube de verre. Enfin, je pratique obliquement la coupe du muscle, afin que le contact de l'anse soit plus facile à effectuer. On place d'abord le bout du nerf sur la face longitudinale *a* du muscle (*fig.* 3) ; on n'a pas de contraction à ce premier contact, mais au moment où l'on vient à toucher la surface transversale avec l'anse *b* du nerf, à l'instant même on obtient une secousse convulsive dans les muscles de la patte. Cette convulsion a lieu à l'entrée, c'est-à-dire au moment du contact du nerf ; si au lieu de toucher d'abord la surface longitudinale, on agissait en sens inverse, en touchant d'abord la coupe transversale *b* avec le nerf (*fig.* 4), et ensuite la coupe longitudinale avec l'anse du nerf, on aurait également une convulsion dans la patte, mais

galvanoscopique, à l'entrée du courant, parce que l'électricité parcourt le nerf dans une direction centrifuge de *a* en *b*.

Fig. 4. — Ici le courant traverse le nerf dans le sens centripète de *a* en *b*. On fait d'abord toucher le bout du nerf en *b*, puis il est soulevé en *c*, et l'anse vient toucher la surface positive en dernier lieu. Dans ce cas, la convulsion pourrait arriver à l'entrée du courant si la patte galvanoscopique était excessivement vivace, et qu'elle tînt encore à la moelle par le nerf ; mais généralement le nerf, déjà fatigué, donne la convulsion à la sortie.

moins régulièrement, et souvent seulement à [la sortie, c'est-à-dire au moment où on fait cesser le contact de l'anse nerveuse avec la surface longitudinale du muscle. Nous expliquerons dans un instant ces différences.

Si au lieu d'opérer avec un tronçon de muscle de la cuisse, on agit sur l'animal vivant, sur une grenouille par exemple, chez laquelle on aura fait une plaie aux muscles de la cuisse, on obtient le même effet, seulement il semble qu'il suffise de toucher les bords de la plaie pour obtenir la contraction, et que l'inflammation de la plaie soit une cause puissante de développement d'électricité négative.

Il est facile d'expliquer la contraction musculaire de la patte galvanoscopique quand on sait que le courant musculaire est un courant électrique qui va de la face longitudinale a à la surface longitudinale b. Dans le cas où l'on met en contact deux points du nerf avec chacune de ces faces musculaires, le courant traverse nécessairement la portion du nerf isolée en anse : tantôt, le courant étant direct ou centrifuge, quand l'anse nerveuse la plus rapprochée de la patte touche la face transversale du muscle; tantôt, le courant étant indirect, c'est-à-dire centripète, quand l'anse nerveuse la plus rapprochée de la patte touche la face longitudinale des muscles. Dans ce dernier cas, on peut avoir la contraction à la sortie, parce que avec ce courant électrique du muscle, on peut rencontrer tous les cas qu'on a avec l'électricité de la pile, c'est-à-dire toutes les périodes d'action que nous avons admises, suivant l'état de fatigue du nerf et suivant le sens du courant électrique qui le parcourt. Nous ne reviendrons pas sur ces phénomènes, que nous avons longuement expliqués ; nous nous bornons à dire que les faits que nous examinons maintenant, et qui sont produits avec l'électricité musculaire, rentrent parfaitement dans ceux produits par l'électricité ordinaire de la pile (voy. p. 171, 10ᵉ leçon).

Enfin, messieurs, je désire vous signaler encore des expériences que nous avons faites sur un courant électrique qui va de la surface des muscles à la surface de la peau et que nous appellerons musculo-cutané.

M. du Bois-Reymond, dans un mémoire lu à l'Académie de Berlin, le 30 juin 1851, signale que la peau de la grenouille possède une force électro-motrice propre ; mais il ne s'en préoccupe que comme étant cause d'une erreur que l'on doit faire disparaître pour observer le courant musculaire, et il arrive à ce sujet à établir qu'il existe réellement dans la peau de la grenouille des forces électro-motrices et qu'on en fait disparaître entièrement les effets en imbibant d'eau salée les points de la peau qui doivent être mis en rapport avec le galvanomètre, par l'intermédiaire des coussinets humides dont il fait usage dans ce genre d'expériences.

D'abord, nous allons montrer que la surface de la peau et celle des muscles sont électrisés d'une manière opposée.

Lorsque, sur une grenouille vivante, on fait une plaie de manière à mettre la surface extérieure des muscles à nu, on peut voir que cette surface des muscles est électrisée positivement, et que la surface externe de la peau

est électrisée négativement. En effet, si l'on fait toucher
le nerf *f* de la patte galvanoscopique non isolée avec la

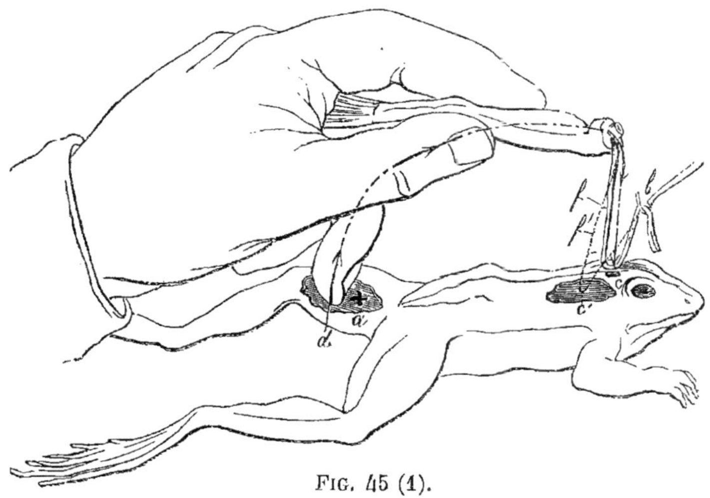

Fig. 45 (1).

surface négative de la peau en *c*, lorsque déjà, de l'autre
main ou avec le petit doigt *d* de la même main, l'expé-

(1) *Courant musculo-cutané de la grenouille.* — Sur une grenouille
vivante, on a enlevé sur la cuisse un petit lambeau de peau pour mettre
à nu la surface musculaire *a* qui a une électricité positive, tandis que
toute la surface de la peau possède une électricité négative. De sorte que
si l'on place une patte galvanoscopique dans le trajet d'un arc conducteur allant de la surface musculaire positive *a* à a surface de la
peau *c* négative, par exemple, on aura une contraction à l'entrée du
courant. Le courant se dirigeant de *a* passe par le doigt de l'expérimentateur, puis par la patte de la grenouille, puis par le nerf lui-même *f*. Au
moment où l'anse du nerf dont le bout est relevé en *b* vient à toucher la
peau, il y a convulsion dans la patte, parce que il y a reconstitution des
deux électricités. Si, au lieu de faire toucher l'anse du nerf en *c* sur la
face extérieure de la peau, on la fait toucher de *f'* en *c'* sur une autre
surface musculaire, on n'aura pas de convulsion dans la patte galvanoscopique, parce que les deux surfaces se trouvent positives, et il ne peut
y avoir de courant.

rimentateur touche la surface musculaire de la cuisse a, il y a contraction au contact du nerf et de la surface cu-

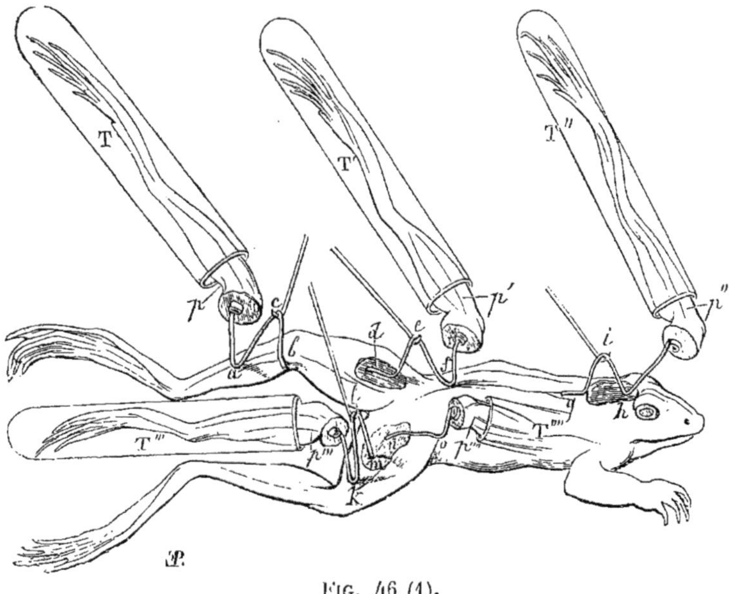

FIG. 46 (1).

tanée. On peut agir inversement en touchant avec le nerf f de la patte galvanoscopique en e', tandis que le

(1) *Courant musculo-cutané de la grenouille.* — Sur une grenouille vivante ou très récemment morte, on place le nerf de la patte galvanoscopique dans les diverses conditions pour montrer l'existence d'un courant allant de la face externe du muscle à la face extérieure de la peau.

T. La patte p est isolée, le nerf est soulevé en c avec une tige de verre ; le bout du nerf b et son anse a touchent la peau ; il n'y a pas de courant et on n'a pas de convulsion dans la patte.

T'. La patte p' isolée ; le bout du nerf d touche sur la surface du muscle mise à nu, le nerf est soulevé en c, l'anse touche ensuite en f, et alors il y a convulsion dans la patte à l'entrée du courant, qui est direct et va de d en f.

T''. La patte p'' isolée ; le bout du nerf g touche d'abord la face extérieure de la peau ; il est soulevé en i, puis l'anse du nerf touche la doigt *d* toucherait la surface cutanée de la cuisse. Dans le premier cas, il y a un courant qui va de la surface musculaire *a* positive à la surface de la peau *c* négative, et c'est le corps ou la main de l'observateur qui servent de conducteur ; de sorte que, si l'on isole la patte galvanoscopique, le phénomène cesse d'avoir lieu, parce que le courant entre la peau et le muscle est interrompu.

Mais, quand la patte est isolée dans un tube de verre (fig. 46), on peut avoir la contraction pourvu que l'on place le nerf dans le courant qui va des muscles à la peau. Il suffit de faire toucher le nerf aux muscles et de faire tomber l'anse nerveuse sur la peau.

Il y a donc un courant musculo-cutané qui va de la surface longitudinale des muscles, considérée comme positive, à la surface de la peau considérée comme négative. Je ne sache pas que la direction de ce courant ait été signalée. Je l'ai constaté d'abord avec la patte galvanoscopique, puis ensuite avec M. J. Regnault, à l'aide de son appareil (voy. fig. 37). Voici, en résumé,

surface musculaire en *h*. Il y a convulsion dans la patte galvanoscopique le plus ordinairement à la sortie, parce que le courant est ici indirect et va de *h* en *g*.

T$'''$. La patte *p$'''$* est isolée ; au lieu de faire toucher le bord du nerf, on a fait d'abord toucher l'anse *k* sur la peau, puis le nerf soulevé en *l*, on a fait toucher le bout *m* sur la surface musculaire. On a la contraction au moment de la fermeture du circuit, parce que, malgré cette inversion dans le procédé opératoire, le courant est toujours resté direct, c'est-à-dire dirigé du centre à la périphérie par rapport au nerf.

T$''''$. La patte *p$''''$* est isolée ; ici le nerf a été appliqué successivement et lentement de la surface musculaire à la surface externe de la peau. Il n'y a pas de convulsion dans la patte, parce qu'il n'y a pas de pont isolant formé sur le trajet du nerf.

ce que nous avons observé. En plaçant une cuisse de grenouille dépouillée de sa peau d'un côté et placée de telle façon que la peau touchât un coussinet, et la surface musculaire l'autre, on avait une déviation très marquée qui allait en sens inverse quand on inversait les surfaces de contact. La direction du courant s'est montrée constante des muscles à la peau.

Il y a ensuite un courant qui va de la surface interne de la peau positive à la face externe négative. On le constate à l'aide de la grenouille galvanoscopique (fig. 46, $P'''P''''P^v$), et à l'aide du galvanomètre. En faisant des espèces de piles de peau, et en mettant les deux pôles de cette pile animale, dont l'un est constitué par la face interne et l'autre par la face externe de la peau, on a une déviation très évidente dans le sens d'un courant qui va de la face interne de la peau à sa face externe.

De tous ces courants électriques, le courant musculaire est le plus fort, le musculo-cutané et le cutané ensuite.

Enfin, il peut y avoir aussi un courant électrique dans un seul muscle, qui irait du tendon à la substance musculaire ou d'un muscle à l'autre (fig. 46, T', T'').

Il est bien remarquable que les organes glandulaires paraissent complétement dépourvus de ces courants électriques. J'ai essayé avec la patte galvanoscopique le foie, les reins, etc., les testicules, les poumons, sans rien obtenir. Cependant, en plaçant le nerf sur le foie et sur la peau chez une grenouille, j'ai vu survenir des contractions, de même aussi sur la langue de la grenouille.

J'ai essayé de vérifier l'existence de ces courants chez des animaux élevés; mais la peau est munie de poils,

et l'épiderme apporte des obstacles à la constatation du
phénomène.

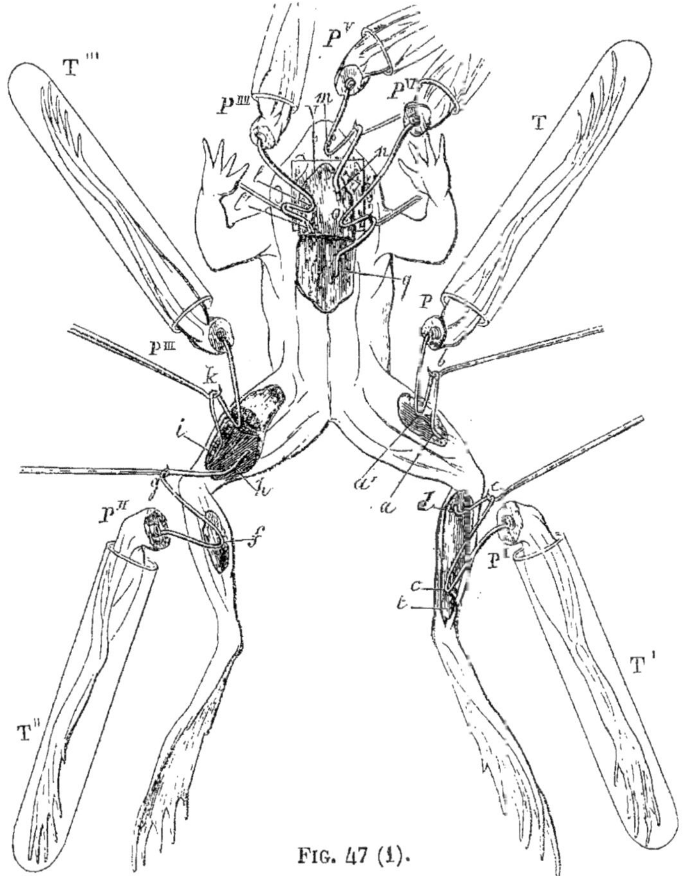

FIG. 47 (1).

Il est difficile pour aujourd'hui de donner à tous ces
courants une signification physiologique. Il est néan-

(1) *Courants musculaire, musculo-cutané et cutané de la grenouille.*
— Sur une grenouille vivante ou très récemment tuée, on a placé les
nerfs de la grenouille galvanoscopique dans diverses conditions.

T. La patte *p* isolée ; un lambeau de peau enlevé a mis à nu la surface extérieure des muscles de la cuisse. Le bout du nerf *a* touche cette

moins très intéressant de les constater. Ils disparaissent rapidement après la mort de l'animal, d'abord le cutané, puis le musculo-cutané, puis le musculaire qui dure le plus longtemps de tous. J'ai vu dans certains cas de troubles physiologiques, tels que la destruction de la moelle, certains empoisonnements, le courant musculo-cutané disparaître momentanément au moment de l'action perturbatrice, pour reparaître ensuite quand l'animal est réellement mort. Dans une pile, on peut dire que le courant marche du métal non attaqué à celui qui l'est ; ici nous pourrions également dire que le courant va du tissu le moins attaqué à celui qui l'est le plus. Il est certain, par exemple, que la surface de section d'un muscle doit être le siége d'une altération plus active que sa face non coupée. La surface externe de la peau étant à l'air, est le siége d'une décomposition plus active que sa face interne

surface de même que l'anse a' ; le nerf est soulevé en c ; on n'a aucune contraction dans ce cas, parce qu'il n'y a pas de courant. Si, au contraire, on a fait une plaie sur le muscle, comme cela a lieu pour la patte T''', aussitôt il y a contraction à l'entrée, parce que la plaie a engendré une surface électrisée négativement qui établit un courant avec la surface musculaire électrisée positivement.

T'. La patte P' est isolée ; le bout d du nerf touche à la partie supérieure du muscle gastrocnémien ; il est soulevé en e, et son anse touche sur le tendon d'Achille t. Quand la patte est fraîche, on obtient un courant entre ces deux surfaces hétérogènes, quoiqu'il n'y ait pas de plaie faite au muscle.

T''. La patte P'' est isolée ; en allant d'un muscle à un autre muscle, sur une autre partie du membre, on peut avoir aussi un courant et par suite convulsion, sans qu'il y ait plaie ou section musculaire transversale. Ici, le bout du nerf h touche la face extérieure des muscles de la cuisse, le nerf est soulevé en g et son anse touche le muscle gastrocnémien f.

T'''. La patte P''' est isolée ; le bout du nerf i touche la surface musculaire longitudinale, il est soulevé en k, et l'anse nerveuse touche dans la ou la surface longitudinale du muscle. Il y a là, du reste, un sujet d'études du plus haut intérêt que nous ne faisons qu'indiquer et qui seront sans doute poursuivies.

Revenons maintenant à notre sujet, et examinons si l'on peut se placer à ce point de vue, pour comparer les propriétés physiques et physiologiques des filets qui constituent le système nerveux du grand sympathique.

Les racines antérieures sont toujours l'origine des nerfs de mouvement. Il s'agit seulement ici des mouvements involontaires. Les mouvements auxquels président les nerfs nutritifs se distinguent des mouvements qui sont sous l'influence de la volonté par la variété des actions qu'ils déterminent ; mais nous verrons que ces deux ordres de mouvements peuvent cependant être considérés comme identiques dans leur mécanisme. Tan-

plaie la surface transversale ; on a ici une convulsion par le courant musculaire ordinaire.

Courant cutané. — Un lambeau de peau a été relevé et appliqué par sa face externe sur une petite lamelle de verre V ; on a mis des nerfs de pattes galvanoscopiques dans différentes conditions propres à démontrer l'existence du courant cutané de la grenouille.

P^{IIII}. La patte galvanoscopique étant isolée, le bout l' du nerf touche la face interne de la peau, il est soulevé en anse, puis l'anse l touche encore la face interne de la peau ; il n'y a pas de courant et conséquemment pas de convulsion.

P^V. La patte galvanoscopique étant isolée, le bout du nerf n touche la face interne de la peau, et l'anse touche la face externe de la peau en m ; il y a contraction dans la patte à l'entrée, parce que le courant est direct et va de n en m.

P^{VI}. La patte galvanoscopique étant isolée, le bout du nerf q touche la face externe d'un muscle, et l'anse touche la face interne de la peau o ; il n'y a pas de courant, et conséquemment pas de contraction dans la patte galvanoscopique.

tôt ils auront pour but d'activer une sécrétion, tantôt de provoquer des mouvements involontaires, ceux des intestins, ou ceux du cœur, et ils présideront ainsi tantôt à des phénomènes physiques, tantôt à des actions chimiques. Vous le voyez, messieurs, le rôle des nerfs moteurs ne se borne plus ici à agrandir ou à diminuer l'angle que forment deux leviers ; leurs attributions dans les phénomènes de la vie de nutrition sont plus variées : c'est en les étudiant que nous serons conduit à vous indiquer comment il faut comprendre leur intervention dans le mécanisme de certaines manifestations purement physiques ou chimiques.

Ce ne sont pas là des vues de l'esprit, des idées théoriques *à priori* sur les conditions des phénomènes de l'innervation organique ; un certain nombre d'expériences que nous verrons plus tard donnent à ces considérations la valeur des faits les mieux établis. Je me bornerai seulement, pour aujourd'hui, à vous rappeler quelques expériences qui démontrent la nature motrice et sensitive du grand sympathique.

Dès 1712, Pourfour du Petit avait coupé au cou le filet du grand sympathique qui unit le ganglion cervical moyen au ganglion cervical supérieur, filet qui, selon les animaux sur lesquels on opère, se trouve divisé tantôt seul tantôt avec le pneumogastrique. Pourfour du Petit n'avait porté son attention que sur les phénomènes qui, après cette section, se passent du côté de l'œil. La pupille est rétrécie par cette section : elle a bien conservé le pouvoir de se contracter encore, mais elle reste chez beaucoup d'animaux plus contractée que celle du côté opposé.

L'observation en était restée là. Quant au phénomène constaté, on l'avait expliqué en admettant que l'opération avait paralysé les fibres radiées de l'iris, et que dès lors les fibres circulaires agissant seules déterminaient une contraction permanente. Dans cette interprétation, la présence des deux ordres de fibres musculaires dans l'iris répondait aux besoins de la théorie.

Pourfour du Petit avait dit que la direction du filet du grand sympathique qu'il coupait au cou était ascendante ; MM. Budge et Waller l'ont démontré par des expériences. Pour cela ils ont fait la section du grand sympathique dans la région du cou, sur des chiens. Chez ces animaux, la section porte en même temps sur le grand sympathique et le pneumogastrique qui sont étroitement accolés. En examinant les modifications qu'après l'opération éprouvent les bouts des nerfs coupés, ils ont pu distinguer la partie périphérique de la partie centrale, et établir ainsi la direction du nerf. Ils ont appliqué à ceux-ci cette proposition générale dont nous vous avons déjà parlé, qu'après la section, le bout périphérique du nerf s'altère tandis que le bout central ne s'altère pas. Ici le bout périphérique du pneumogastrique s'altère ; le bout central ne s'altère pas. Mais à côté du bout périphérique désorganisé du pneumogastrique, un filet reste intact. Ce filet, c'est le grand sympathique, dont l'intégrité prouve qu'il est central. Le centre d'origine de cette portion du grand sympathique est donc inférieur à la section ; la direction du rameau coupé est donc ascendante. En suivant ce filet pour voir d'où il venait, MM. Budge et Waller ont reconnu qu'il naissait de la partie inférieure de la région cervicale de la moelle épinière qu'ils ont appelée région *cilio-spinale*.

Cependant les phénomènes consécutifs à la section du filet cervical du grand sympathique ne sont pas limités seulement à la pupille. J'ai trouvé qu'il y a en même temps accélération de la circulation dans toute la moitié correspondante de la tête, dont la température augmente; la peau devient plus sensible; et, chose encore inexpliquée, la pulsation artérielle est plus forte de ce côté, et les vaisseaux y sont dilatés.

Nous reviendrons plus tard sur ces expériences, à propos de l'étude particulière du grand sympathique; je veux seulement établir que les actions dont je viens de vous parler reconnaissent toutes pour cause une influence exercée par la portion motrice du grand sympathique sur les éléments contractiles des vaisseaux. Seulement, nous pouvons remarquer dès à présent que la section de ces nerfs moteurs produit une activité exagérée de la fonction de certains organes, tandis que l'inverse paraît avoir lieu pour d'autres organes. Nous aurons à nous expliquer plus tard à ce sujet.

Nous allons vous donner maintenant un autre exemple, afin de fixer d'abord les faits :

Lorsqu'on agit sur les nerfs moteurs, on constate immédiatement des mouvements très évidents dans les parties contractiles auxquelles ils se distribuent. Mais cette action n'est pas la seule, et il est de ces nerfs qui se rendent dans les organes sécréteurs sur les fonctions desquels ils ont une action que nous vous rendrons tout à l'heure très évidente. Les quatre espèces de nerfs admis par les physiologistes : nerfs *moteurs*, *sensitifs*, *trophiques* et *sensoriaux*, doivent donc être réduites, car les nerfs trophiques doivent être, suivant moi, considérés comme moteurs.

La glande sous-maxillaire, par exemple, reçoit un filet de la corde du tympan partie de la septième paire, du facial, et par conséquent filet moteur. Quand on excite ce nerf, on produit une exagération de la sécrétion qui n'est encore là que le résultat d'une action motrice spéciale, comme nous le verrons plus tard en détail.

Il doit sans doute en être de même des autres glandes.

Nous devons maintenant chercher à suivre, dans le grand sympathique, l'élément sensitif de la paire nerveuse.

On pourrait penser qu'il n'y a pas de sensibilité dans les organes intérieurs. Nous n'avons, en effet, aucune conscience de leurs manifestations sensibles. Mais, bien que les nerfs qu'ils reçoivent soient d'ordinaire impuissants à transmettre les impressions d'une sensibilité consciente, ils n'en ont pas moins une sensibilité particulière, sans conscience, à laquelle on a donné le nom de *sensibilité réflexe*. Cette sensibilité inconsciente existe d'ailleurs pour les organes de la vie de relation, dans certains états pathologiques de l'encéphale.

On a un exemple de cette sensibilité sans conscience lorsqu'on examine les parties profondes du canal intestinal, lorsqu'on voit ce qui se passe dans l'estomac ou le duodénum quand les aliments y arrivent. Beaumont, qui, chez son Canadien porteur d'une fistule gastrique, a pu parfaitement observer ces phénomènes, a constaté que le contact des aliments produisait des phénomènes de deux ordres : des mouvements et des sécrétions (1). Il y a là évidemment une sensation perçue ; on peut en acquérir la certitude en coupant tous les nerfs qui se distribuent à l'organe : dès lors la réaction est empêchée et l'arrivée des aliments dans l'estomac n'y détermine plus ni mouvements ni sécrétions.

Les mêmes phénomènes s'observent dans le duodénum, à l'orifice des conduits pancréatique et biliaire. En ouvrant le duodénum, on peut voir ces conduits ne donner lieu à aucun écoulement de liquide ; mais, si l'on vient à exciter leur orifice intestinal, l'écoulement se produit indirectement. Pour provoquer cet écoulement, l'excitant mécanique n'est pas le plus efficace ; l'action des excitants chimiques est bien plus vive ; il semble qu'il y ait par ces surfaces une sorte de gustation en vertu de laquelle elles soient plus spécialement stimulées par certains agents. Dans la bouche, les substances acides provoquent un écoulement abondant de salive, il en est de même dans le duodénum. Le contraire a lieu dans l'estomac : l'ingestion de vinaigre étendu d'eau y produit moins d'effet qu'un alcali faible qui y détermine des mouvements et le fait sécréter abondamment. On a cru voir, dans ces cas, une sorte d'affinité chimique entre la substance ingérée et le liquide sécrété par la partie avec laquelle elle se trouve en contact. C'est pour cela qu'on a dit que les sécrétions alcalines étaient activées par les acides, tandis que les alcalis étaient sans

____

(1) Voyez *Leçons de physiologie expérimentale*, t. II, p. 381.

action bien sensible sur ces mêmes sécrétions. L'inverse aurait lieu pour les sécrétions acides, qui, non influencées par les excitants acides, le seraient très vivement par les excitants alcalins.

On retrouverait des nerfs de sensibilité dans le poumon, qui jouissent là d'une sensibilité spéciale accusant le besoin de respirer; et ne traduisant, au point de vue de la douleur, que des sensations obtuses.

Il en est de même pour le cœur, et très vraisemblablement aussi pour les vaisseaux, etc.

Nous trouvons, en résumé, que la sensibilité dans les organes profonds est inconsciente, incapable de provoquer des réactions volontaires et produisant seulement des réactions réflexes spéciales.

Quand on fait vibrer par le frottement les filets nerveux sympathiques dans l'abdomen, j'ai vu qu'on peut aussi déterminer des secousses violentes et des mouvements réflexes brusques dans les membres et dans les muscles de la vie extérieure.

D'après toutes ces observations, nous voyons qu'il y a évidemment des nerfs de mouvement et de sentiment dans le grand sympathique. Cependant on ne pourrait pas distinguer physiologiquement, dans le système du grand sympathique, deux ordres de racines nerveuses essentiellement distinctes, dont l'une aurait des propriétés analogues à la racine antérieure, et l'autre à la racine postérieure.

Lorsque l'on examine les origines des nerfs grand et petit splanchnique, par exemple, on ne peut pas suivre leurs racines en rapport avec leurs propriétés.

Nous avons trouvé, pour les nerfs de la vie extérieure, que les racines postérieures sont sensibles; ici, il s'agissait de savoir si les filets ou les ganglions.du grand sympathique qui ne sont en rapport qu'avec des sensations sans conscience dans l'état physiologique, ne sont pas susceptibles de manifester de la douleur lorsqu'on vient à les irriter.

M. Flourens a fait déjà des expériences à ce sujet (1), et nous en avons fait nous-même. M. Flourens, en pratiquant des expériences sur des lapins, a admis que le ganglion semi-lunaire est doué constamment d'une vive sensibilité, tandis que les autres ganglions cervicaux ou thoraciques, n'en ont gardé que très peu ou pas du tout. Dans nos expériences qui seront rapportées à propos de l'histoire spéciale du grand sympathique, nous avons cru remarquer que tous les ganglions du grand sympathique étaient insensibles, quand on les pinçait sans exercer sur eux aucune espèce de tiraillement. Seulement le ganglion semi-lunaire détermine d'une manière très évidente des mouvements réflexes dans le tronc et même dans les membres de l'animal, mouvements qui pourraient être pris pour des mouvements de douleur; mais nous pensons que ce ne sont que des mouvements réflexes, car ils ont lieu, même plus fortement, chez un animal qui vient d'être sacrifié par la section du bulbe rachidien, par exemple.

Dans les autres ganglions du grand sympathique, les mouvements réflexes sont moins faciles à apercevoir.

(1) *Recherches expérimentales sur les propriétés et les fonctions du système nerveux.* Paris, 1842, in-8.

Nous avons remarqué en outre que lorsqu'on pince les ganglions du grand sympathique, il y a, à l'endroit pincé, formation d'une espèce de contusion brunâtre; ce qui n'a pas lieu lorsqu'on pince les autres parties du système nerveux.

Quand on pince les filets même du grands sympathique dans le thorax ou dans le cou, je n'ai jamais vu de douleur développée; mais on provoque cependant des mouvements réflexes. Ainsi, par exemple, quand on pince le bout supérieur du filet cervical du grand sympathique, on détermine des mouvemens de déglutition.

Il est cependant certains états dans lesquels nous pouvons avoir conscience de la sensibilité de ces organes profonds. Dans les inflammations, par exemple, il est certain qu'il existe une sensibilité qui d'obscure est devenue évidente. Il est donc infiniment probable que dans les organes de la vie organique, comme dans ceux de la vie de relation, les deux modes de sensibilité existent ; avec cette différence, toutefois qu'à l'état normal l'une de ces sensibilités est masquée par l'autre, bien que dans des circonstances données le phénomène le plus obscur puisse à son tour prédominer et qu'il y ait telles circonstances dans lesquelles les rôles sont renversés.

Je vous rappelais tout à l'heure quelques-uns des phénomènes de sensibilité qu'on peut le plus facilement observer dans le tube intestinal. Je vous signalais, entre autres, la variété des effets obtenus par les excitants chimiques suivant la partie des voies digestives sur laquelle on les fait agir.

Les irritations chimiques, mécaniques ou galvaniques

semblent avoir sur le grand sympathique une action analogue à celle qu'elles ont sur les nerfs du système cérébro-spinal. Lorsqu'on galvanise, par exemple, le bout supérieur du filet cervical du grand sympathique, on produit des effets très remarquables sur les vaisseaux de la tête et sur les muscles de l'œil, effets que nous examinerons plus tard.

Lorsqu'on galvanise le bout central, on n'observe rien de semblable. De sorte que le filet du grand sympathique réagit ici comme un nerf moteur pur, ne donnant pas de signe de sensibilité consciente ni inconsciente par son bout central, et donnant lieu à des actions motrices par l'irritation de son bout périphérique.

Toutefois, il existe ce fait singulier que lorsque l'on pince seulement le même bout périphérique, on observe dans le pharynx des mouvements qui semblent être des mouvements réflexes. Dans ce cas, le ganglions cervical supérieur jouerait-il le rôle de centre pour un certain nombre de filets nerveux qui représenteraient la racine postérieure, tandis que les nerfs moteurs prendraient leur origine dans la moelle épinière? Le ganglion sympathique serait-il réellement un petit cerveau qui enverrait à la moelle des filets sensitifs inconscients et moteurs, tandis que la moelle ne lui enverrait que des filets moteurs? Ce sont là des questions que font naître les particularités observées et sur lesquelles nous reviendrons.

Lorsqu'on galvanise les portions thoraciques ou abdominales du grand sympathique, on obtient des effets variables, et même dans certains points, on n'obtient aucune action appréciable. Il en est de même, d'ailleurs, de la section des filets du grand sympathique dans diverses régions ou de l'ablation des différents ganglions sympathiques.

J'ai constaté que la section du filet cervical sympathique, l'ablation des ganglions cervicaux, du premier thoracique et du glanglion semi-lunaire, produisent une augmentation de chaleur, une activité plus grande de la circulation et amènent des inflammations violentes dans des circonstances déterminées; tandis que la section des grand et petit splanchniques, la section des nerfs qui entrent dans le foie, l'ablation du ganglion lombaire dont les filets se rendent au rectum, ne produit aucun effet semblable.

Ces indications suffisent pour montrer combien il règne d'obscurité sur les fonctions de ce nerf, qu'il faut, jusqu'à nouvel ordre, distinguer du système cérébrospinal au point de vue d'un certain nombre de ses propriétés.

DIX-SEPTIÈME LEÇON.

18 février 1857.

SOMMAIRE : Moelle épinière. — Organe conducteur et organe central. — Sa structure. — Propriétés de la substance blanche et de la substance grise. — La moelle épinière conduit les excitations sensitives et motrices. — Observations de Stilling, de Van Deen. — Expériences de M. Brown-Sequard, de M. Ludwig Türck. — Hyperesthésie consécutive à la section de la moelle. — Hyperesthésie consciente et inconsciente, suivant que cette section est incomplète ou complète. — Transmission de la sensibilité dans la moelle épinière.

Messieurs,

Nous devons aborder aujourd'hui l'étude de la moelle épinière, troisième élément de l'unité nerveuse, trait d'union en quelque sorte entre les deux racines que nous avons vues constituer la paire nerveuse.

La moelle épinière commence au niveau du trou occipital pour se prolonger dans le rachis à des distances variables suivant les espèces. Cette limite supérieure, toute anatomique en apparence, mérite d'être conservée. En effet, dès que la moelle entre dans le crâne, sa structure devient plus complexe, et des attributions nouvelles viennent s'ajouter aux fonctions qui sont dévolues à la portion intra-rachidienne de ce centre nerveux. Ce que nous dirons de la moelle ne s'appliquera donc qu'à la portion rachidienne.

Deux ordres de considérations ont présidé à l'étude de la moelle épinière : tantôt on l'a comparée aux nerfs, et l'on a envisagé son rôle d'organe conducteur ; tantôt on l'a rapprochée de l'encéphale, et l'on a apprécié son rôle comme organe nerveux central.

Chez les anciens, la première tendance dominait, et l'on considérait la moelle épinière comme un nerf plus volumineux. Cette vue est beaucoup trop simple. Non-seulement la moelle est un conducteur, mais c'est encore un centre avec ses propriétés caractéristiques.

Nous aurons à examiner la moelle sous ces deux points de vue, mais il importe de dire avant quelques mots de ses propriétés générales.

La moelle épinière est constituée extérieurement par de la substance blanche et intérieurement par de la substance grise : à l'inverse des organes encéphaliques dans lesquels la substance blanche est centrale et la substance grise plus extérieure.

La surface extérieure de la moelle est douée d'une sensibilité plus ou moins vive, tandis que la substance interne grise est insensible. Ces propriétés des substances offrent ici une disposition inverse à celle qu'elles offrent dans le cerveau, dont les parties centrales blanches sont sensibles, tandis que les parties périphériques grises sont insensibles. Toutefois, la sensibilité n'est pas également développée dans toutes les parties de la moelle. Le faisceau antérieur est sensible par la sensibilité récurrente, et cette sensibilité disparaît lorsqu'on vient à couper la racine antérieure : alors la sensibilité a disparu localement dans le faisceau antérieur de la moelle, vis-à-vis l'origine de la racine antérieure ; de sorte que pour faire disparaître la sensibilité de tout le faisceau antérieur de la moelle, il faudrait couper toutes les racines antérieures.

Le faisceau latéral tient également sa sensibilité de la sensibilité récurrente. Cependant elle persiste encore en partie, alors que celle du faisceau antérieur a complétement disparu. Enfin le faisceau postérieur est constamment sensible, et c'est lui qui paraît fournir la sensibilité aux autres faisceaux, non pas directement par l'intermédiaire de la substance même de la moelle, mais indirectement, en passant par les nerfs.

On est tombé, relativement à la sensibilité des faisceaux antérieurs de la moelle, dans les mêmes erreurs que relativement à celle des racines antérieures. En effet, la fatigue qui accompagne l'ouverture du canal vertébral doit faire disparaître la sensibilité du faisceau antérieur comme celle de la racine antérieure, et il faut attendre que l'animal soit reposé, afin de la constater dans les conditions qui permettent d'observer la sensibilité récurrente elle-même; mais on peut, comme nous le verrons, exagérer cette sensibilité des faisceaux antérieurs en exagérant la sensibilité récurrente elle-même.

Quand on coupe, par exemple, une moitié latérale de la moelle épinière, on constate que la sensibilité récurrente des racines antérieures situées au-dessous de la section est considérablement exagérée. On constate en même temps que le faisceau antérieur de la moelle où finit cette racine est dans le même cas. Enfin, si l'on coupe la racine postérieure, toute la sensibilité disparaît dans la racine et dans le faisceau antérieur, ce qui prouve bien, comme nous le disions, que c'est par cette voie unique que la sensibilité parvient du faisceau postérieur dans les autres faisceaux de la moelle.

Lorsqu'on a complétement coupé en travers la moelle épinière, on constate sur la coupe inférieure, en la piquant avec une aiguille à cataracte, qu'il n'y a aucune sensibilité ; mais, sur la coupe du tronçon supérieur, on trouve d'abord la périphérie de la moelle sensible partout. Peu à peu, à mesure que la sensibilité se perd, elle disparaît dans les faisceaux antérieurs, dans les faisceaux latéraux où elle peut persister pendant longtemps encore après qu'elle a disparu dans les faisceaux antérieurs et latéraux, ainsi que le montre l'expérience suivante :

Exp. (26 janvier 1846). — Sur un chien adulte en digestion, la moelle lombaire fut isolée, et l'on constata que les faisceaux antérieurs étaient insensibles. Les faisceaux postérieurs étaient sensibles, surtout près du sillon médian postérieur. Il faut ajouter qu'avant cette opération plusieurs racines antérieures et postérieures avaient été coupées.

On isola ensuite exactement la partie lombaire de la moelle de tous les nerfs qui s'y insèrent ; on la releva hors du canal vertébral, et l'on constata que, malgré cette section de toutes les racines qui s'insèrent à la moelle, la sensibilité persista dans les faisceaux postérieurs.

On a cité des observations desquelles il résulterait que la dure-mère peut être douée d'une certaine dose de sensibilité. Nous avons vu nous-même des cas où le pincement de cette membrane déterminait de la douleur, surtout dans les cas où la section d'une des moitiés de la moelle avait déterminé de l'hyperesthésie ; mais il est toujours fort difficile de se prononcer, dans ces cas, sur la question de savoir si l'on n'a pas touché ou tiraillé la moelle épinière dont la sensibilité se trouve exagérée. Il pourrait même se faire que par l'application des pinces, comme nous l'avons vu à propos des nerfs de la grenouille, se développât de l'électricité qui produirait sur la moelle une irritation douloureuse.

La galvanisation appliquée sur les faisceaux de la moelle épinière donne des résultats fort variables, et l'on ne peut pas plus donner à ces résultats de signification déterminée qu'à ceux qui avaient été obtenus en opérant sur les racines elles-mêmes comparées aux nerfs mixtes.

Après ce que nous venons de dire des propriétés de la moelle épinière, nous devons maintenant nous arrêter à ses fonctions, aux usages de ses diverses parties.

Et d'abord nous examinerons les fonctions relatives à la transmission des impressions sensitives et motrices volontaires. Si, sur cette grenouille que vous voyez se mouvoir très librement, nous coupons la moelle vers sa partie moyenne, les membres postérieurs seront complétement paralysés, comme nous pouvons nous en assurer en les pinçant et les piquant sans éveiller, dans le train antérieur, qui a conservé ses propriétés, le moindre mouvement qui accuse de la douleur perçue.

Cette expérience suffit à montrer que la moelle est un conducteur. C'est d'ailleurs un conducteur du mouvement et du sentiment, puisque les deux ordres de racines viennent s'y insérer.

Charles Bell, qui avait *à priori* établi théoriquement quelles devaient être les propriétés et les fonctions des faisceaux médullaires, était arrivé à des vues qu'on a abandonnées. Ch. Bell croyait que des trois faisceaux de la moelle, le faisceau postérieur, en rapport avec les racines postérieures, était seul conducteur du sentiment. Quant au mouvement, il avait distingué le mouvement involontaire du mouvement volontaire. Les faisceaux antérieurs en rapport avec les racines motrices étaient pour lui les conducteurs du mouvement volontaire, tandis que les mouvements involontaires, mouvements réflexes, mouvements respiratoires, se transmettaient par le faisceau latéral auquel aboutissaient le pneumogastrique et l'accessoire de Willis.

Les vues de Ch. Bell devaient être soumises à l'expérience qui les a démenties, et ici qu'il me soit permis de m'arrêter sur la nécessité qu'il y a de distinguer ce qui est relatif aux racines de ce qui est relatif à la moelle épinière, afin de ne pas aller croire, ainsi qu'on l'a fait, qu'on ait, en renversant les propositions de Ch. Bell sur les propriétés de la moelle, anéanti les données que l'expérience a confirmées sur les fonctions des racines.

Si les faisceaux postérieurs étaient les organes exclusifs de transmission du sentiment; si les antérieurs conduisaient les excitations motrices volontaires, et les latéraux les excitations motrices involontaires, on devrait, en coupant chacun de ces faisceaux, empêcher les manifestations dont on le regarde comme le conducteur.

Un grand nombre d'expérimentateurs ont annoncé des faits qui sont contraires à ces assertions de Ch. Bell.

En coupant, sur une grenouille, la moelle épinière d'un côté seulement, toute la moitié correspondante du corps située au-dessous de la section devrait avoir perdu le mouvement et le sentiment. Or, Stilling, Van Deen, Brown-Sequard, Ludwig Türck et d'autres ont vu qu'après cette opération ces parties n'ont perdu ni la sensibilité ni le mouvement.

Plus tard, M. Brown-Sequard constata, et à peu près au même moment aussi M. Ludwig Türck, que dans les conditions que je viens de vous signaler, non-seulement la sensibilité persistait, mais qu'elle était exagérée. C'est là un fait parfaitement étudié et dont la preuve est aujourd'hui très nette.

Cette expérience peut être faite sur des grenouilles, des lapins, des chiens, etc. M. Türck a imaginé un procédé très ingénieux qui permet d'apprécier d'une manière très exacte chez les grenouilles le degré d'hyperesthésie des parties, qui après la section d'une moitié de la moelle, se montre du côté correspondant dans les parties qui reçoivent leurs nerfs du bout inférieur de la moelle coupée.

M. Türck a, dans ses expériences sur des grenouilles, pour reconnaître le degré de sensibilité aux excitations, eu recours non à la pression du mors d'une pince, mais au contact d'une solution très faible d'acide sulfurique.

Voici une grenouille chez laquelle nous avons coupé la moitié gauche de la moelle. Nous trempons successivement ses deux pattes postérieures dans de l'eau à peine acide, et la différence de temps qui s'écoule dans les deux cas, entre l'immersion et le retrait du membre, donne une idée de l'exagération de la sensibilité du côté où la moelle a été coupée. Vous voyez que la différence est très facilement appréciable.

Il arrive quelquefois que normalement il y a une légère différence entre la sensibilité des deux pattes. Afin de se mettre à l'abri de cette cause d'erreur, M. Türck faisait d'abord une épreuve d'essai avant l'opération qu'il pratiquait, en choisissant pour l'opérer le côté où la sensibilité se montrait la moins vive. Quelle que fût la différence observée à l'état normal, c'était toujours le côté correspondant à la section qui accusait après la sensibilité la plus grande.

Si, au lieu d'être faite sur une grenouille, cette expérience est faite sur un lapin, la rétraction de la patte est accompagnée d'un cri, ce qui montre que l'animal a conscience de la douleur; c'est donc une hyperesthésie perçue et non une hyperesthésie inconsciente.

Une question importante a été soulevée à ce sujet par M. Brown-Sequard, qui s'est demandé si dans ce cas il y avait réellement exagération de sensibilité d'un côté, ou si cette hyperesthésie n'était que relative et ne serait pas plutôt une diminution de la sensibilité du côté opposé, diminution qui pourrait s'expliquer par les entrecroisements qui s'observent entre les faisceaux de la moelle.

Cette question doit être résolue négativement : il y a bien réellement exagération de la sensibilité dans le côté qui correspond à la section.

Nous venons de dire que cette hyperesthésie était perçue par l'animal dans le cas de section incomplète de la moelle : elle devient inconsciente lorsqu'on coupe la moelle complétement; mais elle ne disparaît pas pour cela et est toujours accusée par des mouvements réflexes, survenant à la suite d'une excitation moindre qu'avant la section.

Voici une grenouille dont nous trempons les deux pattes postérieures dans l'eau acidulée, elle ne les retire que quelque temps après. Si maintenant nous lui coupons en travers toute la moelle, un peu haut, et que nous replaçions quelque temps après ses pattes postérieures dans l'eau acidulée, vous la voyez les retirer bien plus vite. La sensibilité est donc augmentée, mais elle est inconsciente.

En opérant à différentes hauteurs, M. Türck a vu que les choses se passaient ainsi, quel que fût le point de la moelle sur lequel fût opérée la section.

Nous vous avons dit tout à l'heure que lorsqu'il existe encore une moitié latérale de la moelle, l'hyperesthésie est transmise au *sensorium commune*. Cela peut s'expliquer par l'entrecroisement des fibres sensitives, entrecroisement qui est très réel.

Maintenant, par quelle partie de la moelle se transmet donc cette sensibilité exagérée?

Pour le savoir, procédons toujours par exclusion. Nous avons détruit une moitié de la moelle : il reste, pour transmettre les impressions, la seconde moitié de cet organe qui est composé de trois faisceaux. Si l'on vient alors à couper le faisceau postérieur restant, la

sensibilité est encore perçue et les réactions de l'hyperesthésie se retrouvent comme avant. Le faisceau postérieur n'est donc pas l'organe conducteur de la sensibilité,
bien qu'il soit lui-même très sensible. Cette expérience
de M. Brown-Sequard a été faite par M. Schiff, qui a
pu enlever un morceau du faisceau postérieur sans empêcher la sensibilité d'être encore perçue.

Enfin, le même résultat s'obtient lorsqu'on agit sur
le faisceau antérieur, ou sur le faisceau latéral.

Que reste-t-il donc des éléments qui constituent la
moelle? La substance grise.

C'est elle qui transmet en effet dans ce cas la sensibilité. Mais, fait qu'on serait bien loin de soupçonner *à
priori*, la substance grise qui est ici le conducteur de
la sensibilité est elle-même complétement insensible.

Quand on interroge à l'aide d'excitants mécaniques
les différentes parties du bout de la moelle qui tient au
cerveau, on voit que le faisceau postérieur est très sensible; que les faisceaux latéral et antérieur sont encore
sensibles, quoiqu'à un degré moindre, et que la substance grise est complétement insensible.

Les fibres des racines postérieures destinées à transmettre la sensibilité pénètrent dans la substance grise
et s'y perdent, conservant jusque-là, mais jusque-là seulement, les propriétés des racines postérieures.

Si nous restons dans les faits sans chercher pour le
moment à les expliquer, nous voyons que :

Lorsqu'on coupe une moitié de la moelle, il y a hyperesthésie, et la transmission des sensations au cerveau est
conservée.

Lorsque l'on coupe toutes les parties blanches de la portion restante, la sensibilité persiste.

Lorsque l'on irrite la substance grise respectée par les coupes précédentes, l'animal ne sent rien. Les parties blanches qui ne transmettent pas la sensibilité sont donc seules sensibles.

Vous pouvez, par ces faits, voir combien l'expérience est loin de confirmer les prévisions de Ch. Bell, et combien le raisonnement l'avait trompé dans ses inductions. Mais encore une fois, ces conclusions, conséquence de l'observation, ne doivent rien changer aux notions que, grâce à l'expérimentation, nous possédons sur les racines.

Il est donc impossible d'admettre que la sensibilité se transmette de la périphérie au centre par une fibre continue. A son arrivée dans la substance grise, la fibre sensitive s'y perd ; les cellules deviennent l'intermédiaire entre la perception et le cerveau. Cet élément conducteur est insensible ; c'est un organe nouveau.

En résumé, ces dernières expériences permettent de constater que la transmission de la sensibilité se fait dans la moelle par la substance grise qui communique nécessairement avec les fibres des racines postérieures.

On se rappelle que la section des racines postérieures amène l'altération de ces nerfs dans le bout central. Il serait sans doute possible de suivre cette altération dans la moelle épinière afin de déterminer le trajet que parcourent les racines dans la moelle, et les rapports que ces fibres peuvent contracter avec les cellules ganglionnaires. M. Türck a déjà constaté dans certaines paralysies, des altérations qui se transmettaient à travers la moelle depuis le cerveau jusqu'à la partie paralysée.

DIX-HUITIÈME LEÇON.

20 février 1857.

SOMMAIRE : Sensibilité perçue et sensibilité sans conscience. — Mouvements volontaires et mouvements réflexes. — Les déterminations volontaires partent de l'encéphale. — Elles se transmettent par les conducteurs du sentiment. — Trajet de l'impression sensitive. — Localisation des excitations motrices et généralisation des réactions du sentiment.

MESSIEURS,

Le premier phénomène auquel nous nous sommes arrêté dans l'étude de la moelle épinière est le fait de la transmission de la sensibilité à travers cet organe. Nous avons vu que cette transmission pouvait se faire seulement par la substance grise, et que cette substance grise, ayant la propriété de conduire les impressions sensitives, était elle-même complétement insensible.

Je vous ai rappelé, à propos de ces considérations, que les faisceaux de la moelle ne devaient pas être confondus avec les racines nerveuses, qu'elles avaient des fonctions distinctes, et que les nouvelles découvertes sur les fonctions des faisceaux de la moelle ne pouvaient modifier en rien les notions que l'on devait à l'expérience sur les racines.

La sensibilité, qui des racines postérieures se transmet par la moelle, peut revêtir deux formes : elle peut être sans conscience ou avec perception.

Dans le cas de sensibilité perçue, l'impression est conduite jusqu'à l'encéphale, et, après la perception, transformée par une opération de l'intelligence en une réaction motrice avec conscience. La volonté est, dans ce cas, le dernier terme qui précède le mouvement.

Dans d'autres cas, la sensibilité n'est pas perçue ; il y a cependant un mouvement, réaction à laquelle l'intelligence ou la volonté n'ont pris aucune part. C'est là ce que Magendie avait appelé sensibilité sans conscience et ce qu'on a appelé depuis mouvement réflexe.

Si, chez cette grenouille qui n'a subi aucune opération, nous pinçons la patte lorsqu'elle est étendue, l'animal perçoit la douleur et retire sa patte volontairement.

Si maintenant nous lui coupons transversalement la moelle en arrière des membres antérieurs, les membres postérieurs sont paralysés, et si l'on allonge la patte et qu'on la pince, l'animal la retire par un mouvement tout à fait involontaire, car il n'a perçu aucune espèce de douleur.

Nous allons d'abord nous occuper des mouvements volontaires.

Le mouvement volontaire proprement dit est un mouvement dit spontané, produit sans le concours d'aucune excitation extérieure. Alors l'excitant intérieur qui lui donne lieu prend le nom de volonté. On peut comprendre que cet excitant provienne d'une sensation antérieure conservée à l'état de souvenir, de sorte que l'excitant volontaire partirait de la surface cérébrale, de même que tous les mouvements involontaires partent de la surface extérieure ou intérieure du corps ; d'où il résulte qu'un mouvement involontaire doit toujours avoir un chemin plus long à parcourir qu'un mouvement volontaire, puisque, dans le premier cas, une sensation a dû être produite dans les systèmes intérieurs muqueux ou extérieurs cutanés, puis transmise au centre nerveux par les nerfs sensitifs, et enfin du centre nerveux au nerf moteur.

Dans le second cas, au contraire, le mouvement est transmis directement de l'encéphale au nerf moteur.

Rien n'est plus facile que de montrer que c'est de l'encéphale seul que partent les déterminations volontaires. Lorsque l'on a coupé la moelle épinière assez loin au-dessous de l'encéphale, de manière que l'animal puisse encore respirer, tout mouvement volontaire est aboli dans les parties inférieures à la section qui restent seulement le siége de mouvements involontaires. On peut même aller plus loin, et montrer que c'est des hémisphères cérébraux que partent ces déterminations volontaires ; car leur ablation enlève toute spontanéité à l'animal, qui toutefois peut vivre en exécutant tous les mouvements involontaires relatifs aux phénomènes de nutrition et subordonnés aux excitations extérieures.

La question qui doit être posée est donc celle relative aux parties de la moelle qui transmettent l'influence de la volonté depuis l'encéphale jusqu'au nerf moteur qui réagit sur un muscle déterminé.

On pourrait supposer que les fibres motrices remontant toutes jusqu'à l'encéphale, que la volonté agit directement sur elles, et que, par conséquent, il y a transmission depuis l'encéphale jusqu'au muscle par une fibre nerveuse motrice unique. Cette supposition est contraire aux résultats de l'expérience, et nous savons déjà que les propriétés spéciales au nerf moteur ne s'étendent pas au delà de son implantation dans la moelle épinière.

Nous avons vu que les nerfs moteurs étaient indépendants les uns des autres ; que chacun avait sa sphère d'activité bien limitée, et restait sans action sur les manifestations fonctionnelles des autres nerfs moteurs.

Il n'en est pas de même des nerfs de sentiment qui naissent d'une partie de la moelle, dont la texture établit entre eux un lien d'où résulte une solidarité fonctionnelle fort remarquable.

Dans les expériences que nous avons faites avec le curare, qui détruit les nerfs moteurs, nous avons vu qu'en empêchant le curare de pénétrer dans un membre, on préservait de l'empoisonnement les nerfs moteurs de ce membre, et qu'on povait même isoler un petit filet d'un nerf moteur en empêchant le poison d'aller dans un seul muscle. Les nerfs moteurs des parties non préservées s'empoisonnent par la périphérie, mais ils n'empoisonnent pas la moelle.

La strychnine, qui agit sur les racines postérieures, produit des effets d'une tout autre nature. On ne peut plus, par la ligature des vaisseaux, préserver certaines parties de son action, et il suffit qu'un nerf sensitif ressente l'empoisonnement pour que tous le ressentent de même.

Si, par exemple, on coupe chez un animal toutes les racines postérieures moins une, puis qu'on l'empoisonne avec la strychnine, les mouvements convulsifs seront généraux et se produiront très bien dans les parties insensibles. Qu'on vienne alors à couper la dernière racine postérieure, aussitôt les convulsions cessent.

Cette indépendance des nerfs moteurs, rapprochée
de la solidarité des nerfs sensitifs, fait que si l'on devait
établir une hiérarchie, il faudrait subalterniser les nerfs
moteurs qui réagissent en masse contre les impressions
sensitives. Une autre raison y conduirait d'ailleurs :
c'est la dépendance dans laquelle nous avons vu que se
trouvaient les mouvements volontaires de la sensibilité
musculaire.

Mais pour le cas particulier qui nous occupe, nous
devons conclure de tout cela qu'il y a, depuis l'encéphale jusqu'à l'origine du nerf moteur médullaire mis
en action, une partie spéciale qui n'est pas la fibre
motrice, et qui est chargée de transmettre l'influence
de la volonté; de sorte que quand un muscle se contracte volontairement, on ne peut pas admettre que
cette contraction soit due à une propriété de contraction
qui a été transmise en nature depuis l'encéphale jusqu'au muscle. On doit se représenter, au contraire,
cette contraction comme la dernière expression d'une
série de phénomènes enchaînés les uns aux autres, mais
essentiellement différents par leur nature. Ainsi il
existe une propriété spéciale transmise depuis l'encéphale jusqu'au nerf moteur qu'elle excite. Le nerf moteur excité excite à son tour le muscle qui est l'organe
le plus immédiat du mouvement.

De quelle nature pouvons-nous supposer la propriete
nerveuse qui de l'encéphale transmet l'influence de la
volonté jusqu'à l'origine du nerf moteur? Par quel organe nerveux cette transmission a-t-elle lieu? Nous
savons déjà que ce n'est pas par un organe nerveux mo-

teur. Cela ne peut être, par conséquent, que par un organe nerveux sensitif ou spécial. Une pareille question est, on le conçoit, excessivement difficile à juger d'une manière absolue. Cependant nous pouvons donner des raisons qui rendent excessivement probable l'opinion que cette transmission volontaire du centre jusqu'au nerf périphérique se fait par les organes de sensibilité.

Le curare va nous servir encore pour la solution de cette question.

Nous savons que ce poison agit exclusivement sur les nerfs moteurs, et qu'il laisse intacts tous les nerfs de sensibilité. Lorsqu'une grenouille, par exemple, est empoisonnée complétement par le curare, elle reste privée de toute espèce de manifestation motrice ou sensitive, et elle paraît avoir perdu toute spontanéité volontaire. Cependant nous savons que tout cela tient uniquement à la paralysie des nerfs moteurs, et que l'animal a conservé sa sensibilité mais qu'il a perdu les instruments qui lui servent à la manifester.

En serait-il de même de la volonté? et l'animal n'aurait-il perdu que les nerfs moteurs qui sont indispensables à cette manifestation? Pour répondre à cette question, il fallait faire une expérience dans laquelle on ménagerait la plus grande partie des nerfs moteurs en empêchant le sang d'aller dans les muscles.

Chez les grenouilles, cette expérience est possible parce qu'elles peuvent encore mouvoir leurs membres pendant plusieurs heures, lorsqu'on a empêché le sang de se répandre dans les muscles, ou par la ligature des vaisseaux, ou par l'extirpation du cœur.

On verra par là si l'animal peut exercer une action volontaire sur ses membres, qui peuvent encore être le siége de mouvements généraux.

Pour cela, nous avons fait une première expérience qui consiste à lier l'aorte, ou toutes les parties molles moins les nerfs lombaires, chez une grenouille. Puis l'animal a été empoisonné par un peu de curare placé sous la peau du ventre. Lorsque l'animal avait été complétement empoisonné et qu'on l'excitait dans ses membres postérieurs, il faisait des mouvements de saut avec lesquels il se transportait complétement en poussant au-devant de son train postérieur tout son corps immobile. La grenouille mise dans l'eau s'est mise à nager en poussant en avant, avec ses deux membres postérieurs animés de mouvements parfaitement réguliers, son tronc et ses membres antérieurs sans mouvement. Puis bientôt l'animal s'arrêta : mais, lorsqu'on le plaçait sur le dos et qu'on l'y maintenait, dès qu'on le lâchait, il se retournait sur le ventre.

Cette expérience put être répétée a différentes reprises, et elle paraît montrer évidemment que l'animal se retournait volontairement après l'empoisonnement par le curare qui aurait ainsi respecté sa volonté avec sa sensibilité.

Lorsqu'on réservait en même temps les deux membres antérieurs par la ligature des artères qui s'y rendent, l'animal dont les quatre membres étaient conservés se servait très bien de tous les quatre.

Dans cette expérience, il semble évident d'après ce fait que l'animal se retournait constamment dans l'eau lorsqu'il y avait été maintenu quelque temps sur le dos, qu'il avait conservé la volonté de se mouvoir. Cependant, en le laissant tranquille dans un vase pendant très longtemps on ne vit pas qu'il exécutât aucun mouvement spontané de déplacement.

J'ai observé le même fait sur des sangsues, sur des limaces empoisonnées par le curare. Lorsqu'on les excitait ou lorsqu'on les mettait dans une position anormale, ces animaux exécutaient des mouvements pour se replacer dans une position normale dans laquelle ils restaient sans qu'on pût les voir ensuite changer spontanément de position.

On pourrait penser que l'animal qui a conservé sa sensibilité générale, a conservé également la sensibilité spéciale, mais que seulement, comme les manifestations sensorielles sont toujours précédées dans les organes des sens par des manifestations motrices qui se trouvent paralysées, la fonction est par suite plus ou moins abolie. Ainsi, par exemple, les propriétés du nerf optique et de la rétine peuvent être conservées, mais l'iris, des muscles des paupières, des muscles des yeux étant paralysés, la vision ne s'exerce plus. Il en serait de même pour les autres sens, de sorte que l'animal pourrait rester en repos seulement parce qu'il est privé de ses sens. Pour résoudre la question, il faudrait conserver sur la grenouille empoisonnée les yeux, en empêchant le poison d'aller dans la tête seulement. Il est vrai qu'on pourrait objecter alors que le poison ne va plus dans l'encéphale, et que c'est là la cause de la conservation de la volonté.

En résumé, s'il était prouvé que la volonté n'est

qu'une transformation de la sensibilité, il faudrait arriver à cette conclusion que tout mouvement a pour point de départ un phénomène de sensibilité qui tantôt se passe à la surface encéphalique sous l'influence d'un souvenir, d'une sensation antérieure, d'une impression causée par l'afflux du sang, ou par toute autre cause, tantôt se passe à la périphérie du corps sous l'influence d'une excitation extérieure.

L'anatomie donnerait encore un appui à cette manière de voir, car, à l'extrémité des nerfs de sensibilité périphérique, on a trouvé, dans un très grand nombre de cas, des cellules nerveuses terminales analogues à celles qui se rencontrent dans l'encéphale.

Quoi qu'il en soit de ces vues que l'avenir jugera, nous devons actuellement passer à l'examen des mouvements réflexes ou involontaires, qui ont bien évidemment pour point de départ et pour organe de transmission au centre nerveux un nerf sensitif.

Voici, par exemple, une grenouille dont la moelle a été coupée qui reste immobile, les pattes pendantes, quand on la tient suspendue. Cette grenouille, lorsque l'on vient à pincer son train postérieur, exécute des mouvements bien évidemment involontaires. En voici une autre dont la moelle n'a pas encore été coupée, mais a été mise à nu dans ce but ; cette grenouille, lorsque nous la tenons de la même façon, retire volontairement ses membres postérieurs, et leur fait exécuter les mouvements les plus propres à la débarrasser d'une étreinte qui la gêne.

Les mouvements involontaires que vous avez vus chez

la première grenouille, être la conséquence d'une sensation non perçue, d'abord étudiés par Prochaska, par Legallois, plus tard, en 1833, par Müller et Marshal Hall, sont ce qu'on a appelé des *mouvements réflexes*, mouvements produits par l'excitation sensitive, mais sans que la conscience intervienne.

Ces mouvements, dus uniquement à l'influence qu'exerce la racine sensitive sur la racine motrice, sont les plus simples de tous. L'excitation portée sur le nerf sensitif arrive à la moelle, se propage par la moelle à la racine antérieure, et par cette dernière aux muscles.

L'expérience démontre que tel est bien le trajet suivi par l'excitation sensitive.

En effet, si l'on coupe la racine postérieure et qu'ensuite on irrite la peau, on n'a rien.

Après cette section, l'irritation du bout central de la racine postérieure donne lieu au mouvement réflexe, comme si l'on avait agi sur la peau.

Si, laissant la racine postérieure intacte, on coupe la racine antérieure, l'irritation sensitive ne donne plus lieu au mouvement réflexe.

Cette absence de la réaction réflexe tient dans le premier cas au défaut de transmission de l'excitation sensitive ; elle est due dans le second au défaut de transmission de l'excitation motrice.

La moelle, d'ailleurs, est nécessaire à la communication physiologique que ces expériences montrent exister entre les racines postérieures et antérieures, car, si on la détruit, les phénomènes de mouvement réflexe n'ont ordinairement plus lieu.

Ces expériences nous montrent dans sa plus grande simplicité l'ensemble des actions nerveuses. Nous y voyons trois manifestations distinctes, trois temps dans l'accomplissement de l'acte nerveux complet : 1.° sensation ; 2° transformation de cette sensation en excitation motrice ; 3° mouvement.

Le second temps, transformation de l'excitation sensitive en excitation motrice, s'accomplissant avec ou sans l'intervention de l'intelligence.

En observant ce phénomène, on s'est demandé comment pouvait se produire ce retour, cette réflexion de l'influence nerveuse, comment la communication était établie de la racine postérieure à la racine antérieure, et comment, dans ce trajet, l'excitation changeait de nature.

On a donc étudié à ce point de vue la moelle, et surtout celui de ses éléments auquel semblait être attribué le rôle principal, la cellule nerveuse.

D'après les travaux les plus récents, il est évident que les racines antérieures naissent dans la moelle de cellules ganglionnaires. Tous les anatomistes admettent qu'il n'est pas de fibre motrice qui ne soit en rapport de continuité avec une de ces cellules ganglionnaires que nous avons vues former l'élément conducteur qui établit la communication physiologique entre les deux racines.

On a reconnu une grande quantité de ces cellules dans la corne antérieure de la substance grise. En est-il de même dans la corne postérieure ? La question n'a pas été encore résolue d'une manière complète. On y a bien décrit des cellules ganglionnaires plus petites et plus rares que celles de la corne antérieure, mais leur nature nerveuse a été contestée, et récemment on a prétendu que celles qui sont dans la substance gélatineuse de Rolando appartenaient au tissu cellulaire. On ne sait donc pas encore si les fibres de la racine postérieure sont ou ne sont pas en communication avec les cellules spéciales. La question pour nous est de savoir s'il y a des cellules entre les deux ordres de racines.

On a, d'après leur existence, construit une théorie d'accord avec les faits observés :

La racine postérieure entre dans les faisceaux postérieurs. Y est-elle en communication avec des cellules nerveuses ? Nous venons de vous dire quelles difficultés empêchaient de résoudre cette question. Dans tous les cas, les cellules de la corne postérieure, nerveuses ou purement celluleuses, communiquent avec les cellules ganglionnaires, d'où partent les fibres de la racine antérieure, du nerf moteur.

De ces cellules de la corne antérieure, on voit partir des filaments dont les uns se portent dans le côté opposé de la moelle, tandis que d'autres remontent vers le cerveau et que d'autres descendent sur les parties situées inférieurement. Toutes les cellules de la substance grise communiquent donc entre elles. Il faut voir nécessairement dans chacune d'elles l'image d'un véritable centre. Voyons maintenant comment on pourra, partant de là, expliquer le phénomène physiologique.

Chez cette grenouille dont la moelle est coupée transversalement au-dessus des membres antérieurs, on observe, quand on pince une patte postérieure, des mouvements dans cette patte, bien que l'animal ne puisse pas la mouvoir volontairement.

On peut ne conserver, dans cette expérience, qu'un tronçon de moelle; pourvu qu'il soit intact, l'excitation des nerfs sensibles qui s'y rendent s'y transformera en excitation motrice capable de déterminer des mouvements réflexes dans les parties auxquelles se rendent les nerfs moteurs qui émanent de ce tronçon.

Nous venons de voir une grenouille, privée par la section de la moelle de mouvements volontaires des membres postérieurs, retirer néanmoins sa patte quand on la pinçait.

Nous avons vu, dans la dernière leçon, que la sensibilité du membre était augmentée par cette section de la moelle; le repos agit dans le même sens et contribue à augmenter le mouvement réflexe.

Voici une grenouille dont la moelle a été coupée au-dessus des membres antérieurs, après quoi on l'a laissée en repos. Je pense que ce repos a duré assez longtemps pour que nous puissions noter les effets de l'hyperesthésie. En effet, en pinçant une de ses pattes postérieures, nous voyons que la rétraction porte non plus seulement sur la patte pincée, mais sur les deux membres postérieurs. Si on eût attendu plus longtemps, les mouvements réflexes se seraient montrés dans les quatre membres, comme nous vous le ferons voir sur une autre grenouille.

Vous pouvez voir, par cette expérience, que, pour ce qui est de la transmission des sensations dans les centres nerveux, elles s'y généralisent et produisent des mouvements généraux et non bornés à la paire nerveuse qu'on a pincée.

Cherchant à reconnaître comment se fait dans la moelle la transmission de l'impression sensitive et sa transformation en excitation motrice, nous avons été amené à distinguer deux cas.

Tandis qu'en pinçant la patte postérieure chez une grenouille saine, nous déterminons un mouvement général consistant en efforts pour fuir, nous obtenons, chez une grenouille dont la moelle a été coupée, un simple mouvement de rétraction. Quand, par la section de la moelle, la volonté a été supprimée nous avons, dans ce mouvement inconscient et sans but, un exemple de mouvement purement réflexe.

Si maintenant nous passons à l'examen des particularités qu'offre ce genre de manifestations, nous voyons que le mouvement produit n'est pas du tout en rapport avec l'étendue de la surface irritée. Force nous est donc d'admettre que l'impression sensitive se généralise.

Comment comprendre cette généralisation ? — Est-elle due à la continuité des fibres ou à la transmissibilité de l'impression à travers les cellules? C'est, vous le savez, à cette dernière idée qu'il faut s'arrêter : la substance grise est l'intermédiaire physiologique qui dans les phénomènes réflexes, unit les racines postérieures aux racines antérieures.

Quant à cette généralisation, nous allons vous montrer qu'elle se fait par l'élément sensitif et non par l'élément moteur.

Voici une grenouille sur laquelle une ligature embrasse

une patte postérieure, de façon à l'isoler du tronc. Le nerf seul n'a pas été compris dans la ligature, ce qui a ainsi privé le membre de ses vaisseaux, ou plutôt de la circulation, en lui laissant son innervation. Nous empoisonnons cette grenouille avec le curare. Bientôt elle est immobile; ses propriétés motrices sont anéanties; elle a cependant conservé ses propriétés sensitives, et grâce à elles la moelle aura conservé la propriété de transmettre les impressions, comme on peut le reconnaître aux mouvements qui, à la suite d'une excitation portée sur le train antérieur empoisonné et privé de mouvement, se montrent dans le membre auquel la ligature a conservé ses propriétés motrices en le préservant de l'intoxication.

La sensibilité peut donc ici se transmettre à travers la moelle jusqu'au point où elle doit agir.

Si chez une grenouille, empoisonnée par le curare, nous ménageons tout le train postérieur, nous voyons que ses mouvements sont coordonnés, que ce sont des mouvements de saut, mouvements qui semblent volontaires.

Si, au lieu d'employer un poison qui agisse sur le mouvement, nous avons recours à une substance qui détruise le sentiment, les choses ne se passeront plus de même. Un seul nerf sensitif empoisonné empoisonnera tous les autres; ici l'action se généralise.

La sensibilité se généralise donc, et elle se propage par la moelle.

Est-à-dire pour cela que, du point influencé, l'excitation se transmette à chacun des nerfs de mouvement en particulier?

On ne saurait admettre qu'une fibre sensitive soit chargée de transmettre directement le mouvement à une ou plusieurs fibres motrices. Il paraît y avoir dans ce phénomène toute autre chose qu'une transmission fibre à fibre. On doit, ce me semble, voir des centres particuliers en rapport les uns avec les autres, et établissant entre les actions des différentes parties certains rapports de solidarité ou d'antagonisme. Ainsi, en touchant certains points de la moelle, on produit des groupes de mouvements déterminés.

Lorsque, comme cela a lieu chez cette grenouille décapitée, on voit une excitation simple provoquer des mouvements complexes, il faut bien admettre qu'il existe un centre de réunion pour les nerfs moteurs, centre dont l'excitation est nécessaire à la production du mouvement coordonné qu'il tient sous sa dépendance.

De même chez cette autre grenouille, qui a été empoisonnée par le curare, et dont le train postérieur a été préservé de l'empoisonnement par une ligature, l'irritation d'un point quelconque de la périphérie de l'animal suffit pour exciter le centre; mais cette action n'a de retentissement que dans les nerfs conservés.

Quant à cette transmission, nous pouvons nous assurer qu'elle se fait bien par la moelle; car, si nous la coupons vers la région lombaire, l'excitation de l'une des pattes antérieures ne produit plus rien.

L'action nerveuse motrice se limite donc essentiellement à chaque nerf ou à chaque système de nerfs; l'action sensitive se répand à tous de proche en proche.

Voilà pour les actions réflexes se manifestant extérieurement.

Si l'on épuise successivement l'animal, on voit qu'à mesure que la sensibilité s'affaiblit, les mouvements deviennent plus circonscrits et finissent, avant de disparaître, par être moins étendus et finalement limités à la racine antérieure correspondante.

Il semble, d'après cela, qu'il faut qu'il y ait dans les nerfs sensibles une sorte de tension de la sensibilité. Les cellules communiquant avec le nerf sensitif transmettent l'impression sensible plus ou moins loin, suivant son intensité. C'est ainsi que la réaction motrice réflexe peut se généraliser ou se restreindre suivant l'intensité qui la met en jeu.

Les mouvements réflexes, mouvements involontaires tels que nous les avons vus, peuvent être considérés comme étant de deux sortes, selon que leur action porte sur les muscles de la vie de relation ou sur les muscles de la vie organique.

C'est après avoir fait l'étude expérimentale de ces phénomènes que nous pourrons jeter quelque jour sur une des questions les plus intéressantes de la physiologie : je veux parler de l'influence réciproque de ces deux propriétés motrices l'une sur l'autre.

Aucun sujet, s'il était élucidé, n'intéresserait davantage le praticien et ne serait, en médecine, capable de recevoir de plus larges applications.

DIX-NEUVIÈME LEÇON.

27 février 1857.

SOMMAIRE : Mouvements réflexes internes ; leur variété. — Les mouvements internes sont réfléchis par le même centre que les mouvements réflexes externes. — Quelques mouvements internes ne paraissent cependant pas obéir à une impulsion venant de la moelle. — Expériences. — De quelques mouvements péristaltiques particuliers. — Mouvements intestinaux.

MESSIEURS,

Après avoir constaté l'existence des mouvements réflexes qui ont pour point de départ le tégument externe, et pour résultat final la contraction des muscles qui sont sous l'influence de la volonté, nous devons examiner, comme leur répondant, les mouvements réflexes internes, c'est-à-dire ceux qui ont pour point de départ la surface d'une membrane muqueuse, et pour résultat final la contraction des muscles qui ne sont pas soumis à la volonté.

Ces derniers mouvements sont excessivement nombreux et comprennent toutes les actions motrices qui se passent dans les organes splanchniques. Il suffira de les énumérer, car ils sont connus et admis de tous les physiologistes.

Toutes les sécrétions, par exemple, se font sous l'influence d'un mouvement réflexe, et il peut arriver que tantôt la sensation qui en est le point de départ soit consciente, et tantôt qu'elle soit inconsciente. Ainsi, la sécrétion salivaire qui a lieu sous l'influence du vinaigre introduit dans la bouche, est une sécrétion qui succède à une sensation avec conscience. Les sécrétions du suc gastrique, du suc pancréatique, de la bile, qui ont lieu quand des aliments passent dans le tube digestif, succèdent au contraire à des sensations sans conscience.

Il en est de même des phénomènes purement moteurs des organes splanchniques qui peuvent succéder à une sensation tantôt consciente, tantôt inconsciente. Lorsque les mouvements de mastication et de déglutition s'opèrent, ils ont pour point de départ une sensation consciente. Lorsqu'au contraire il s'agit des mouvements de l'estomac et des intestins, ils ont leur point de départ dans une sensation inconsciente.

Nous ne nous arrêterons pas plus longtemps à signaler tous les mouvements réflexes qui peuvent exister dans les organes involontaires, parce qu'ils sont parfaitement connus. Nous nous arrêterons seulement à la question de savoir s'ils sont soumis aux mêmes conditions que les phénomènes réflexes de la vie de relation, et si la moelle épinière ou un centre nerveux cérébro-spinal est absolument nécessaire à leur accomplissement.

Bichat et beaucoup d'autres après lui avaient autrefois pensé que les ganglions nerveux du grand sympathique présidaient aux mouvements des organes non soumis à l'influence de la volonté. De sorte que les mouvements réflexes qui se passent dans les organes auraient pu s'accomplir sans l'intermédiaire de la moelle épinière, et seulement par des filets sensitifs qui se transformaient en filets moteurs dans le ganglion lui-même.

Cette vue a été complétement abandonnée; elle a été surtout combattue par les expériences de Herbert Mayo, sur le ganglion ophthalmique. On avait pensé, par exemple, que les mouvements involontaires qui se passent dans l'iris avaient leur centre d'action dans le ganglion ophthalmique; que la lumière, par exemple, arrivant sur la rétine, qu'un corps étranger, qu'une excitation directe arrivant sur la conjonctive ou sur la cornée transparente, produisaient une excitation qui était recueillie par le ganglion, d'où partaient ensuite des nerfs moteurs qui produisaient la contraction de la pupille.

Cette explication a été renversée par l'expérience qui aurait appris qu'après la section de la cinquième paire, ou après celle du nerf moteur oculaire commun, tous ces phénomènes cessent, montrant ainsi qu'ils sont sous la dépendance de l'un ou l'autre de ces nerfs. Depuis lors on a généralisé ce fait en admettant que toutes les actions réflexes se passent dans les centres nerveux cé-phalo-rachidiens, et jamais exclusivement dans les ganglions du grand sympathique. On pense que les mouvements réflexes externes et les mouvements réflexes internes ont le même centre commun.

Il est certain que, lorsqu'on a détruit la moelle épi-nière, toute espèce de mouvement réflexe externe se trouve aboli; mais les mouvements réflexes internes le sont-ils? Cela paraît beaucoup moins évident, parce que souvent il arrive que les mouvements péristaltiques de l'intestin deviennent excessivement violents, et que, quand ils sont absents, on les développe en touchant l'intestin, qui est séparé de l'abdomen. On ne peut pas par conséquent supposer que la moelle épinière intervienne comme centre dans ces contractions.

Il en est de même d'autres mouvements sur lesquels nous reviendrons tout à l'heure.

Cependant il est positif qu'il existe des mouvements réflexes des intestins qui paraissent avoir pour centre la moelle épinière. Nous avons déjà cité, dans le deuxième volume de nos *Leçons*, une expérience dans laquelle cette intervention de la moelle comme centre est évidente. Nous allons répéter cette expérience devant vous.

Sur ce jeune dogue qui vient d'être sacrifié par la section du bulbe afin de faire cesser tous les mouvements volontaires, nous ouvrons la poitrine et nous galvanisons le ganglion cervical supérieur. Bientôt on voit les mouvements de l'intestin grêle devenir très violents sans qu'il y en ait dans les autres parties de l'intestin. Lorsque nous galvanisons les ganglions du plexus solaire, nous voyons des mouvements péristaltiques très actifs se montrer dans le gros intestin seulement. Si maintenant nous voulons nous rendre compte de la manière dont s'opèrent ces mouvements, nous ne pouvons pas admettre que l'irritation portée sur le ganglion cervical supérieur se transmette par les filets qui partent de l'extrémité inférieure de ce ganglion et arrivent en suivant le trajet des nerfs grand et petit splanchnique, à faire contracter les muscles de l'intestin. L'expérience prouve, au contraire, que l'impression galvanique passe du ganglion à la moelle épinière et se transmet par elle et par action réflexe jusqu'aux nerfs qui vont directement dans les intestins.

En effet, si l'on coupe la réunion des filets qui émanent de la partie inférieure du ganglion premier thoracique, de manière à avoir deux bouts constitués, l'un supérieur par le ganglion lui-même, l'autre inférieur par les filets qui en émanent, et qui font partie de la chaîne sympathique ; alors si l'on galvanise le bout inférieur, on n'obtient aucun résultat, tandis que la galvanisation du bout supérieur produit des contractions de l'intestin grêle, exactement comme cela avait lieu lorsqu'on galvanisait le ganglion intact. Ceci prouve évidemment que c'est par la moelle que passe l'influence nerveuse. C'est, en effet, le seul conducteur qui semble rester entre le ganglion et les intestins grêles.

Ce que nous venons de dire du premier ganglion thoracique s'applique au plexus solaire.

On peut voir toutefois, d'après cette expérience, que la contraction des intestins reçoit son excitation de parties du système nerveux situées beaucoup au-dessus des organes qui se contractent. Mais si l'on admet maintenant que les fibres sensitives qui produisent cette contraction naissent des parties situées au-dessus de celles qui se contractent, on verra que les nerfs sensitifs qui transmettent l'impression excitante ne sont pas toujours dans les organes mêmes qui se meuvent.

Ainsi, par exemple, une irritation portée sur les nerfs de l'intestin grêle fait contracter le gros intestin. Ainsi une irritation portée sur les nerfs de l'estomac fait contracter l'intestin grêle.

Il s'agirait toutefois de savoir si les nerfs que l'on galvanise sont réellement des nerfs de sentiment, ou si l'on n'aurait pas affaire à des nerfs de mouvement appartenant au sympathique, qui rentreraient dans la moelle épinière. Ce sont là autant de questions particulières qui seraient à traiter dans l'histoire spéciale du grand sympathique, étudié dans les différents organes.

Nous signalerons enfin certaines formes de mouvement qui existent dans les intestins ou dans d'autres organes splanchniques, et qui sont évidemment indépendants des nerfs, quoique, dans certains cas, ces mouvements puissent être déterminés par l'influence nerveuse.

Ainsi lorsque, par exemple, on a un œsophage ou une portion d'intestin dont tous les nerfs moteurs ont été détruits, soit par l'ablation de l'organe, soit par l'empoisonnement à l'aide du curare, et lorsqu'on pique l'œsophage avec la pointe d'un bistouri, de manière à irriter la fibre musculaire dans un point déterminé, on voit le resserrement du conduit musculaire avoir lieu, non-seulement dans le point touché, mais on le voit se propager ensuite au-dessous, jusqu'à une distance très éloignée, qui est sa limite naturelle.

Il en est de même de l'uretère : lorsqu'on le pique avec la pointe d'un bistouri, il se manifeste une contraction péristaltique qui, débutant dans le point touché, descend par la partie inférieure jusque vers la vessie, mais jamais ne remonte vers le rein.

Il y a donc là, dans tous ces cas, une transmission de l'irritation dans un sens déterminé, transmission qui paraît se propager entre les fibres musculaires sans l'intervention du système nerveux.

Il y a d'autres mouvements qui semblent encore indépendants du système nerveux. Tels sont, par exemple, les mouvements de contraction rhythmique qui se passent dans les conduits biliaires de quelques oiseaux ; tels sont les mouvements péristaltiques continuels qui existent dans la partie inférieure de l'œsophage, et qui ne sont pas toujours immédiatement paralysés après la section des pneumogastriques. Tel est le muscle sphincter de la vessie, qui n'est pas paralysé en même temps que les fibres de la vessie, et dont la contracture persiste encore longtemps après qu'on a détruit les nerfs.

Enfin, pour indiquer encore quelques particularités relatives aux mouvements péristaltiques des intestins, nous dirons que ces mouvements sont fort obscurs pendant la vie, et qu'ils ont même été niés ; que leur manifestation a lieu après la mort, particulièrement quand la circulation cesse de s'effectuer dans les vaisseaux de l'intestin. Pendant la vie on peut observer ce phénomène chez les lapins, quand on a piqué ou coupé la moelle épinière un peu au-dessous des nerfs phréniques, opération qui ralentit considérablement la circulation intestinale.

Le mouvement péristaltique qui amène l'expulsion des matières fécales se compose de deux séries d'actions que j'ai souvent eu l'occasion d'observer dans le gros intestin des lapins. Il y a une contraction de l'intestin, qui se resserre derrière le bol fécal et le pousse vers la partie inférieure. Mais en même temps il y a un relâchement aussitôt et une sorte de dilatation qui se manifeste par l'élargissement de la portion de l'intestin qui précède immédiatement le bol fécal ; puis, quand le bol fécal a franchi cette partie élargie, elle se rétrécit derrière lui ; une autre s'élargit au-devant et ainsi de suite. Ces mouvements de dilatation, qui sont ici très évidents, sont très difficiles à comprendre ; beaucoup de physiologistes les nient. Nous aurons plus tard à chercher à comprendre leur mécanisme.

Toutefois nous devons encore ajouter que les mouvements péristaltiques n'existent pas au même degré chez tous les animaux, et qu'ils ne sont pas en rapport avec l'organisation plus ou moins élevée de l'animal, car on les voit difficilement chez les oiseaux et chez les reptiles. C'est chez les mammifères que ces mouvements paraissent surtout développés. Ces mouvements apparaissent surtout après la mort, chez les animaux qui sont morts en digestion. Lorsque les animaux meurent à jeun, ils sont moins violents et peuvent même manquer complétement si l'animal est mort après une abstinence longtemps prolongée, et alors les intestins prennent une forme spéciale.

J'ai vu, chez un chien sacrifié après une abstinence de quinze jours, les intestins privés à peu près complétement de mouvements péristaltiques, et présentant une forme aplatie au lieu de la forme arrondie qu'ils ont normalement. Il faut ajouter que ces intestins étaient comme exsangues par le fait même de l'abstinence.

Sur un hérisson en hibernation, observé au mois de mars, et étant en hibernation probablement depuis deux ou trois mois, j'ai rencontré ce même fait de l'absence des mouvements péristaltiques dans les intestins après la mort, même après qu'ils avaient été enlevés de l'abdomen. Il y avait également la même forme aplatie des intestins ; mais le lendemain, en examinant ces intestins restés à la température ordinaire, ils avaient très lentement changé de forme et étaient devenus arrondis, et leur diamètre bien inférieur à celui de la veille.

Nous pourrions donner beaucoup d'autres exemples des variétés de mouvement qu'on peut rencontrer dans les organes intérieurs ; mais ce que nous en avons dit suffit pour prouver qu'il y a là des conditions particulières qui se rencontrent dans les organes musculaires de la vie intérieure, et qui doivent rendre l'étude des mouvements réflexes qui se produisent dans le grand sympathique beaucoup plus difficile. Aussi l'étude de ces mouvements réflexes intérieurs est-elle, quoi qu'on en ait dit, encore entourée d'une grande obscurité.

Nous ajouterons enfin que, s'il est prouvé que dans certains cas les ganglions du grand sympathique ne semblent pas agir comme centre dans les mouvements réflexes, il y a des cas dans lesquels ils semblent avoir cette influence. Ainsi, lorsque l'on a coupé le filet cervical du grand sympathique et qu'on irrite avec une pince son bout supérieur, on produit des mouvements de déglutition par action réflexe, mouvements dont le ganglion cervical supérieur paraîtrait être le centre.

Quand on galvanise les pneumogastriques, le cœur s'arrête, et avec cet arrêt du cœur coïncide ordinairement, chez le chien, l'apparition des mouvements péristaltiques de l'intestin. Cela tient-il à ce qu'on a empêché le sang d'arriver dans les intestins.

Quand on a coupé la moelle épinière au-dessous des nerfs phréniques, et que ces mouvements péristaltiques se manifestent, se pourrait-il qu'on eût diminué considérablement l'impulsion du cœur; de sorte que, dans les deux cas, ce phénomène tiendrait à la même cause. Ce sont là quelques cas des nombreuses observations dont il nous reste à chercher l'explication.

VINGTIÈME LEÇON.

4 MARS 1857.

SOMMAIRE : Solidarité des phénomènes de sensibilité et de mouvement de la vie organique et de la vie extérieure. — Influence des sensations internes sur les mouvements externes. — Expériences. — Phénomènes réflexes produits par l'irritation du pneumogastrique. — Influence des sensations externes sur les phénomènes de la vie de nutrition. — État convulsif du pneumogastrique.

MESSIEURS,

La question la plus intéressante serait maintenant de savoir si les phénomènes de sensibilité et de mouvement, extérieurs ou intérieurs, sont complétement séparés, et si, malgré une communauté d'origine anatomique, les nerfs de la vie organique diffèrent physiologiquement de ceux de la vie de relation.

Dans certaines circonstances, notamment quand les phénomènes nerveux sont exaltés de part ou d'autre, il y a une confusion entre les réactions volontaires et les réactions réflexes : ce qui porterait à croire que la différence des aptitudes fonctionnelles n'est pas complète, que la séparation n'en est pas absolue. Il arrive souvent que ces phénomènes réagissent les uns sur les autres, et que les mouvements réflexes d'un organe splanchnique deviennent le point de départ de contractions, de convulsions des muscles de la vie de relation. On a indiqué, entre autres sympathies de cette nature, les convulsions qui seraient produites, chez les enfants, par la présence de vers dans le tube intestinal, par le développement des dents, causes internes de convulsions extérieures.

Ces réactions peuvent d'ailleurs être produites artificiellement : si sur un animal récemment mort on excite son plexus solaire, l'on voit bientôt des mouvements agiter le gros intestin; mais tout ne s'arrête pas là, et . souvent on observe en même temps des mouvements dans les membres et le thorax. L'excitation du plexus solaire peut donc être suivie d'une réaction générale.

Les réactions du système de la sensibilité organique ne sont pas constamment localisées dans l'organe d'où est partie l'excitation ; elles portent sur un organe plus ou moins voisin de celui primitivement affecté ; quelquefois même elles peuvent être générales et retentir sur toute l'économie.

Certaines susceptibilités individuelles qu'on appelle *idiosyncrasiques* prouvent à la fois la grande variété de ces sensibilités internes et des sympathies organiques dont les manifestations peuvent changer non-seulement d'un organe à un autre organe, mais quelquefois d'un individu à un autre individu. Ne perdons pas cependant de vue qu'à l'état physiologique, dans les conditions normales, les sensations de ces organes profonds ne sont pas perçues, . et que jamais la volonté ne peut agir sur eux pour y déterminer des mouvements.

Nous allons vous citer des expériences seulement pour établir la possibilité de produire des mouvements dans les muscles de la vie de relation, en agissant sur le système du grand sympathique splanchnique. Nous citerons ensuite des exemples de l'action inverse, c'est-à-dire des faits montrant la possibilité d'agir sur les phénomènes de la vie organique, en s'adressant au système cérébro-spinal.

Exp. (4 novembre 1845). — Sur un chien bien portant et à jeun, chez lequel la mort avait été déterminée par la section du bulbe rachidien, puis les deux pneumogastriques coupés et l'abdomen largement ouvert, on continua la respiration artificielle.

Alors on irrita le ganglion semi-lunaire gauche du plexus solaire, ganglion qui se trouve placé immédiatement au-dessous de la capsule surrénale correspondante.

En irritant ce ganglion avec une pince ou la pointe d'un bistouri, on vit aussitôt se manifester des contractions musculaires dans les muscles pectoraux, et jusque dans le cou et la patte du même côté. On observa aussi des contractions musculaires très sensibles dans le diaphragme et dans les muscles coupés de la paroi abdominale. On constata des mouvements analogues quand on déplacait le rein, ce qui amenait nécessairement un tiraillement des plexus mésentériques. Au bout de dix minutes après qu'on eut cessé la respiration artificielle, ces mouvements avaient cessé de pouvoir être produits.

Exp. (20 novembre 1845). — Chez un chat vivant, dont l'abdomen avait été ouvert étant en digestion, on irrita les ganglions du plexus solaire, et l'on n'obtint aucun mouvement dans les membres ni dans le tronc. Alors on coupa les deux nerfs vagues dans la région du cou, et l'on ouvrit la trachée en vue du cas où la suffocation aurait pu se produire. Après la section des vagues, on irrita de nouveau les ganglions du plexus solaire, et aussitôt on observa, comme résultat, des mouvements convulsifs violents dans les muscles du tronc et dans les muscles des membres postérieurs.

Exp. (29 novembre 1845). — Sur un chien mouton jeune, on enleva les deux ganglions solaires par une large plaie faite à la paroi abdominale. Quand on se bornait à toucher les ganglions solaires, ils ne donnaient lieu à aucune manifestation douloureuse; mais quand on irritait fortement les nerfs de ce plexus de manière à les faire vibrer comme des cordes tendues, il en résultait des mouvements involontaires, saccadés, qui se manifestaient dans tout le tronc, et surtout dans les membres postérieurs; mais il n'y avait aucune douleur perçue; et ce n'est que lorsqu'on saisissait fortement les ganglions avec des pinces et qu'on les tiraillait pour les arracher, que l'animal éprouvait de la douleur et poussait des cris.

Chaque fois que l'on contondait ainsi un ganglion du plexus solaire ou un des gros nerfs qui en partent, la partie nerveuse contuse restait noirâtre et comme ecchymosée, ce qui n'a pas lieu pour les nerfs du système cérébro-spinal.

A la suite des tiraillements qu'on fit éprouver au plexus solaire, l'animal fut pris immédiatement d'évacuations diarrhéiques très abondantes.

D'après les expériences qui précèdent, on voit que l'irritation des nerfs du grand sympathique, et particulièrement celle des ganglions du plexus solaire sur lesquels on a plus spécialement expérimenté, est susceptible de provoquer des mouvements plus ou moins violents dans les muscles du tronc ou des membres, mais plus spécialement des membres postérieurs. Nous voulons seulement ici constater le fait; car plus tard il y aura à étudier le mécanisme de leur production, et à savoir si c'est par une action réflexe sur la moelle épinière, ou par une action directe, que ces excitations agissent.

Nous remarquerons toutefois qu'il y a là une condition bien singulière : c'est qu'il paraît nécessaire que les vagues soient coupés, ou bien que l'animal tué par la section du bulbe rachidien, toutes conditions qui augmentent la sensibilité réflexe interne surtout, lorsqu'en même temps on a soin d'entretenir la respiration artificielle.

Dans beaucoup de cas, en agissant seulement sur les nerfs, sans toucher aux ganglions, on peut produire des phénomènes analogues : ainsi très souvent nous l'avons vu, quand on avait sacrifié un animal par la section du bulbe rachidien, et qu'on venait à lui prendre la veine porte pour en faire la ligature, dans le but de recueillir le sang qui entre dans le foie : aussitôt que l'on tiraillait les nerfs qui entourent la veine ou qu'on les liait, il y avait des mouvements très violents dans le tronc, et particulièrement dans les membres postérieurs.

Toutefois nous n'avons jamais vérifié si, dans ces circonstances, une irritation portée directement sur la membrane muqueuse d'une partie quelconque de l'intestin aurait pu produire le même résultat : c'est une chose à voir, car il est probable que c'est sur la surface intestinale qu'agissent, dans les cas pathologiques, les excitations capables de produire des convulsions dans les muscles de la vie de relation.

Il est un nerf, le pneumogastrique, considéré comme un nerf de la vie organique, ou comme nerf établissant le passage entre les nerfs du système cérébro-spinal et ceux du grand sympathique. Ce nerf, qui prend ses origines dans des organes splanchniques, peut aussi, par action réflexe, donner lieu à des phénomènes moteurs dans les muscles de la vie de relation.

Sans parler du vomissement, qui peut être le plus généralement considéré comme un phénomène réflexe, nous avons remarqué depuis longtemps que l'irritation du bout central du pneumogastrique peut produire l'arrêt des mouvements respiratoires pendant un temps plus ou moins long. Nous avons déjà insisté sur ce phénomène dans notre cours de 1853, et ce fait se trouve consigné dans la thèse du docteur Bacquias, un de nos élèves. (Thèses de Paris, 1853.)

M. Budge a depuis constaté les mêmes phénomènes.

Il nous a semblé aussi dans quelques cas obtenir des convulsions dans les mouvements respiratoires de la face et des narines, par les irritations portées sur le pneumogastrique.

Dans tous les cas précédemment rappelés, il est évident que c'est une action réflexe qui se passe par l'intermédiaire des fibres sensitives du pneumogastrique. Nous signalerons encore que cette action réflexe peut se produire sans qu'il y ait perception douloureuse. Le pneumogastrique offre à ce point de vue une propriété singulière, sur laquelle nous aurons à revenir quand nous ferons l'histoire de ce nerf en particulier : c'est d'être tantôt sensible, tantôt insensible, lorsqu'on l'irrite mécaniquement dans la région du cou.

Lorsqu'on agit sur les fibres motrices organiques du pneumogastrique, il rentre dans la condition de tous les autres nerfs, c'est-à-dire qu'il faut agir sur sa partie périphérique. Dans ce cas, comme nous le savons, l'irritation du bout périphérique peut déterminer non-seulement des mouvements dans l'estomac, mais aussi l'arrêt du cœur ; de sorte qu'on a une espèce d'antagonisme entre les actions réflexes du pneumogastrique et ses actions directes. Les actions directes produisent l'arrêt du cœur sans exercer aucune influence sur les mouvements respiratoires ; l'action indirecte ou réflexe produit l'arrêt des mouvements respiratoires, sans influer aucunement sur les mouvements du cœur, et il est remarquable, sous ce rapport, de voir que, lorsque toutes les excitations sensitives de la vie extérieure agissent sur le cœur, les excitations semblables des nerfs de la vie intérieure n'agissent pas sur lui.

Les deux pneumogastriques produisent à peu près les mêmes phénomènes quand on irrite les mêmes bouts résultant de la section de l'un ou de l'autre. Toutefois l'excitation du bout central du pneumogastrique gauche produit plus spécialement les phénomènes de vomissement quand l'animal est en digestion, et l'excitation de son bout périphérique produit plus spécialement les contractions péristaltiques de l'estomac, tandis que l'excitation du bout central du pneumogastrique droit produit plus spécialement l'arrêt de la respiration et l'irritation

de son bout périphérique agit plus énergiquement
pour produire l'arrêt du cœur.

Il semblerait aussi que chaque pneumogastrique agit
plus spécialement sur les mouvements respiratoires du
poumon correspondant. En effet, quand on n'a coupé
qu'un seul pneumogastrique, il y a un affaiblissement
dans les mouvements respiratoires du côté correspondant; et, ce qu'il y a de particulier, c'est qu'on peut
constater que l'air est expulsé avec beaucoup moins de
force par la narine de ce côté que du côté opposé.

Il y a de plus une action chimique que l'irritation du
bout central du pneumogastrique peut exercer sur le
sang et sur la composition des urines. Nous reviendrons
plus tard sur ce fait.

Actuellement, nous avons à nous occuper de l'influence que les actions réflexes extérieures peuvent
avoir sur les phénomènes de la vie de nutrition.

Lorsque la moelle est coupée chez un animal et que
les mouvements réflexes sont exagérés, on remarque
que, à chacun de ces mouvements réflexes qui se trouvent produits dans les muscles extérieurs, il y a un retentissement sur certains organes intérieurs, mais particulièrement sur le cœur. Nous avons déjà traité cette
question à propos de l'influence des nerfs sensitifs sur
la circulation; nous n'y reviendrons pas ici. Nous nous
bornerons seulement à dire que, lorsqu'on agit sur la
peau, on a les mêmes effets que lorsqu'on agit sur les
racines; de sorte que toutes les excitations portées sur
la peau réveillent le cœur par un trouble apporté dans
le fonctionnement de cet organe. Le froid et le chaud,

qui sont les excitants spéciaux des nerfs de sentiment, agissent de même sur le cœur. Seulement il pourrait se faire que, dans ces cas, l'action pût se transmettre au cœur directement, par le sang échauffé ou refroidi. Chez les animaux à sang froid, les grenouilles par exemple, il paraît en être ainsi, et chez ces animaux, les excitations de la peau n'agissent pas évidemment pour modifier les mouvements du cœur. Il serait singulier que ces différences fussent à considérer parmi les conditions qui différencient les animaux à sang chaud des animaux à sang froid.

Là se présenterait une question intéressante : nous savons que les nerfs de la vie extérieure sont souvent le siége de convulsions qui reconnaissent une cause, soit interne, soit externe. Il s'agirait de savoir si les nerfs du grand sympathique peuvent être aussi le siége de convulsions reconnaissant pour point de départ, soit une sensation interne, soit une sensation externe. Certaines affections nerveuses pourraient recevoir le nom de *convulsions* du grand sympathique ; le pneumogastrique peut être le siége de convulsions évidentes. Seulement, d'après le principe que nous avons déjà émis, l'influence des nerfs moteurs place toujours les muscles dans un état opposé à celui dans lequel ils sont au moment de l'excitation ; or le cœur étant en mouvement, il se trouve arrêté par les convulsions du pneumogastrique, et les morts subites arrivant quelquefois chez les enfants, à la suite des convulsions dites *internes*, ne sont probablement pas autre chose que l'arrêt du cœur sous l'influence de convulsions survenues dans le pneumogastrique. Dans ces cas, en effet, il n'y a pas de phénomènes asphyxiques proprement dits. On peut voir, d'après ce qui précède, quel intérêt s'attache à ces phénomènes d'actions réciproques des différentes parties du système nerveux les unes sur les autres. Malgré la grande obscurité que présentent ces phénomènes, il était utile de les signaler pour appeler sur eux l'attention des expérimentateurs.

VINGT ET UNIÈME LEÇON.

6 MARS 1857.

SOMMAIRE : De la moelle épinière considérée comme organe nerveux central. — Isolement artificiel d'une partie de la moelle. — Section de la moelle entre le plexus cervical et le plexus brachial. — Effets de cette opération sur la circulation abdominale. — La moelle n'agit pas d'une manière nécessaire sur les mouvements du cœur. — Cœurs supplémentaires de la grenouille, de la chimère, de l'anguille. — De l'influence de la moelle, comme centre, sur certains mouvements de la vie de relation. — Influence de la moelle sur les actes mécaniques de la respiration.

MESSIEURS,

Après avoir considéré la moelle comme organe conducteur des impressions sensitives et motrices, nous devons l'envisager à un autre point de vue et l'étudier comme centre nerveux.

Nous avons vu comment il convenait de localiser la transmission de la sensibilité ; plus tard seulement nous étudierons la localisation des excitations motrices. Je vous rappellerai aujourd'hui que les faits observés conduisent à voir, dans le système nerveux, des organes producteurs de l'agent nerveux et des organes conducteurs, propagateurs chargés d'en opérer la distribution. Outre le rôle que nous lui avons reconnu comme organe dispensateur de l'agent nerveux, la moelle prend part, comme centre, à la production de cet agent. C'est ce qui, je pense, ressortira clairement des considérations dans lesquelles nous allons entrer.

La propagation de l'agent nerveux cesse toutes les fois qu'on en arrête la production. C'est ce qui a lieu lorsqu'on empêche le sang d'arriver à l'encéphale.

Les anciens, qui connaissaient cette expérience, en expliquaient le résultat en concluant que les esprits animaux étaient fournis par le sang, d'où l'encéphale ne faisait que les séparer. Willis, dont je vous ai déjà rappelé les idées, cite à l'appui l'expérience qui consiste à lier les artères qui se rendent au cerveau, expérience dans laquelle on cause la mort de l'animal par la suppression de tous les phénomènes de l'innervation. Depuis l'explication a changé; les faits sont restés les mêmes : le sang arrivant au centre, il y a production, puis dispersion de l'agent nerveux.

Lorsqu'on vient à isoler une partie de la moelle, en respectant les vaisseaux qui s'y rendent, on peut, sans empêcher la formation de l'agent nerveux, en empêcher la distribution : d'où accumulation. C'est ce qui arrive quand on opère la section de la moelle : il y a une sorte d'accumulation de l'agent nerveux dans la partie inférieure, isolée de l'encéphale par la section.

On peut le démontrer en coupant la moelle à une grenouille. Vous savez qu'après cette opération les parties séparées de l'encéphale deviennent plus sensibles, et que des mouvements réflexes sont provoqués par des excitations qui, dans les conditions normales, n'en produisent pas. Mais là ne se bornent pas les effets de la section de la moelle : cette exaltation de la sensibilité est accompagnée d'une énergie plus grande dans les mouvements.

Le lendemain de l'opération, soit qu'on ait coupé toute la moelle, soit qu'on en ait coupé seulement une moitié, les contractions musculaires des parties correspondantes sont plus énergiques. Toutefois, pour que ces phénomènes se produisent, il faut que la partie de la moelle qui a été séparée de l'encéphale offre une étendue suffisante. Peut-être est-il nécessaire qu'elle renferme un de ces centres dont l'observation des faits conduit à admettre l'existence. Quoi qu'il en soit de cette vue, nous ne nous engagerons pas plus avant aujourd'hui dans cette voie de localisation de la production de l'agent nerveux.

Nous avons vu que, quand on coupe la moelle sans détruire le système vasculaire, l'accumulation de la force nerveuse se traduit par une suractivité des manifestations sensitives et motrices. Cette suractivité ne se borne pas à ces manifestations extérieures : les organes intérieurs sont, eux aussi, le siége de réactions qui accusent cette exaltation des phénomènes de sensibilité et de mouvement.

C'est sur ces faits, moins connus, que j'insisterai aujourd'hui.

Exp. — Voici un lapin chez lequel nous avons fait, à l'aide d'un bistouri à lame étroite, introduit entre les lames vertébrales, la section de la moelle dans la région du cou, au-dessous des nerfs phréniques, entre le plexus cervical et le plexus brachial. Les nerfs intercostaux et ceux émanant du plexus brachial ne sont plus en communication avec l'encéphale; l'animal ne respire plus avec les côtes, mais avec le diaphragme. En pinçant une patte, nous produisons des mouvements réflexes, indices d'une sensibilité réflexe intacte.

En examinant cet animal, qui a été opéré il y a environ une heure, et qui peut vivre ainsi encore un jour ou deux, on voit très bien sur son flanc, où l'on a coupé les poils pour rendre le fait plus apparent, que les intestins sont devenus le siége de mouvements péristaltiques très prononcés, mouvements qui dureront encore longtemps. Sous l'influence de ce mouvement, l'animal rend des excréments dont l'expulsion est continue.

Pour obtenir ce phénomène du côté de l'intestin, il m'a paru qu'il était nécessaire de couper la moelle au-dessus des filets qui émanent du premier ganglion thoracique du grand sympathique.

Vous voyez donc là un fait remarquable, qui pourrait être considéré comme la conséquence de l'accumulation de l'agent nerveux dans la partie de la moelle séparée de l'encéphale. La section de la moelle entre le plexus cervical et le plexus brachial ne produit pas simplement cette apparition des mouvements organiques. On se demande alors si cette section de la moelle épinière, qui produit une exaltation des propriétés nerveuses et motrices dans les organes de la vie animale, ne produirait pas l'inverse sur les organes de la vie de nutrition. En effet, on trouve, après cette opération, une diminution dans la circulation abdominale et dans l'énergie des fonctions des organes abdominaux, dont l'activité devient moindre ; il y a une diminution de la pression du sang, diminution de l'urine et de l'activité des sécrétions.

Cette opération peut modifier profondément certains phénomènes chimiques et organiques, à tel point que, lorsque cet animal aura ainsi vécu quelques heures, on trouvera son foie complétement vide de sucre, mais renfermant cependant encore une matière glycogène.

Lorsque, comme nous l'avons fait chez cet autre lapin, on blesse la moelle un peu plus haut, on observe des phénomènes tout à fait différents.

Et il est bon de noter qu'il n'est pas nécessaire d'opérer la section de toute la moelle : on peut se contenter d'en couper la moitié, de la piquer un peu largement : les effets sont de même nature. La lésion suffit à produire cet isolement de l'encéphale, auquel sont dus les phénomènes observés. Ici, au lieu de couper la moelle entre le plexus brachial et le plexus cervical, nous l'avons blessée au niveau du quatrième ventricule, au-dessus des origines du pneumogastrique. Alors les conséquences de cette opération sont toutes différentes : nous n'avons plus de mouvements péristaltiques, mais exaltation des actes circulatoires et activité plus grande des sécrétions abdominales.

Pour opérer la section chez ce lapin, nous nous sommes servi de l'instrument que nous employons d'ordinaire pour rendre ces animaux diabétiques. Un mouvement qu'a fait l'animal au moment de l'opération a augmenté l'étendue du délabrement que nous nous proposions de produire, et vous le voyez couché sur le flanc, dans un état de prostration qui n'existe pas toujours à la suite de cette opération.

Un autre accident a été la conséquence de ce mouvement : nous avons, du même coup, paralysé l'animal des deux nerfs faciaux. Il a conservé la sensibilité de la face, et quand on touche la cornée, il fait un mouvement pour se retirer ; mais il ne peut pas fermer les paupières. Les narines sont immobiles ; aussi éprouve-t-il une grande difficulté à respirer. Ces phénomènes ne tiennent pas à l'opération principale, mais à un accident ; ils ne sont qu'accessoires.

La moelle peut donc agir comme centre ; mais elle agit bien différemment, suivant le lieu sur lequel porte la section. En la coupant ou la piquant vers la sixième vertèbre cervicale, on produit une apparition des mouvements des intestins avec diminution de l'activité circulatoire, diminution des sécrétions, diminution et même cessation de l'excrétion rénale. Coupant plus haut, on excite, au contraire, les phénomènes circulatoires et les sécrétions. Nous n'insisterons, pour le moment, que sur cette action qui survient dans les organes abdominaux lorsqu'on a agi sur la moelle, au-dessous du plexus cervical. Il y a diminution dans la pression du sang, qui a pour effet d'entraîner à sa suite une diminution dans la formation de l'urine, une apparition des mouvements péristaltiques, et, de plus, une diminution de la circulation de la veine porte dans le foie : d'où résulte une diminution dans la transformation en sucre de la matière qui lui préexiste, comme nous en expliquerons plus tard le mécanisme. Nous signalerons en même temps que la température de la cavité abdominale s'abaisse considérablement, et en même temps le sang des veines rénales, celui de la veine porte reste rouge et ne peut plus être distingué, par sa couleur, du sang des artères. Tous ces phénomènes ont déjà été signalés en partie dans le premier volume de nos Leçons. Nous allons aujourd'hui insister plus spécialement sur les troubles que la circulation éprouve, soit dans les modifications chimiques que subit le sang, soit dans les modifications mécaniques des mouvements de ce liquide.

Je vous ai déjà signalé l'action de la douleur sur les mouvements du cœur; nous reprendrons ce phénomène pour tâcher d'en fixer les conditions et pour établir de quelle façon doivent être comprises les influences du système nerveux sur les contractions du cœur.

Legallois admettait que le cœur tirait de la moelle la cause de ses mouvements.

D'après ses expériences, l'arrêt du cœur aurait été la conséquence de la destruction de certaines parties de la moelle. Lorsque, avec un stylet introduit dans le canal vertébral, il détruisait la portion lombaire, la portion dorsale, ou la portion cervicale, toujours il observait un arrêt plus ou moins complet des mouvements du cœur. Cet arrêt était d'autant plus rapide et d'autant plus complet qu'il agissait sur une partie plus élevée. Il avait toutefois observé que, chez les jeunes lapins, la destruction de la moelle était suivie d'effets moins rapidement funestes que chez des lapins plus âgés.

Les expériences de Legallois sont loin d'être à l'abri d'objections. Ainsi nous acquerrons la preuve que le cœur peut se mouvoir indépendamment du système nerveux, lorsque, l'arrachant de la poitrine chez un animal vivant, nous voyons que, placé sur une table, il continue à battre. Nous savons, d'autre part, que, chez un animal empoisonné par le curare, animal dont le système nerveux moteur est par conséquent détruit, les mouvements du cœur ne sont pas du tout arrêtés. Ces pulsations du cœur, qu'arrête la galvanisation du pneumogastrique, sont, au contraire, activées par la section de ce nerf. Ces conclusions, auxquelles Legallois a été conduit, et celles que nous tirons des expériences que je vous rappelle, sont donc contradictoires. Voyons d'où naît cette contradiction.

Et d'abord, je crois que les conclusions de Legallois ne sont pas exactes. Il est certain que, lorsqu'on détruit la moelle, on arrête les mouvements du cœur, ainsi qu'il l'a observé. Mais, dans ces expériences, la cessation de la vie peut être la conséquence d'une perturbation de la circulation causée par la douleur.

Si Legallois avait expérimenté sur des grenouilles, il aurait vu que les mouvements du cœur ne sont pas arrêtés par la destruction de la moelle. Il serait intéressant de savoir s'il en est de même chez tous les animaux à sang froid, et si chez eux c'est la chaleur qui influe surtout sur les mouvements du cœur. Or, il faut se défier des phénomènes spéciaux à un animal, bien qu'on doive admettre que les propriétés d'un système sont les mêmes dans les organismes moins élevés, et que les différences appréciables dans les manifestations ne tiennent qu'à une question d'intensité des phénomènes. Pour moi, les résultats obtenus par Legallois sur des lapins sont la conséquence de la douleur extrême que produisait l'opération.

Déjà Wilson Philip avait attaqué les expériences de Legallois; il avait vu que, si au lieu de prendre un lapin vivace on prend un même animal étourdi, anesthésié, par un coup de marteau appliqué sur la tête, on peut, chez lui, détruire la moelle sans que le cœur ressente les troubles observés auparavant.

Cette expérience est complétement d'accord avec ce que nous avons vu.

Il est intéressant, au point de vue des applications thérapeutiques, de voir qu'un animal jouissant du libre exercice de toutes ses facultés ne peut pas supporter cette opération si grave de la destruction de la moelle, tandis qu'il y résiste lorsqu'il a été étourdi et que la sensibilité a été émoussée.

Nous avons fait aussi, chez les lapins, des expériences sur la moelle. Ils y résistent infiniment moins que les chiens; car, tandis que les derniers survivent à l'opération, les lapins meurent infailliblement pendant qu'on la pratique. Il se pourrait qu'ils meurent de douleur, car si on a la précaution de les éthériser, ils supportent l'opération sans périr.

Il y aurait d'après cela une indication formelle des anesthésiques, dans les opérations longues et douloureuses.

De cet exposé des résultats contradictoires obtenus, et des causes qui ont amené le désaccord, il me semble légitime de conclure que la moelle ne détruit pas les mouvements du cœur d'une manière nécessaire.

La pathologie était d'ailleurs en désaccord avec les

interprétations de Legallois, car nous voyons, chez des paraplégiques, le cœur battre parfaitement malgré une désorganisation de la moelle qui, il est vrai, se fait lentement.

Toutefois, si on agissait, non plus sur la portion lombaire, mais sur une partie qui exerce son influence sur les mouvements respiratoires, les mouvements du cœur seraient atteints. Dans ce cas ils ne le seraient pas primitivement mais consécutivement, par suite des obstacles mécaniques apportés à la circulation.

La pression du sang chez un chien bien portant, est encore de 140 à 150 millimètres. Si on lui ouvre simplement le canal vertébral, sans toucher à la moelle, nous savons que cette pression a considérablement diminué, parce que l'animal a été très affaibli. Quand on détruit la moelle, c'est le même effet qu'on produit, seulement on le produit avec une intensité bien plus considérable.

Voici une grenouille dont nous détruisons complétement la moelle à l'aide d'un stylet introduit dans son canal vertébral. Son cœur continue à battre, comme vous l'apercevez maintenant qu'il est mis à nu.

Vous pouvez sur cette grenouille observer un fait remarquable qui est spécial à ces animaux. Ils ont à l'origine des membres, des cœurs supplémentaires, cœurs lymphatiques. Les rapports de ces cœurs lymphatiques avec le système nerveux, ne sont pas les mêmes que ceux du cœur central ou cœur sanguin.

Ici, sur une grenouille saine, à la partie inférieure du dos, des deux côtés du sacrum, vous voyez deux pulsations qui ne sont synchrones ni entre elles ni avec le cœur sanguin. Lorsque nous avons détruit la moelle, le cœur sanguin continuera à battre ; les cœurs lymphatiques s'arrêteront complétement. Il est curieux de voir que les mouvements de ces cœurs sont sous l'influence de la moelle épinière, tandis que ceux du cœur sanguin sont jusqu'à un certain point, indépendants de cette influence.

L'arrêt du cœur lymphatique de la grenouille que nous venons de voir suivre la destruction de la moelle, s'observe aussi quand on empoisonne un de ces animaux avec le curare.

Voici une grenouille qui tout à l'heure a été empoisonnée par l'instillation sous la peau, de quelques gouttes d'une solution concentrée de curare. Le cœur central continue à battre ; les cœurs lymphatiques sont arrêtés. Mais chose curieuse, les cœurs lymphatiques sont turgides et pleins de sang. Comment cela se fait-il ? c'est ce qu'il serait intéressant de rechercher. Quoi qu'il en soit, nous constatons que les mouvements de ces cœurs ne sont pas indépendants de l'action du système nerveux cérébro-spinal.

Ces cœurs supplémentaires ne se rencontrent pas seulement chez les grenouilles : on en rencontre deux annexés aux artères axillaires de la chimère. On trouve aussi, dans la queue de l'anguille, un cœur veineux qui, comme le cœur sanguin paraît indépendant de l'action de la moelle. Il ne faudrait donc pas généraliser les conclusions que nous venons de tirer du phénomène observé chez les grenouilles, et vouloir les étendre à tous les cœurs supplémentaires que l'on rencontre chez les animaux.

La moelle, agissant comme centre, exerce encore d'autres actions.

Je vous ai déjà dit que Pourfour-Dupetit avait observé l'action du sympathique sur l'œil.

Aujourd'hui nous savons que c'est dans la moelle épinière que se trouve le centre de cette action.

Nous n'avons aucune notion sur le mécanisme des phénomènes que nous produisons, lorsque nous piquons un point actif de la moelle. Cependant les désordres que nous observerons en détruisant un pédoncule cérébelleux, porteraient à penser que dans ces lésions on rompt l'équilibre entre des actions qui ne sont régulières qu'à la condition de conserver entre elles une certaine solidarité.

Certains points de la moelle sont en rapport avec des mouvements d'une nature déterminée. Il y a des régions dont l'influence porte sur les mouvements d'extension, d'autres sur les mouvements de flexion ; quelques-unes tiennent plus spécialement sous leur dépendance les mouvements des membres antérieurs ou ceux des membres postérieurs.

Nous vous avons déjà dit qu'on ne saurait admettre que le mouvement réflexe fût le résultat de la continuité directe entre la fibre sensitive et la fibre motrice. Vous comprenez maintenant comment les phénomènes réflexes peuvent s'expliquer sans recourir à cette hypothèse : il y a dans la moelle des centres sur lesquels convergent des systèmes de fibres motrices ; l'irritation de ces centres produit un mouvement déterminé.

Je me bornerai à vous citer ici le résumé des observations de Mueller, Engelhart, Poletti, sur ces divers points de la moelle qui agissent comme centres.

1° Lorsqu'on irrite sur une grenouille une partie comprise entre la première et la quatrième ou la cinquième vertèbre cervicale, on produit des mouvements de flexion du membre postérieur.

2° L'excitation de la moelle, à partir de la quatrième ou cinquième vertèbre cervicale, jusqu'à son extrémité inférieure, produit l'extension des membres postérieurs.

3° En irritant la partie comprise entre la deuxième et la troisième vertèbre cervicales, on détermine l'adduction des membres antérieurs.

4° Le reste de la moelle donne, lorsqu'on l'irrite, un écartemeut des membres antérieurs.

Il nous reste à examiner l'influence qu'exerce la moelle, considérée comme centre, sur les mouvements respiratoires.

Quand ici je vous parle de la moelle, je veux vous indiquer son prolongement au-delà du trou occipital. Le centre respiratoire, en effet, se trouve au-dessus d'un plan qui couperait la moelle entre l'occipital et l'atlas, plan qui, nous l'avons vu, est la limite que les anatomistes assignent à la moelle.

La moelle a cependant sur les actes respiratoires, une influence qu'on ne doit pas méconnaître. Ainsi, quand on la détruit dans la région lombaire, la respiration continue à s'effectuer, le thorax se dilate, le diaphragme fonctionne fort bien, mais les parois abdominales paralysées ne viennent plus prendre part aux mouvements d'expansion ou de resserrement de la cavité thoracique.

Si on fait une plaie à l'abdomen, on voit que par cette plaie les intestins ne s'échappent plus. L'air entre dans la plaie, et en sort ensuite, aspiré d'abord puis repoussé par le jeu du diaphragme.

Si on détruisait la partie dorsale de la moelle, on abolirait les mouvements respiratoires de la même manière, en paralysant les parois thoraciques, mais dans ce cas encore, la moelle n'agit pas comme centre, et l'animal qui aurait subi cette opération, pourrait encore respirer par le diaphragme, comme nous l'avons vu chez ce lapin, auquel nous avions fait la section de la moelle entre le plexus brachial et le plexus cervical.

La destruction de toute la portion cervicale de la moelle, amènerait une abolition complète des mouvements respiratoires.

Depuis longtemps on sait qu'il est un point de la moelle allongée qui préside aux mouvements respiratoires. Galien en parle; et Willis, qui signale ce point comme celui où s'accumulent les esprits animaux, ajoute comme preuve de l'exactitude de cette assertion, que la mort est la conséquence nécessaire de sa blessure. Le fait s'est toujours montré le même dans les expériences de Legallois, de M. Flourens, etc.

On peut blesser toutes les autres parties de la moelle sans amener un arrêt immédiat des mouvements respiratoires; mais si l'on vient, par un instrument introduit entre l'occipital et l'atlas, à produire une plaie de la

partie située entre les origines apparentes des pneumogastriques, on cause immédiatement la mort de l'animal
par l'arrêt complet des mouvements respiratoires. Lorsqu'on veut tuer rapidement un animal, c'est le moyen
incontestablement le plus expéditif. Les équarrisseurs
l'emploient quelquefois pour abattre les chevaux ; ils
appellent cela les *énerver*. Les Toréadors essaient, pour
abattre le taureau, de lui planter une lance entre l'occipital et l'atlas. Toutefois pour produire cet arrêt des
phénomènes respiratoires, une solution de continuité
quelconque est nécessaire ; la simple piqûre avec une
aiguille fine ne suffirait pas.

On a fait beaucoup d'expériences pour arriver à limi-
ter exactement ce point dont la lésion anéantit la respiration en laissant intacts tous les nerfs qui y président.

Lorsqu'on examine la moelle allongée chez un animal,
on voit, autour du bec du *calamus scriptorius*, deux petits amas de substance grise, au-dessus desquels naissent les pneumogastriques. Chez le lapin, le centre qui
tient sous sa dépendance les mouvements respiratoires,
est limité de 2 ou 3 millimètres au-dessus, à 4 ou 5 millimètres au-dessous de l'origine des pneumogastriques. Ce
centre respiratoire est d'autant plus délicat et plus facile
à détruire, que les animaux sur lesquels on opère occupent
un rang plus élevé dans l'échelle zoologique et que l'abolition de la respiration est suivie chez eux d'une mort
plus prompte. C'est ainsi que la piqûre de ce centre,
appelé par M. Flourens le *nœud vital*, fait périr immédiatement un oiseau, tandis que chez les mammifères qui

viennent de naître et qui, vous le savez, résistent mieux à l'asphyxie, cette lésion n'amène pas une mort immédiate. De même, un animal malade périra moins rapidement qu'un animal bien portant. C'est-à-dire, que d'une façon générale, la piqûre du nœud vital sera rendue moins rapidement mortelle par toutes les causes qui aident à supporter l'asphyxie.

Lorsqu'on tue les animaux par la section du bulbe, on n'arrive pas toujours à les tuer instantanément et sans qu'ils fassent ensuite aucun mouvement.

Si la section a porté juste sur l'espace intermédiaire aux origines des deux pneumogastriques, tout mouvement respiratoire est immédiatement aboli. En piquant un peu au-dessus ou un peu au-dessous, la mort est moins instantanée.

Lorsqu'on a piqué un peu au-dessous, quelques mouvements respiratoires peuvent encore se montrer, mais seulement dans la tête. Si l'on a, au contraire, piqué un peu plus haut, quelques mouvements respiratoires peuvent encore se voir dans le thorax.

Enfin, nous savons que Charles Bell avait avancé qu'il existait dans le faisceau intermédiaire de la moelle allongée une propriété respiratoire, supposition, que rien n'a justifié.

Bien que vous nous ayez vu souvent sacrifier des animaux par la section du bulbe, toutes les fois que nous voulons produire une mort rapide, nous allons répéter ici cette expérience avec les précautions nécessaires pour vous faire voir sur quel point doit être porté l'instrument.

Voici le lapin sur lequel nous avons, dans la dernière leçon, coupé d'un côté le filet cervical du grand sympathique. Pour vous faire voir que l'abolition des mouvements respiratoires dans la section du bulbe, n'est pas due à la lésion des pneumogastriques, nous allons chez ce lapin, les lui couper d'abord ; et vous verrez que cette section ne produira pas la mort bien qu'elle amène un peu de gêne dans la respiration.

Nous faisons ensuite, à la partie supérieure et postérieure du cou, une incision qui nous conduit sur une membrane qui réunit l'occipital à l'atlas. La gêne apportée dans la respiration par la section des pneumogastriques fait que nous sommes gênés par une hémorrhagie. Nous ouvrons maintenant la membrane, puis nous piquons la moelle allongée avec cette forte aiguille à bords tranchants ; immédiatement les mouvements respiratoires cessent.

Ainsi, de même que la moelle épinière, la moelle allongée sert non-seulement de conducteur aux impressions sensitives et motrices, mais elle agit encore comme centre, d'où partent les excitations respiratoires ; mais son rôle, comme centre, ne se borne pas à l'influence que nous venons de lui reconnaître sur les mouvements respiratoires.

Un peu plus haut que le centre respirateur, ou nœud vital, et tout près de lui on en rencontre un autre. Ce nouveau centre commence au-dessus de l'origine du pneumogastrique, au point dont la piqûre n'abolit plus les actes respiratoires, et s'étend jusque un peu au-dessus de l'origine du nerf auditif. Il agit sur la circulation abdominale, c'est lui que nous piquerons quand nous rendrons les animaux diabétiques dans la prochaine leçon.

Messieurs, nous nous sommes déjà arrêtés longtemps sur un fait singulier d'augmentation de la sensibilité par suite de la section d'une moitié latérale de la moelle; nous vous avons dit que cette augmentation de sensibilité n'intéressait pas seulement la peau, mais qu'elle portait aussi sur les nerfs, et que la sensibilité récurrente était augmentée. Voici une expérience très nette à ce sujet, expérience que je dois vous faire connaître, bien qu'elle n'arrive pas ici précisément en son lieu.

Exp. — Sur un jeune chien, on mit à nu la moelle épinière dans toute la région lombaire; puis on passa les fils au-dessous des racines rachidiennes pour les isoler les unes des autres. Après cette opération, l'animal était très affaibli et dans l'impossibilité de mouvoir ses membres postérieurs. Alors on coupa la moitié de la moelle épinière du côté droit. La section, qui produisit beaucoup de douleur, avait peut-être légèrement dépassé la ligne moyenne.

Immédiatement après cette section, l'animal était devenu en apparence complétement paralysé du train postérieur, et l'insensibilité était devenue complète dans le membre correspondant du côté de la moelle coupée, tandis qu'elle avait persisté à un certain degré dans le côté opposé. La plaie étant recousue et l'animal étant laissé en repos, la sensibilité revint peu à peu dans le membre postérieur droit (côté de la section). Cette sensibilité, d'abord moins considérable que celle du côté gauche sain, augmenta progressivement et dépassa bientôt celle du côté opposé.

Alors on examina la sensibilité des deux racines antérieures rachidiennes correspondantes, l'une du côté sain, l'autre du côté où la moelle avait été coupée.

Du côté où la section de la moelle avait été opérée et au-dessous de la section, la sensibilité récurrente était très évidente dans la racine antérieure. Celle-ci étant coupée, le bout central était insensible, et le bout périphérique restait sensible. Du côté gauche, sain, la racine antérieure correspondante était complétement insensible, de sorte que la sensibilité récurrente n'existait que du côté où la moelle avait été coupée.

La plaie fut recousue, et plus tard on la découvrit de nouveau, et l'on constata que la plaie était plus chaude et que la sensibilité récurrente existait très nettement des deux côtés, sans qu'il qu'il fût possible d'y reconnaître une différence dans l'intensité, comme cela avait lieu pour les membres.

Alors on incisa la dure-mère au-dessous du point où elle avait été coupée transversalement lors de la section de la moelle; cette membrane paraissait très sensible. Il s'écoula du liquide céphalo-rachidien mêlé de sang. On toucha alors les faisceaux médullaires antérieurs, postérieurs et latéraux, qu'on trouva tous insensibles des deux côtés de la moelle, probablement à cause de la douleur produite au moment de l'ouverture de la dure-mère. En effet, au bout de quelques instants de repos, la sensibilité revint. On vit aussi qu'en pinçant une racine antérieure sensible, elle cessa d'être sensible à une excitation portée sur elle immédiatement après; mais il suffisait de la laisser reposer quelque temps pour que cette sensibilité revint, ce qui donna à penser qu'il y avait dans les racines nerveuses un épuisement tout à fait local.

Du côté où la moelle épinière avait été coupée, on avait divisé ensuite une racine postérieure, et la racine antérieure correspondante, qui était sensible, était immédiatement devenue insensible.

Aussitôt après la section de la racine postérieure, très sensible, il y avait eu diminution générale de la sensibilité, d'où il résultat qu'en pinçant la racine postérieure située au-dessus, elle parut insensible; puis elle reprit sa sensibilité après quelques instants de repos.

Après toutes ces opérations, on excita la surface extérieure de la moelle du côté coupé, et l'on ne trouva nulle part de sensibilité bien développée. En piquant les faisceaux médullaires, le postérieur seul dénotait de la sensibilité.

Le lendemain l'animal était mort, et l'autopsie montra que la moelle était coupée au niveau de la première vertèbre lombaire, et que le faisceau postérieur du côté droit était seul coupé.

Le foie de l'animal ne contenait pas de sucre, non plus que son liquide céphalo-rachidien, qui parut moins alcalin qu'à l'ordinaire.

Cette expérience est intéressante en ce qu'elle montre toutes les variations de cette sensibilité nerveuse et les conclusions contradictoires qu'on en pourrait tirer, si l'on ne considérait les phénomènes que dans une de leurs périodes. Je tiens essentiellement à fixer votre attention sur de pareils faits, parce qu'ils sont de nature à vous montrer la variabilité et la complexité des phénomènes physiologiques, et qu'ils peuvent seuls nous donner la clef des dissidences qu'on remarque si souvent entre les physiologistes.

VINGT-DEUXIÈME LEÇON.

11 mars 1857.

SOMMAIRE : Blessure de divers points de la moelle allongée. — Piqûres du plancher du quatrième ventricule. — Lapins rendus diabétiques. — Expériences. — Détermination du centre actif. — Propagation de l'influence de la piqûre par la moelle épinière.

Messieurs,

Dans la moelle allongée, à côté du centre respiratoire, nous examinerons aujourd'hui une influence de la moelle agissant comme centre d'une action qui est des plus intéressantes. Cette influence agit sur les organes abdominaux et particulièrement sur leur circulation ; il en résulte un phénomène sur lequel nous avons déjà appelé l'attention depuis longtemps, le passage du sucre dans les urines ou le *diabète artificiel.*

J'avais cru d'abord, et on l'a répété après moi, que dans ce cas, le diabète tenait à la piqûre du centre respiratoire, d'où suivait, dans le poumon, une combustion incomplète du sucre arrivant dans le sang veineux. C'était là une vue théorique, qui m'a fait découvrir la présence du sucre dans l'urine des fœtus ; mais appliqué au diabète artificiel, j'ai reconnu que cette explication était complétement en désaccord avec les faits. Les symptômes observés lorsque le centre respiratoire est atteint n'ont aucune ressemblance avec ceux qui se voient lorsque nous rendons un animal diabétique. Les phénomènes sont bien tranchés et se présentent avec des caractères trop nets pour qu'il soit permis de voir dans le cas qui nous occupe une simple diminution dans l'intensité des accidents produits par la piqûre du nœud vital. Les animaux rendus diabétiques par la piqûre du quatrième ventricule, détruisent aussi bien le sucre que ceux chez lesquels on n'a pas produit cette lésion. Plaçant, en effet, un de ces animaux dans un milieu confiné en comparaison avec un animal sain, nous avons déjà vu que le premier rend autant et même un peu plus d'acide carbonique que le second.

Les centres mentionnés plus haut ne sont pas les seuls que l'on rencontre dans la moelle allongée; et je suis convaincu qu'en les cherchant avec soin on y en découvrirait d'autres. Ainsi, en portant plus haut l'aiguille, on arrive encore quelquefois à agir sur d'autres fonctions. Cette variété de phénomènes a été souvent produite dans nos expériences, alors que n'ayant pour nous guider que les points de repère fournis par les saillies osseuses, la lame de l'instrument s'égarait parfois au delà des parties que nous avions l'intention d'atteindre.

La piqûre du milieu de l'espace compris entre l'origine des pneumogastriques et celle des nerfs auditifs, détermine en même temps une augmentation de la quantité de l'urine, et l'apparition du sucre dans l'urine.

Piquant un peu plus haut, l'urine est moins abondante, moins chargée de sucre; mais elle renferme souvent de l'albumine.

L'exagération de la quantité d'urine, le passage du sucre ou de l'albumine dans cette urine, nous ont semblé être des phénomènes indépendants les uns des autres et pouvant être produits séparément. Ainsi, en piquant la moelle allongée un peu au-dessous de l'origine des nerfs auditifs, on a une exagération de la quantité d'urine sans passage dans cette urine de sucre ni d'albumine.

Remontant plus haut, vers le pont de Varole, un peu en arrière de l'origine de la 5ᵉ paire, on rencontre un centre sécrétoire, dont la piqûre imprime une grande activité à la sécrétion salivaire. Il nous est souvent arrivé, en voulant rendre des animaux diabétiques, de déterminer d'un seul côté une salivation abondante. Dans ces expériences, le dernier centre que nous venons de vous signaler avait ordinairement été lésé du même côté que celui où se manifestait l'hypersécrétion. Et cette exagération de la sécrétion salivaire était indépendante de la sécrétion du côté opposé ; car cette dernière, restée intermittente, pouvat être provoquée au moyen des excitants ordinaires, comme le prouve l'expérience suivante.

Exp. — Sur un jeune chien, bien portant et en digestion, on avait piqué le plancher du quatrième ventricule pour produire le diabète. Une heure et demie après, l'urine contenait du sucre, et l'animal présentait une salivation abondante.

On mit à découvert les conduits salivaires sous-maxillaires et parotidiens, et l'on y introduisit des tubes. On remarqua d'abord que l'écoulement par la glande sous-maxillaire était plus abondant que par la glande parotide ; on observa ensuite que la glande sous-maxillaire droite donnait une sécrétion continue et beaucoup plus abondante que la glande sous-maxillaire gauche. Alors on coupa des deux côtés le nerf lingual au-dessous du ganglion sous-maxillaire, et l'on en irrita successivement les bouts périphériques et centraux. Lorsqu'on excitait les bouts périphériques, il n'y avait augmentation de la sécrétion sous-maxillaire ni à droite ni à gauche. Lorsqu'on pinçait les bouts centraux, il y avait augmentation de sécrétion des deux côtés; mais le pincement du bout central du nerf lingual droit provoquait un écoulement de salive très considérable de ce côté, agissant faiblement sur le côté opposé. Quand, au contraire, on pinçait le bout central du nerf lingual gauche, on provoquait un écoulement modéré de salive de ce côté et un écoulement très considérable du côté droit.

A l'autopsie de la tête, on trouva que la piqûre, oblique, avait porté à droite, et que, commençant immédiatement au-dessus de l'origine du pneumogastrique, elle se prolongeait jusque vers l'origine du facial et de la cinquième paire de ce côté, ce qui est en rapport avec l'hypersécrétion salivaire observée à droite.

Il résulterait de cette observation que la glande sous-maxillaire droite était devenue d'une sensibilité exagérée pour la sécrétion. En effet, dans l'état normal, lorsqu'on irrite le bout central d'un nerf lingual, il y a sécrétion par action réflexe plus intense sur la glande du côté correspondant que sur celle du côté opposé. Ici nous voyons que la sécrétion était toujours au contraire plus abondante dans la glande droite, alors même qu'on irritait le nerf lingual gauche.

Arrivons maintenant à la piqûre qui détermine le diabète artificiel.

Comme toutes ces actions sont des choses nouvelle-
ment connues et que leurs études laissent encore beaucoup de points à élucider, il est important de vous
donner les faits tels qu'ils ont été observés afin qu'ils
puissent servir de point de départ à des recherches ultérieures.

Quoique ce sujet ait déjà été traité, dans un de nos
cours, au point de vue du diabète artificiel, cependant
je crois utile de revenir ici sur quelques détails relatifs
aux points précis des centres nerveux qui se trouvent
lésés, et aussi sur certains phénomènes ou troubles nerveux qui coïncident avec cette singulière apparition du
sucre dans les urines.

Nous avons dit ailleurs par quelle série de considérations hypothétiques nous avions été amené à faire la
piqûre du quatrième ventricule, dans le but de produire
le diabète artificiel (tome Ier de nos leçons); nous vous
indiquerons ici d'une manière succincte la série des
procédés opératoires par lesquels nous avons passé.

On peut compter trois procédés. Le premier que nous
ayons employé consiste à ouvrir la membrane occipito-
atloïdienne, et à faire pénétrer l'instrument piquant par
l'orifice inférieur du quatrième ventricule. Ce procédé,
qui exige la section des muscles de la nuque, amène des
délabrements qui ne permettent pas aux animaux de
survivre longtemps. On pourrait cependant pénétrer
par le trou occipital, en arrière, sans faire la section
des muscles de la nuque ; mais alors on est forcé de traverser obliquement presque toute l'étendue de la moelle
allongée.

Le second procédé a consisté à faire pénétrer l'instrument piquant par la partie antérieure de la moelle allongée, entre l'occipital et l'atlas. Ce procédé offre l'avantage de conduire l'instrument plus près du point où la moelle doit être piquée; de sorte qu'il suffit de le diriger un peu en haut et en avant pour arriver sur le lieu dont la blessure détermine le diabète artificiel.

Enfin le troisième procédé, décrit ailleurs (tome Ier), consiste à percer avec un petit trocart, ou avec l'instrument même qui sert à la piqûre, l'os occipital, et à arriver ainsi directement, en traversant le cervelet, sur le plancher du quatrième ventricule.

Quant aux instruments qui ont servi à faire la piqûre, ils peuvent être de formes très variables. Nous avions d'abord employé un petit instrument en forme de ciseau et très tranchant par son extrémité; ensuite, pour agir sur les deux côtés de la moelle allongée, nous avions fait un instrument en forme de fourche (fig. 49). Enfin nous avons adopté un autre instrument, muni d'une pointe, afin de ne pas couper toute l'épaisseur de la moelle lorsqu'on l'attaque par sa partie supérieure (fig. 50).

On pourrait encore, pour simplifier la fabrication de l'instrument, tailler son extrémité en biseau (A, fig. 48), ou placer sur un de ses côtés la pointe qui ailleurs est au milieu du tranchant (voy. B, fig. 48).

Tous les procédés et tous les instruments peuvent réussir. Nous avons fait un certain nombre de piqûres par la partie inférieure de la moelle allongée, et, en général, aussitôt après ces piqûres, les animaux sont aplatis sur leurs membres antérieurs, de telle façon que

leur thorax porte sur le sol. Bientôt ils se relèvent et
peuvent marcher, en présentant des désordres variés. Il
y a souvent aussi salivation très abondante, et quelquefois, lorsque la piqûre ne porte pas exactement sur la
ligne médiane, des troubles sem-
blables à ceux qu'on trouve dans
les autres procédés. Nous avons
vu, à ce propos, un lapin chez lequel la moelle allongée avait été
traversée obliquement à gauche,
depuis le trou occipital jusqu'à
l'origine de la cinquième paire.
L'animal avait toujours de la tendance à tomber du côté gauche ;
et, comme il voulait se retenir, il
offrait ce phénomène singulier
d'une progression transversale de
droite à gauche, sur les quatre
membres, sans avancer ni reculer.
Après la piqûre par ce procédé, le
sucre apparaît dans l'urine, en
général, de deux heures à deux
heures et demie après l'opération.

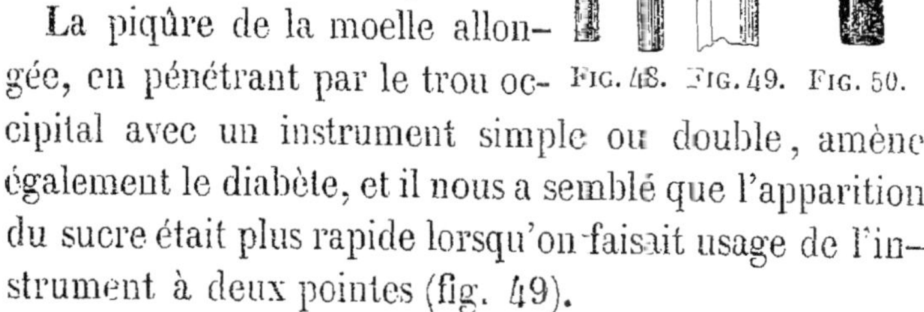

Fig. 48. Fig. 49. Fig. 50.

La piqûre de la moelle allongée, en pénétrant par le trou oc-
cipital avec un instrument simple ou double, amène
également le diabète, et il nous a semblé que l'apparition
du sucre était plus rapide lorsqu'on faisait usage de l'instrument à deux pointes (fig. 49).

Relativement à la région précise qu'il convient de

blesser pour produire le diabète artificiel, nous ne pouvions la connaître *à priori*, et sa détermination n'a pu être que le résultat de l'examen comparatif de toutes les piqûres que nous avons produites et des résultats auxquels elles ont donné lieu. Cette indication ressortira d'ailleurs des expériences mêmes que nous allons citer, et qui sont faites par divers procédés. Nous ajouterons enfin que ces piqûres ont toutes été faites sur des animaux bien portants ; car, chez les animaux affaiblis par l'abstinence ou la maladie, toutes circonstances qui amènent une diminution de l'activité glycogénique du foie, il n'y a pas possibilité de produire le diabète artificiel, quelque bien dirigée que soit la piqûre.

Parmi le grand nombre d'expériences que nous avons exécutées, en voici quelques-unes qui nous présenteront les faits sous les aspects les plus variés que nous ayons observés : une première série d'expériences montrera qu'il y a eu, avec des grandes variétés symptomatiques, constamment production du sucre dans les urines. Nous verrons en même temps quelles sont les limites exactes de la partie de la moelle allongée qu'il faut atteindre pour déterminer l'apparition du sucre dans l'urine.

L'expérience suivante montrera qu'en blessant les deux olives à droite et à gauche, on a du sucre dans l'urine. On pourrait avoir le même résultat en n'en blessant qu'une ; seulement l'animal aurait des mouvements convulsifs qui ne se rencontrent pas quand on a neutralisé l'action d'un côté par une lésion faite en même temps sur le côté opposé.

Exp. (6 mars 1849). — Sur un lapin de petite taille,

nourri de carottes et de navets, ayant l'urine claire et nettement alcaline, on a blessé par l'intervalle occipito-atloïdien, le corps olivaire à la base du pédoncule cérébelleux droit; l'animal tournait à droite. Alors je blessai, par le même procédé, l'olive et le pédoncule cérébelleux du côté opposé, et l'animal alors tourna à gauche. On blessa de nouveau le pédoncule droit et on amena l'animal à ne plus tourner ni d'un côté ni de l'autre. Alors l'animal resta couché comme dans une sorte de coma : les respirations d'abord accélérées furent ensuite profondes, stertoreuses et enfin très faibles. Une heure après cette double opération, on commença à examiner les urines, et voici le résultat qu'on obtint de cet examen :

1° Avant la piqûre : urine alcaline, claire, limpide, ne contenant ni sucre, ni albumine ;

2° Une heure après : urine claire, limpide, abondante, contenant du sucre très évidemment mais pas d'albumine ;

3° Trois heures après : urine toujours alcaline, contenant beaucoup de sucre et pas d'albumine ;

4° Cinq heures après : urines claires, toujours abondantes, un peu moins alcalines, contiennent toujours beaucoup de sucre et pas d'albumine ;

5° Six heures après : urines abondantes, claires, peu alcalines, paraissant contenir moins de sucre.

Le lendemain matin l'animal était mort. L'urine trouvée dans sa vessie était alcaline, trouble ; elle était albumineuse et ne renfermait plus aucune trace de sucre.

Les corps olivaires et les pédoncules du cervelet avaient été atteints des deux côtés ainsi que le prouva l'autopsie de la tête (fig. 51); la lésion plus profonde à droite, avait causé chez l'animal une paralysie de la 5ᵉ paire de ce côté.

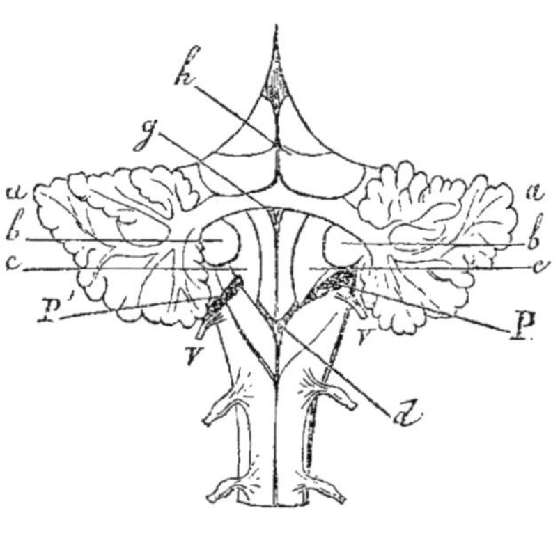

FIG. 51 (1).

Il existait un épanchement sanguin considérable, ce qui expliquait l'état comateux.

Les poumons étaient sains; le foie était pâle; son tissu broyé donna une décoction jaune, très claire, limpide, qui ne contenait pas de sucre.

Exp. (9 mars 1849). — Un jeune lapin a été piqué par l'espace occipito-atloïdien, sur le plancher du quatrième ventricule, exactement sur la ligne médiane. La piqûre avait produit une lésion assez étendue à cause des mouvements de l'animal. Le lapin tomba aussitôt sur le flanc, resta sans mouvement, se refroidit peu à peu, et au bout de quelques temps, rendit du sucre en grande quantité dans ses urines. L'état de l'animal s'aggrava peu à peu, et six heures après l'opération, l'animal étant très refroidi, respirant très lentement, on constata que ses urines ne contenaient plus de sucre. A l'autopsie (fig. 52), on trouva dans la partie piquée une déchirure

(1) *Plancher du quatrième ventricule chez le lapin.* — *a*, *a*, lobes du cervelet écartés; — *b*, *b*, tubercules de Wenzel à l'origine des nerfs acoustiques; — *c*, *c*, corps olivaires; — *d*, bec du calamus scriptorius; — *g*, aqueduc de Sylvius; — *h*, tubercules quadrijumeaux; — V,V, origine des pneumogastriques; — PP', lésions qui ont été faites par l'opé ration.

avec épanchement sanguin dans la partie environnante. Le foie ne fut pas examiné.

Exp. (11 mars 1849). — Sur un lapin chez lequel on ouvrit la membrane occipito-atloïdienne pour découvrir le quatrième ventricule, on fit une incision superficielle, longitudinale, sur la ligne médiane depuis l'entrée

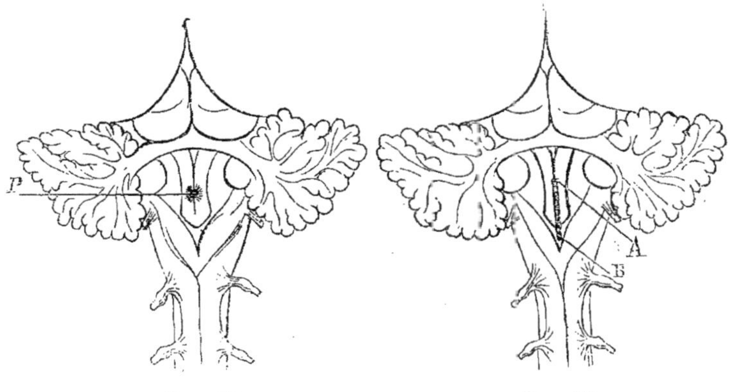

FIG. 52.   FIG. 53.

du quatrième ventricule jusqu'un peu en avant du bec du calamus scriptorius. L'animal ne parut en éprouver aucune douleur. On recousit la plaie et l'animal garda ses mouvements libres, quoiqu'i fût sorti du liquide céphalo-rachidien; cela tenait à l'intégrité des muscles de la nuque.

Les urines de l'animal qui furent examinées durant toute la journée dans laquelle l'opération fut pratiquée, ne présentèrent aucune modification ni dans leur quantité ni dans leur qualité relativement à la présence du sucre.

Sur un autre lapin, on pratiqua la même opération excepté que l'on fit pénétrer l'incision **AB** (fig. 53) profondément. A mesure que l'instrument pénétrait, l'animal manifestait une douleur vive et ses yeux devinrent clignotants. L'animal laissé libre tomba sur le flanc et fut pris de mouvements comme épileptiformes; sa respiration, d'abord accélérée, devint ensuite plus lente à mesure que sa température baissait.

Avant l'expérience, les urines étaient alcalines, et ne contenaient ni sucre, ni albumine. Deux heures après l'opération, les urines rares étaient acides et contenaient énormément de sucre.

Cinq ou six heures après l'opération, l'animal allait toujours en s'affaiblissant, et les urines dans la vessie étaient devenues gluantes, se prenaient en gelée par le refroidissement, et contenaient beaucoup de sucre. On sacrifia l'animal en lui ouvrant la poitrine et on recueillit le sang qui s'échappait du cœur. Le sang se coagula bien, et il s'en sépara un sérum opalin qui contenait beaucoup de sucre.

Exp. (18 mars 1849). — Sur un gros lapin, nourri avec des pommes de terre crues et des carottes, ayant les urines troubles et alcalines, sans sucre ni albumine; on divisa la membrane occipito-atloïdienne et on insinua l'instrument par l'orifice inférieur du quatrième ventricule, de manière à aller piquer aussi haut que possible et sur la ligne médiane le plancher de ce ventricule.

Aussitôt après la piqûre, le lapin tomba dans une syncope réelle et resta sur le flanc; les mouvements respiratoires étaient complétement arrêtés. L'animal revint peu à peu, et les respirations se montrèrent bientôt très accélérées et très vibrantes. Il y avait des tremblements dans la face, mais rien dans les yeux. Trois quarts d'heure après l'opération, les urines étaient devenues acides et transparentes, et contenaient une grande quantité de sucre, mais point d'albumine.

Quatre heures après, les urines étaient toujours abondantes, le sucre y existait en quantité énorme, les yeux de l'animal étaient saillants et la respiration très ronflante, surtout quand on agitait ce lapin. Il y avait encore des mouvements de défécation fréquents, sa température, prise dans le rectum, était de 37 degrés cent.

L'animal, opéré à onze heures du matin, fut observé jusqu'à cinq heures du soir.

Le lendemain, vingt-quatre heures après l'opération, le lapin vivait encore. L'urine prise dans la vessie était claire; elle ne contenait pas de sucre ni d'albumine. La température avait baissé; elle n'était plus alors que de 30 degrés dans le rectum. On sacrifia l'animal et on fit son autopsie.

Le tissu du foie broyé donna une décoction claire, jaune, qui ne contenait pas de sucre ou tout au plus des traces douteuses. L'autopsie de la tête montra que la piqûre P, assez étendue en forme de section, siégeait à la partie supérieure de l'olive droite près de l'origine du nerf acoustique (fig. 54).

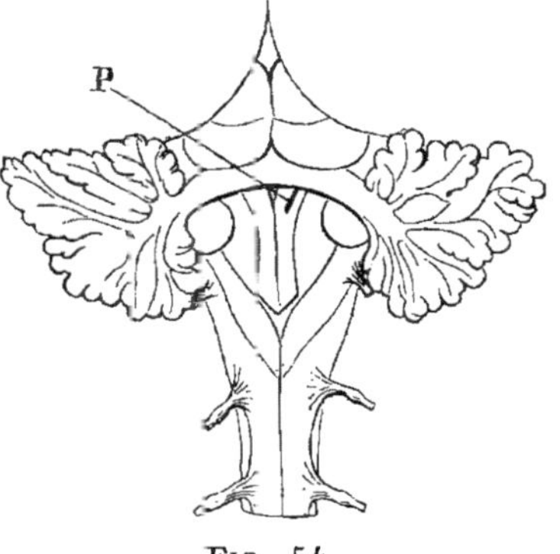

FIG. 54.

Exp. (23 mars 1849). — On piqua dans le quatrième ventricule un lapin à jeun depuis la veille, et ayant déjà, par suite de l'abstinence, les urines acides.

Aussitôt après l'opération, l'animal tomba sur le flanc et présenta les symptômes ordinaires. Il avait été opéré à huit heures et demie du matin, puis on revint à onze heures et demie. A ce moment, on retira des urines qui étaient claires, limpides, abondantes, légèrement acides et contenant énormément de sucre. Avant l'opération, les urines étaient acides, gluantes, se prenant en une espèce de masse gélatineuse par le refroidissement, comme cela a lieu souvent chez les herbivores à jeun ; elles ne contenaient point de sucre.

A midi et demi, l'urine recueillie était toujours abondante et très faiblement acide, presque neutre ; elle contenait du sucre, mais en quantité évidemment moindre que les urines recueillies une heure avant.

A une heure et demie, l'urine recueillie était claire, abondante, neutre au papier réactif, et ne contenait plus de sucre. Le lapin était toujours vivace ; il avait, comme cela arrive souvent dans ces cas, des défécations presque continuelles. On sacrifia l'animal en lui ouvrant les veines jugulaires et les artères carotides pour recueillir le sang. Avant de le sacrifier, on avait pris sa température dans le rectum ; elle était de 38 degrés, température qui peut être considérée comme la température normale des lapins lorsqu'ils sont à jeun.

Le sang recueilli des vaisseaux contenait à peine des traces de sucre.

Autopsie : tous les organes étaient exsangues à cause de la mort par hémorrhagie. Le foie donna par l'ébullition, une décoction d'un jaune clair et contenant beaucoup de sucre.

On voit donc que cette opération a été faite sur un animal à jeun qui est devenu néanmoins diabétique ; mais le sucre a paru se montrer moins longtemps dans les urines, puisqu'au bout de trois heures il avait en partie disparu et qu'il n'en restait plus que des traces.

Nous ajouterons relativement à ce lapin, qu'en incisant la membrane occipito-atloïdienne mise à nu, il n'y eut qu'une très petite quantité de liquide céphalo-rachidien qui s'échappa. C'est ce qui arrive ordinairement chez les animaux à jeun, tandis que chez les animaux en digestion la proportion de ce liquide paraît beaucoup plus considérable.

Exp. (8 avril 1849). — Sur un chien nourri depuis deux jours avec de la viande et ayant servi à une expérience cardiométrique, on écarta les muscles de la nuque et on piqua le plancher du quatrième ventricule. L'animal, qui était très vivace, tomba aussitôt sur le flanc, dans l'immobilité et tournant la tête du côté droit. Dans ce côté de la face, l'œil offrait un strabisme interne très fort, le globe oculaire était devenu saillant, mais avait cependant conservé sa sensibilité. Les paupières étaient immobiles et la septième paire semblait paralysée dans ce côté de la face.

L'animal avait fait un repas de viande à huit heures du matin ; il fut opéré à trois heures du soir, et, à ce même moment, on retira du sang de la jugulaire et de l'urine de la vessie. L'animal resta toujours couché sur le flanc ; mais environ une demi-heure après la piqûre il fut pris d'une sorte d'aboiement continuel.

Voici ce que donna l'examen des urines : au moment

de l'opération, les urines étaient claires, acides, d'une couleur ambrée foncée et ne contenaient pas de sucre. Vingt minutes après l'opération, les urines présentaient les mêmes caractères, seulement il semblait y avoir des traces de sucre.

A six heures du soir, l'urine recueillie était claire (1), limpide, peu colorée, acide, et contenait une grande quantité de sucre. A ce moment, on retira du sang par la même veine jugulaire.

A neuf heures du soir, les urines de l'animal étaient toujours claires, aqueuses, acides, et contenaient beaucoup de sucre. La température dans le rectum de l'animal était 39°,5. Quelque temps après, il fut pris d'un tremblement général, quoique la température fût tou-

(1) L'urine est recueillie au moyen d'une sonde de gomme élastique qui doit être fine, et dont l'introduction est rendue assez difficile chez les chiens à cause du rétrécissement du canal dans l'os pénial. La sonde doit être munie d'un mandrin en fer, et lorsqu'on est parvenu au coude que forme le canal de l'urèthre chez les chiens, il serait impossible de faire passer la sonde dans la vessie. Mais alors on retire un peu le mandrin de façon que le bout de la sonde soit rendu flexible, et puisse s'engager en haut dans la vessie. A mesure qu'on retire le mandrin, on pousse la sonde lentement et on parvient ainsi assez facilement dans la vessie pour avoir de l'urine en laissant la sonde à demeure, si l'on veut. J'ai remarqué que l'introduction de la sonde est toujours beaucoup plus facile chez le chien après la piqûre, de même que l'émission de l'urine est aussi plus facile chez le lapin par la pression opérée sur le ventre. Chez les chiennes, il m'a été impossible d'obtenir l'urine à volonté par le cathétérisme. Comme la pression sur l'abdomen ne peut pas être employée, le procédé qui m'a paru le plus convenable consiste à boucher exactement avec la main les narines de l'animal, de manière à produire un commencement d'asphyxie, et il arrive toujours, lorsque l'asphyxie commence à se manifester, qu'il y a émission de l'urine. Ce procédé peut être employé également chez les chiens, lorsqu'ils sont trop petits pour qu'on puisse introduire une sonde dans leur urèthre.

jours dans le rectum de 39°,5 ; température normale du chien. On examina alors le sang pris dans la veine jugulaire. Le sang recueilli le premier était bien coagulé ; le sérum était opalin, alcalin, et contenait seulement des traces de sucre.

Le sang recueilli à six heures était également bien coagulé, seulement le sérum était limpide et contenait beaucoup de sucre.

Le lendemain (4 avril), le chien était à peu près dans le même état. On retira de l'urine de la vessie ; elle était jaune, d'une couleur ambrée, peu abondante ; elle ne contenait pas de sucre mais beaucoup d'urée.

On saigna alors de nouveau l'animal par la même veine jugulaire ; ce sang se coagula avec une grande rapidité, et donna un sérum clair qui accusait à l'examen direct des traces évidentes de sucre.

On ingéra dans l'estomac une seringue de bouillon chaud ; mais bientôt le chien en vomit la plus grande partie. On lui injecta ensuite du bouillon froid qu'il ne vomit pas. Dans le vomissement l'animal rendit des fragments de tête de mouton qui étaient ramollis et seulement en partie digérés : ce qui prouverait que la digestion de l'animal avait été arrêtée par l'influence de la piqûre.

Le même jour, 4 avril, à trois heures du soir, on retira de l'urine en petite quantité, elle était de couleur ambrée et ne renfermait pas de sucre.

5 avril. Le chien était dans le même état. On lui ingéra un quart de litre de bouillon gras. L'urine ne contenait pas de sucre.

7 avril. Même état, le chien ne prit rien.

8 avril. Il était toujours dans un mauvais état ; on lui ingéra de l'eau dans l'estomac ; les yeux étaient chassieux et purulents.

9 avril. Il mourut.

Autopsie. Poumons à peu près sains, cœur gorgé de sang, intestins et estomac n'offrant rien d'appréciable. Les reins paraissaient hypérémiés, la vessie était pleine d'urine.

On examina avec soin durant toute cette expérience les urines que l'animal avait rendues, ainsi que celles qui étaient dans la vessie au moment de la mort. Voici le résultat de l'examen comparatif de toutes ces urines :

1° *Urine aussitôt après la piqûre :* couleur jaune ambrée, odeur forte d'urine de chien, réaction acide.

Par acide azotique : pas d'albumine, mais précipitation en masse de nitrate d'urée.

A l'aréomètre, marquait 5°,25 ; pas de sucre.

2° *Urine vingt minutes après la piqûre :* couleur jaune ambrée, odeur forte, réaction acide.

Par acide azotique : pas d'albumine, précipite encore en masse du nitrate d'urée.

A l'aréomètre, marque 5°,5, traces de sucre avec le liquide cupro-potassique.

3° *Urine trois heures après la piqûre :* couleur pâle, odeur faible, réaction acide.

Par l'acide azotique : pas d'albumine, mais se prenant en masse en nitrate d'urée, seulement lorsqu'on les plaçait dans un mélange réfrigérant.

Marquait à l'aréomètre 10°,5, donnait avec le réactif cupro-potassique énormément de sucre.

4° *Urine six heures après la piqûre :* plus colorée que la précédente, odeur un peu plus forte, réaction acide.

Par l'acide nitrique : pas d'albumine, mais précipité direct en masse de nitrate d'urée.

Marquait à l'aréomètre 10°,25, le liquide cupro-potassique accusait énormément de sucre.

5° *Urine du 4 avril, onze heures du matin :* couleur jaune ambrée, odeur forte.

Par l'acide azotique : pas d'albumine, prise en masse du nitrate d'urée.

Pas de sucre par le liquide cupro-potassique.

6° *Urine du 4 avril, quatre heures du soir :* couleur jaune ambrée, odeur forte, réaction acide.

Par l'action azotique : pas d'albumine, prise en masse de nitrate d'urée.

Par le liquide cupro-potassique, pas de sucre.

Cette urine et la précédente ont été ajoutées ensemble à cause de leur petite quantité ; on en prit la densité à l'aréomètre ; on trouva 6,5.

7° *Urine du 9 avril prise dans la vessie après la mort.*

En grande quantité—jaune ambrée, acide, contenait des cristaux qui se déposaient au fond du verre.

Par l'acide nitrique, pas d'albumine, précipitation en masse de nitrate d'urée ; à l'aréomètre marquait 5,5.

L'urine essayée avec le liquide cupro-potassique, réduisait énormément en gris ardoisé par le refroidissement.

Si l'on ajoutait au liquide bleu un grand excès de potasse, la réduction se faisait plus facilement et le produit de la réduction prenait une teinte rouge.

Cette urine, soumise à la fermentation avec de la levûre de bière ordinaire, donna quelques bulles d'acide carbonique; mais cette fermentation fut très douteuse.

Les cristaux qui s'étaient déposés au fond du verre paraissaient être des cristaux d'acide urique.

Il s'agirait maintenant de savoir si la réduction qu'on a observée dans l'urine, après la mort, de même que la fermentation douteuse qui s'y est développée, sont des caractères suffisants pour faire admettre la présence du sucre?—Je ne le pense pas, et voici pour quelle raison.

D'abord la réduction n'avait lieu qu'après avoir fait fortement bouillir le liquide et au moment du refroidissement, à moins qu'on n'y ajoutât un grand excès de potasse. L'urine dans laquelle il se faisait ainsi un précipité abondant qui indiquerait la présence d'une grande quantité de sucre, ne donne que 5,5 à l'aréomètre, c'est-à-dire à une densité qui n'était pas plus grande que celle de l'urine normale du chien, tandis que nous avons vu cette densité augmenter jusqu'à 10 et 10,25 lorsque, sous l'influence de la piqûre, il y avait du sucre. Enfin, cette urine ayant été précipitée par l'acétate de plomb continuait toujours à donner la même réduction au liquide cupro-potassique; mais examinée à l'appareil de Soleil, elle ne déviait aucunement la lumière polarisée, tandis que l'urine sucrée, recueillie 3 et 6 heures après l'opération, la déviait très manifestement.

Ce qu'il y a de remarquable, c'est que la décoction du foie donnait exactement les mêmes réactions que l'urine après la mort. Il est difficile de décider à quelle substance on avait affaire, soit dans la décoction du foie, soit dans l'urine prise dans la vessie après la mort. On a pu seulement établir que ce n'était ni de l'acide urique ni du glycose.

En résumé, nous avons vu par cette expérience, que la piqûre du quatrième ventricule avait produit chez ce chien l'apparition du sucre dans les urines; mais cette apparition n'a été que momentanée et elle n'a pu se reproduire, malgré qu'on ait essayé de nourrir l'animal avec du bouillon, ce qui tient sans doute à l'état de maladie dans lequel s'est trouvé le chien par suite de la piqûre.

Exp. (18 avril 1849). — Sur un gros lapin nourri d'herbes, on piqua le plancher du quatrième ventricule en traversant le cervelet et en perçant directement la partie supérieure de l'occipital, par le procédé déjà décrit. La lésion du cervelet n'a ici aucune importance relativement à la production du sucre comme nous l'avons vu en obtenant le même résultat lorsqu'on pénètre par l'intervalle occipito-atloïdien antérieur ou postérieur.

Au moment de la piqûre, l'animal ne parut pas éprouver une grande douleur, mais l'instrument ayant été incliné un peu à droite l'animal éprouva des désordres graves et resta couché sur le flanc; la respiration était devenue plus accélérée.

On examina successivement les urines rendues après l'opération, qui fut faite à dix heures du matin :

1° *Urine avant l'opération* : Trouble, blanchâtre, alcaline, contenant des carbonates, mais ne paraissant pas renfermer de phosphates ;

2° *Urine une heure après l'opération* : claire, alcaline, pas d'albumine ni de sucre ;

3° *Urine une heure et demie après l'opération* : claire, limpide, réaction acide, contenait beaucoup de sucre.

On recueillit pendant deux heures l'urine qui offrit toujours les mêmes caractères. Cette urine, examinée au polarimètre, par M. Biot, offrait une déviation très manifeste à droite, c'est-à-dire dans le sens de l'urine des diabétiques. On mit cette urine fermenter avec de la levûre de bière, et il y eut une production rapide d'acide carbonique par suite de la fermentation;

4° *Six heures après l'opération*, l'urine était toujours très sucrée : elle était claire, limpide et acide; elle contenait des phosphates, ce qui semblerait prouver que la piqûre du cervelet a pu agir sur la constitution chimique des urines, quoiqu'on ne doive évidemment établir aucune relation nécessaire entre la présence du sucre et celle des phosphates.

Les urines de ce lapin furent très abondantes depuis l'opération jusqu'à huit heures après, où elles commencent à diminuer;

5° Alors (*huit heures après l'opération*), j'injectai dans l'estomac de l'eau avec une seringue;

6° *Dix heures après l'opération*, les urines étaient abondantes, limpides, acides et ne contenaient plus de sucre.

Le lendemain (19 avril), on examina les urines de la veille, et voici les observations qu'on fit à ce sujet :

A. Les urines de la période sucrée, depuis midi jusqu'à cinq heures du soir, furent mélangées et examinées au polarimètre de Soleil; elles donnaient une indication correspondant à 57 de sucre pour 1000. Elles marquaient 5 à l'aréomètre.

B. Les urines, depuis huit heures du soir, époque à laquelle a cessé de se montrer le sucre, jusqu'au lendemain, marquaient 1 à l'aréomètre. (On n'avait pas pesé l'urine avant la piqûre.)

En comparant ces résultats à ceux observés chez le chien, nous voyons que l'urine non sucrée marquait chez lui 5, tandis qu'elle ne marquait que 1 chez le lapin. Cette différence tient sans doute à ce qu'il y avait chez le chien une très grande proportion d'urée. Du reste, le sucre a produit dans les deux cas une augmentation sensiblement égale de la densité.

7° Le 19 avril, le lapin était toujours dans le même état, resté couché sur le flanc, s'agitant de temps en temps, tournant la tête à gauche. Les deux yeux étaient sensibles, mais l'œil gauche était rouge, injecté et larmoyant. La cornée n'était pas altérée.

Les urines recueillies le matin étaient claires, limpides, acides, ne renfermant pas de sucre, mais contenaient des phosphates.

On voit ainsi que si les phosphates semblaient être apparus avec le sucre, ils ne disparurent pas avec lui. En effet, c'est à l'acidité de l'urine produite par la piqûre que se trouve liée en général la présence des phosphates. On ingéra dans l'estomac du lapin, à neuf heures du matin, une seringue pleine d'empois d'amidon dans le but de lui faire pisser du sucre. Après cette ingestion d'amidon, j'examinai les urines durant toute la journée, et elles ne changèrent pas de caractère, c'est-à-dire qu'elles restèrent claires, limpides, contenant des phosphates, mais ne renfermant ni sucre ni albumine.

Le 20 avril, le lapin était toujours dans le même état, couché sur le flanc; on examina les urines à dix heures du matin. Elles étaient toujours acides, claires, sans sucre ni albumine. Alors je repiquai le lapin par le même trou et dans le même endroit, ce qui produisit chez cet animal une vive douleur en même temps que des mouvements convulsifs ; cela semblerait indiquer que la substance cérébrale avait acquis une vive sensibilité par suite de la dernière piqûre.

Les urines recueillies une heure après étaient jaunâtres, acides, copieuses, gluantes, se prenant en gelée par le refroidissement, et ne contenaient pas de sucre. Deux heures après, elles offraient les mêmes caractères physiques, mais renfermaient des traces de sucre.

Les urines recueillies, quatre heures après la seconde piqûre, étaient acides, jaunâtres, ambrées, peu abondantes et contenaient beaucoup de sucre. Alors on ingéra dans l'estomac du lapin de l'eau tiède pour rendre les urines plus abondantes.

Une heure après (à trois heures), on fit de nouveau pisser le lapin ; il rendit des urines de même aspect que es précédentes, très jaunes, contenant beaucoup de sucre. On découvrit alors l'artère carotide qui était petite, à moitié pleine d'un sang noir, peu différent par sa couleur du sang veineux. Les respirations étaient au moins aussi fréquentes que chez un lapin à l'état normal.

Le défaut de plénitude de l'artère peut s'expliquer par l'abstinence prolongée de l'animal; mais la couleur noire ne s'explique pas par l'asphyxie, puisque le lapin respirait bien et fréquemment. Il rendait de l'acide carbonique, car en lui introduisant le nez dans un verre qui contenait au fond de l'eau de chaux, celle-ci se troubla aussi rapidement et aussi évidemment qu'elle le fit sous l'influence de la respiration d'un autre lapin bien portant et dont le sang artériel était rutilant.

On retira du sang en ouvrant l'artère carotide, ce qui tua très rapidement l'animal. Aussitôt après la mort, la température était de 28° dans le rectum.

Autopsie : Le sang retiré de l'artère était resté, dans le verre, plus noir que le sang artériel retiré comparativement d'un lapin sain. Au bout de plusieurs jours, il s'était séparé de ce sang un sérum limpide qui contenait beaucoup de sucre.

Les poumons étaient sains, excepté dans quelques points très limités. L'examen du foie n'a malheureusement pas été fait.

Le cerveau fut examiné, il présentait les traces de deux piqûres. La piqûre P à son aspect nous parut être très probablement la plus ancienne, et la piqûre P' la plus nouvelle (fig. 55).

Exp. (18 avril 1849). — Sur un gros lapin nourri d'herbes, on piqua par le procédé ordinaire le quatrième ventricule, et on enfonça l'instrument jusqu'à l'os basilaire sans que l'animal éprouva une douleur très évidente, ni aucun désordre dans les mouvements.

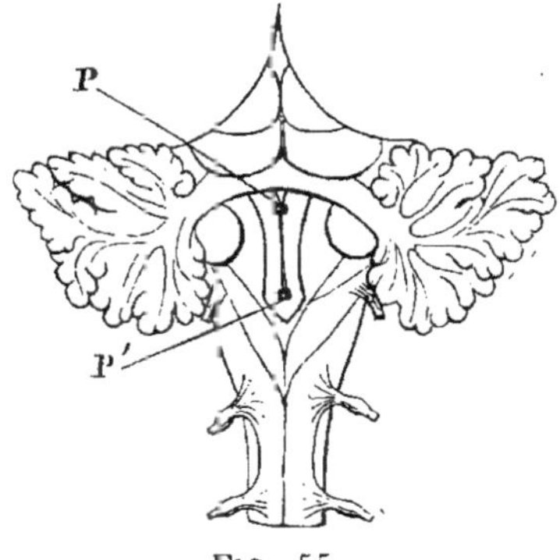

Fig. 55.

Aussitôt après, le lapin marchait et se promenait comme auparavant.

Les urines, retirées de la vessie, offrirent les caractères suivants :

1° Avant l'opération, elles étaient troubles, blanchâtres, alcalines, ne renfermant pas de phosphates; elles ne contenaient ni albumine ni sucre ;

2° Deux heures après la piqûre, elles étaient limpides, abondantes, alcalines, contenaient des phosphates, mais pas de sucre ni d'albumine. Elles faisaient effervescence avec l'acide azotique sans offrir de coagulation ;

3° Pendant le reste de la journée, les urines présentèrent les mêmes caractères.

Le soir on donna à manger à l'animal et ses urines étaient redevenues le lendemain troubles, alcalines, sans sucre ni albumine comme avant l'opération, et elles ne contenaient plus de phosphates.

Le 19 avril, l'animal étant revenu à son état primitif, je le piquai de nouveau par le même procédé, seulement en dirigeant l'instrument plus en arrière dans la pensée que la première fois l'instrument avait été trop en avant. On enfonça encore l'instrument jusqu'à l'os, et, dans cette piqûre, au moment où l'on traversa la moelle allongée, l'animal en ressentit une douleur vive et en même temps sa respiration devint profonde et rapide. L'instrument fut maintenu autant que possible dans la ligne médiane.

Aussitôt après la piqûre, l'animal éprouva des désordres du mouvement considérables. Il tomba sur le flanc et essaya vainement plusieurs fois de se relever ; chaque fois il retombait; sa respiration était rapide. Peu à peu, cependant, ce lapin se remit. Au bout de dix minutes ou un quart d'heure, il commença à marcher et à se soutenir. Il marchait d'abord doucement avec une allure vacillante et présentait une grande faiblesse, surtout dans les membres antérieurs. Au bout de vingt minutes, la démarche fut plus assurée, la respiration moins rapide; le lapin marchait pas à pas, se tenant assez bien en équilibre sur ses quatre pattes. Toutefois ses mouvements étaient lents et quand on le poussait pour aller plus vite, il tombait sur le côté, s'agitait avec ses quatre pattes et ne pouvait se relever que très difficilement. L'animal tenait la tête droite; les deux yeux étaient sensibles; le facial et la cinquième paire ne paraissaient lésés ni d'un côté ni de l'autre.

L'opération fut faite à neuf heures et demie du matin.

Voici ce que donna l'examen des urines :

Les urines recueillies une demi-heure après l'opération étaient claires, très abondantes, alcalines, non albumineuses, faisant effervescence avec l'acide azotique. Traitées par le liquide bleu, elles offraient des traces de sucre; elles contenaient des phosphates.

A ce moment l'animal était à peu près dans le même état. Il marchait lentement, dressé sur ses quatre pattes, ne paraissant pas malade et mangeant ce qu'il rencontrait; trois quarts d'heure après l'opération, le lapin rendit spontanément une grande quantité d'urine. Cette urine était alcaline, claire et contenait beaucoup de sucre. Le lapin était toujours à peu près dans le même état; cependant l'oreille droite semblait être le siége de quelques mouvements convulsifs, et les yeux étaient largement ouverts. Parfois, l'animal paraissait inquiet et comme poussé à se mouvoir continuellement ; les mâchoires étaient le siége de quelques mouvements convulsifs et quelquefois l'animal s'arrêtait immobile, dressé sur ses quatre pattes.

Une heure après l'opération, les urines étaient claires, limpides, alcalines ; l'émission spontanée en était fréquente ; elles contenaient beaucoup de sucre. On donna de l'herbe à manger au lapin, il essaya de la manger. mais l'état nerveux dans lequel il se trouvait lui rendait la préhension très difficile et il n'y parvenait pas.

Trois heures après l'opération seulement, l'animal commença à se calmer et l'espèce d'irritation nerveuse dans laquelle il était tendait à cesser.

A ce moment on lui fit rendre de l'urine qui était trouble, blanchâtre et ne contenait que des traces très faibles de sucre.

Pendant le reste de la journée, l'animal alla de mieux en mieux ; il perdit peu à peu cet état d'excitation nerveuse dans lequel il se trouvait pendant qu'il était diabétique. Du reste, il marchait encore avec une sorte de précaution, se tenant dressé sur ses pattes. Il mangea très bien les carottes qu'on lui donna, n'ouvrait plus autant les yeux et n'avait plus l'air, comme auparavant, étonné et irritable au moindre bruit. On recueillit les urines pendant le reste de la journée ; elles étaient troubles, abondantes, alcalines, ne contenant plus ni sucre, ni albumine, ni phosphates.

Voici maintenant l'examen comparatif de toutes les

urines rendues par l'animal. Ces urines furent examinées le jour même.

1° Urines rendues un quart d'heure après : marquant
à l'aréomètre 1.

2° Urines recueillies trois quarts d'heure après : marquant à l'aréomètre 1,5; au polarimetre donnant 3.
c'est-à-dire une déviation répondant à 7 gr. 143
pour 1000.

3° Urines sucrées recueillies de une heure à trois
heures après : pesait à l'aréomètre, 2,5, donnait au polarimètre, 12, c'est-à-dire une déviation répondant
à 28 gr. 571 pour 1000.

Le 20 avril, l'animal étant toujours bien portant, on
constata que ses urines étaient troubles, alcalines, ne
contenant ni sucre ni albumine. Alors on le piqua de
nouveau dans le même point que la veille. Il y eut
aussitôt une douleur très vive qui semblait indiquer que
la sensibilité de la substance cerébelleuse avait augmenté.

Le lapin tomba aussitôt sur le flanc, s'agita, saliva
beaucoup. La respiration était redevenue aussitôt saccadée, accélérée.

Trois quarts d'heure après, il s'agitait, surtout avec
ses pattes antérieures. On recueillit les urines un quart
d'heure plus tard : elles étaient abondantes, claires,
acides, ne contenant pas d'albumine, et renfermant
peut-être des traces douteuses de sucre.

Une heure et demie, et trois heures après, les urines
présentaient les mêmes caractères sans qu'on pût y
constater les moindres traces de sucre. Les urines renfermaient des phosphates.

On découvrit alors la carotide et la jugulaire de l'animal ; le sang, rutilant dans la carotide, était noir dans la jugulaire. On recueillit ensuite le sang de la carotide, ce qui fit périr le lapin par hémorrhagie. Le sang se coagula, donna un sérum clair qui contenait à peine des traces de sucre. Les poumons étaient sains et l'autopsie montra les piqûres suivantes : P, première piqûre ; P' P", deuxième et troisième piqûre (fig. 56).

Le foie ne fut pas examiné.

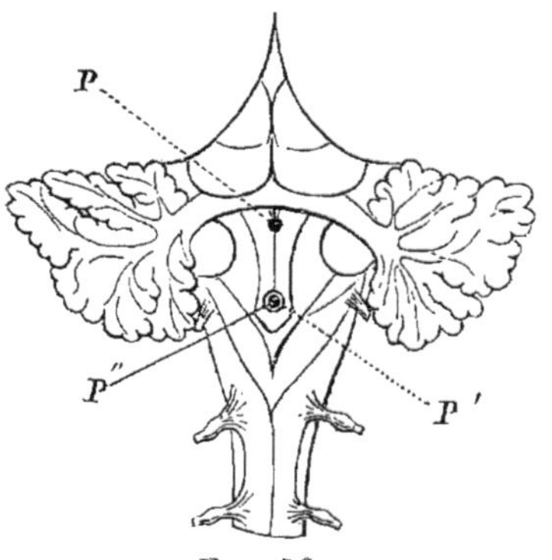

FIG. 56.

Exp. (28 avril 1849). — On piqua en perçant l'occipital, le plancher du quatrième ventricule d'un lapin ; l'instrument alla jusqu'à l'os. Au moment où l'instrument traversa la moelle, l'animal manifesta de la douleur et des frémissements musculaires. Aussitôt après la piqûre, l'animal tomba comme paralysé de ses quatre membres, surtout des antérieurs qui étaient écartés de manière que la poitrine de l'animal touchait le sol. Peu à peu le lapin se remit, seulement il était devenu très excitable ; aussitôt qu'on le touchait il s'agitait violemment, tombait, tournait, et quand il tombait, il avait plus de tendance à le faire sur le côté gauche. La tête avait de la propension à tomber comme si l'animal voulait dormir. Il y avait un écoulement considérable de salive. Les deux yeux étaient sensibles, seulement celui du côté gauche était un peu convulsé en bas.

Avant l'expérience, les urines étaient troubles, jaunâtres, alcalines, ne contenant pas de sucre.

Trois quarts d'heure après, les urines encore troubles et alcalines, et en petite quantité, renfermaient déjà très nettement du sucre.

Trois heures après, les urines étaient devenues claires, faiblement acides, toujours en petite quantité et contenant énormément de sucre.

Quatre heures après : urines claires, très acides, toujours en petite quantité, contenant un peu moins de sucre que les précédentes. Du reste, à ce moment le lapin allait mieux, il ne tremblait plus, se tenait bien sur ses pattes et n'offrait plus l'ensemble des désordres de mouvement qu'il présentait lorsque les urines étaient très chargées de sucre.

Sept heures après l'opération, le lapin allait tout à fait bien ; il n'y avait plus du tout de sucre dans les urines ; il mangea avec avidité de l'herbe qu'on lui donna.

En résumé, on voit d'après cette expérience, que la piqûre a produit un diabète momentané, mais que l'urine quoique très sucrée, était toujours restée peu abondante ; de sorte qu'il y a eu les phénomènes du diabète, sans ceux de la polydipsie. On voit également que l'apparition du sucre dans les urines a coïncidé avec une irritation nerveuse très grande qui a cessé lorsque le sucre ne s'est plus montré. Le lendemain ce lapin était revenu à son état normal.

Après l'avoir sacrifié pour une autre expérience, on a constaté que la piqûre avait porté en P comme cela est indiquée dans la figure suivante (fig. 57).

Exp. (février 1850). — Sur un jeune lapin en digestion de carottes, on piqua le plancher du quatrième ventricule; aussitôt l'animal tomba sur le flanc ayant les yeux fermés quoique sensibles. Il était d'abord dans un état d'agitation. puis tomba dans le coma. Il resta dans cet état pendant deux heures, après quoi on examina les urines

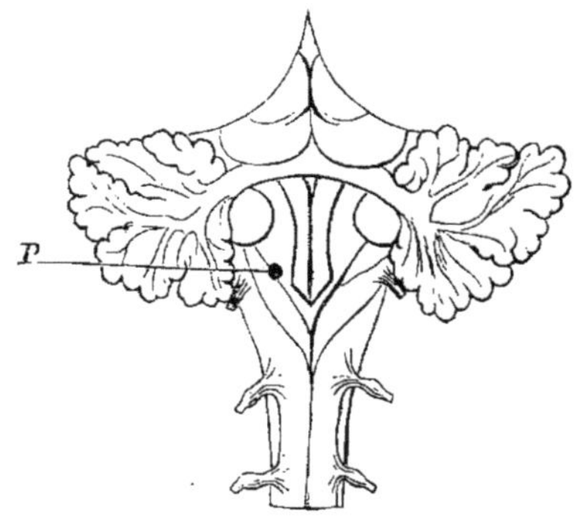

FIG. 57.

qui ne contenaient pas de sucre.

Alors, supposant que la piqûre avait été faite trop en avant, P première piqûre, on repiqua de nouveau le plancher du quatrième ventricule plus en arrière, P′ deuxième piqûre (fig. 58).

Trois quarts d'heure après cette seconde piqûre, le lapin étant toujours dans le même état, ses urines contenaient très manifestement du sucre.

Avant toute opération, les urines étaient troubles, alcalines et blanchâtres comme chez les lapins en digestion. Après la première piqûre, les urines n'avaient pas changé de caractère. Après la seconde piqûre, elles devinrent moins troubles, plus abondantes, en même temps qu'elles contenaient du sucre.

On fit pisser le lapin environ toutes les demi-heures; les urines recueillies deux heures après la seconde piqûre étaient toujours sucrées.

Le lapin pendant tout ce temps était resté dans un

coma profond, presque mourant; il s'était refroidi, avait un tremblement général, avec de l'agitation et de la tendance à tourner sur son axe.

L'animal étant dans cet état et presque mourant, on ouvrit le ventre et l'on vit que le foie était gorgé de sang, la veine porte était gonflée par le sang, de même que la veine cave inférieure au niveau des veines rénales. On recueillit le sang de la veine porte, du cœur et de la veine cave inférieure; puis, lorsque le sang fut coagulé, on examina le sérum qui en était séparé. Le sérum de la veine cave inférieure était alcalin, légèrement opalin et donnait une réduction très prononcée avec le liquide cupro-potassique. Le sang de la veine porte ne se coagula pas: il était très alcalin et il réduisait très faiblement le liquide cupro-potassique. Dans le cœur, le sérum réduisait également le liquide cupro-potassique mais moins que le sang de la veine cave inférieure. Le tissu du foie, broyé dans un

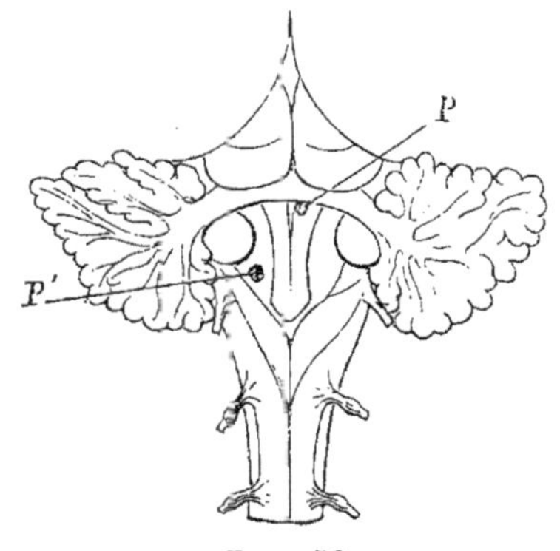

Fig. 58.

mortier, donna une décoction très opaline qui réduisit abondamment le liquide cupro-potassique.

Exp. (8 février 1850). — Sur un autre lapin, nourri également avec des carottes, se trouvant dans les mêmes conditions que le précédent, ayant aussi les urines troubles et alcalines, on fit une première piqûre P (fig. 58) qui deux heures après n'avait pas encore donné de sucre.

Toutefois cette piqûre n'avait que peu affecté l'animal,
au moment même, il était tombé sur le flanc, s'était agité,
mais deux ou trois minutes après, il s'était relevé, conservant seulement un peu de faiblesse dans les membres
antérieurs.

Alors on piqua de nouveau l'animal plus en arrière P'
(fig. 59), aussitôt il tomba sur le flanc et ne se releva
pas; ses poils se hérissèrent et il fut pris d'un tremblement général. Trois quarts d'heure après la seconde
piqûre, les urines contenaient beaucoup de sucre.

Avant la seconde piqûre, les urines étaient rares, troubles et alcalines. Après, elles restèrent alcalines, devinrent moins troubles et beaucoup plus abondantes.

Le sang contenait du sucre dans le cœur droit et dans
le cœur gauche; mais plus abondamment en apparence dans le cœur droit.

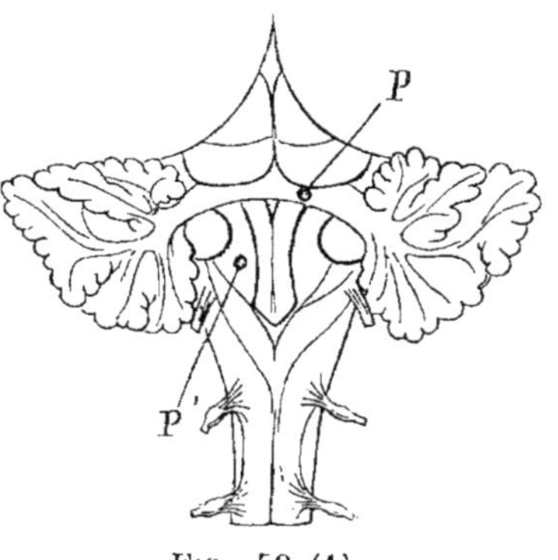

Fig. 59 (1).

Le lapin mourut pendant la nuit.

Le lendemain, on fit la décoction du foie qui était opaline et contenait beaucoup de sucre.

Toutes les urines du lapin qui avaient été recueillies
furent mélangées; puis on dosa la quantité de sucre
qu'elles contenaient et on la trouva égale à $1^{gr},012$
pour 100.

Exp. (12 février 1850). — Sur un lapin maigre et

(1) P, première piqûre; P', deuxième piqûre.

chétif, on fit une piqûre ; on pensa que cette piqûre était sur la ligne médiane, car l'animal ne chancela ni d'un côté ni de l'autre. Dans le premier moment qui suivit la piqûre, il resta d'abord immobile, puis, ensuite, les membres postérieurs s'agitèrent violemment tandis que les antérieurs furent très faibles et restèrent écartés sans pouvoir supporter le corps. L'animal avait de la tendance à aller en avant ; il poussait son corps dans cette direction à l'aide de ses membres postérieurs. Une demi-heure environ après la piqûre, l'animal paraissait malade : il avait le frisson et les poils hérissés.

L'urine examinée avant l'opération était peu abondante, trouble, alcaline, et ne contenait pas de sucre. Trois heures après la piqûre, l'animal étant toujours dans le même état, on recueillit son urine qui était trouble, alcaline et contenait beaucoup de sucre.

On abandonna ensuite l'animal à lui-même.

Le lendemain on trouva le lapin se promenant, gai, et dans un parfait état de santé. L'urine examinée ne contenait plus du tout de sucre. Ce symptôme du diabète avait cessé ainsi que tous les autres : frissons et tremblements musculaires qui accompagnent généralement le diabète artificiel.

Le 14 février, le lapin se portait toujours bien ; on le piqua de nouveau : mais à la suite de cette nouvelle piqûre, il resta sur le flanc, s'agita et était grelottant avec les poils hérissés. Après trois heures, l'animal étant toujours dans le même état, on recueillit l'urine qui, de même qu'avant l'opération, était trouble et alcaline, mais de plus elle contenait très nettement du sucre.

Le 15 au matin, l'animal était mort.

Voici l'autopsie de sa tête : P, première piqûre;

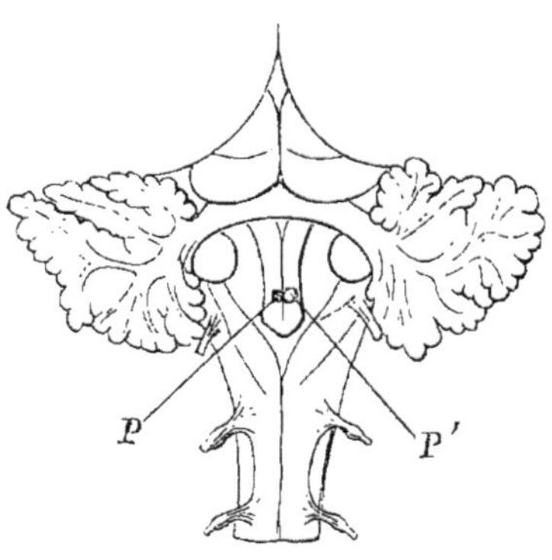

FIG. 60.

P', deuxième piqûre.

Exp. (14 avril 1850). — Sur une chatte qui, quelques jours auparavant, avait servi à une expérience sur les nerfs spinaux, on piqua directement le plancher du quatrième ventricule.

Aussitôt après la piqûre, la respiration fut très acérée; puis peu à peu apparurent les symptômes qui suivent la piqûre et l'horripilation caractéristique. On ne put ni faire pisser la chatte, ni la sonder. Alors on tira du sang de la veine jugulaire et on constata qu'il renfermait beaucoup de sucre.

Le lendemain matin, la chatte était toujours très vivante; elle fut tuée par hémorrhagie, et son sang alors ne contenait plus sensiblement de sucre.

On retira de la vessie de l'urine acide qui contenait beaucoup de sucre; le dosage indiqua 4 pour 100.

Le foie ne fut pas examiné. Cette chatte avait cinq petits dans les cornes de la matrice, et l'on constata que le liquide renfermé dans le périchorium et l'allantoïde renfermait du sucre d'une manière très évidente. Toutefois, ce sucre n'était pas le résultat de la piqûre, puisque nous avons montré ailleurs que ce phénomène se rencontre normalement; cela prouve seulement que la piqûre n'avait pas fait disparaître ce sucre fœtal.

Toutefois, le sucre avait disparu du sang le lendemain de l'opération, parce que l'animal était devenu malade, ce qui arrive très facilement chez les lapins; or il faut toujours, pour que le diabète se produise, ainsi que nous l'avons dit, qu'il y ait intégrité des phénomènes de la nutrition.

Exp. (30 juin 1850). — Sur un jeune lapin vif, bien portant, on piqua le plancher du quatrième ventricule. Au bout de deux heures, les urines contenaient du sucre d'une manière évidente; mais le diabète ne dura pas longtemps, parce que la piqûre était peu profonde.

Le 3 juillet, l'animal étant très bien portant, parfaitement rétabli de sa première piqûre, on piqua de nouveau le plancher du quatrième ventricule. Au bout d'une heure et demie il y avait du sucre dans les urines; on sacrifia l'animal et on fit l'au-

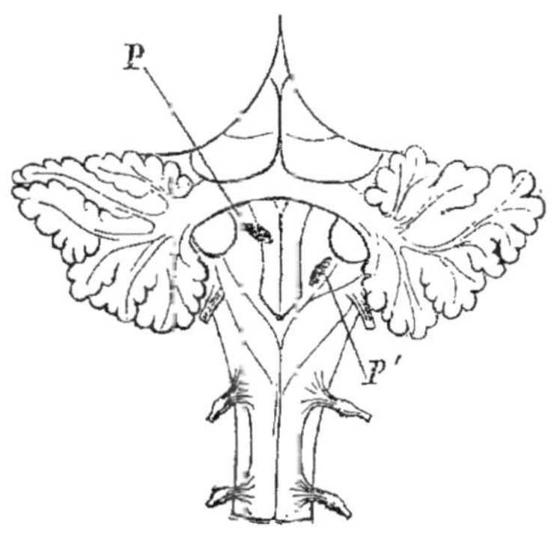

Fig. 61.

topsie pour constater la place des piqûres. P, première piqûre; P' deuxième piqûre.

Exp. (26 novembre 1851). — Sur une grosse lapine très bien nourrie, très vigoureuse et en pleine digestion, on piqua directement le plancher du quatrième ventricule. Aussitôt après la piqûre, l'animal affaissé sur ses pattes marchait comme en rampant, sans toutefois dévier ni d'un côté ni de l'autre. Bientôt l'animal fut complétement remis, seulement sa respiration était très accélérée.

Après une demi-heure, l'urine du lapin contenait des traces de sucre, et une heure et demie après, l'animal, toujours très bien portant, et ne paraissant avoir subi aucune opération, rendait des urines fortement sucrées; toutefois, bientôt après, le sucre cessa de paraître dans les urines.

Cet animal eut à peine, au moment où il rendait du sucre, un peu de tristesse. Enfin, cette expérience est une des mieux réussies, parce que la glycosurie a été le seul symptôme très saillant, l'animal ayant d'ailleurs à peu près conservé ses allures normales. De plus, il faut ajouter que la piqûre bien placée n'intéressait que les deux tiers de la moelle, de sorte que la partie antérieure n'avait pas été blessée; ce qui explique l'absence de troubles du mouvement, bien que la piqûre P (fig. 62), ne fut pas située exactement sur la ligne médiane. Cette seule expérience suffirait

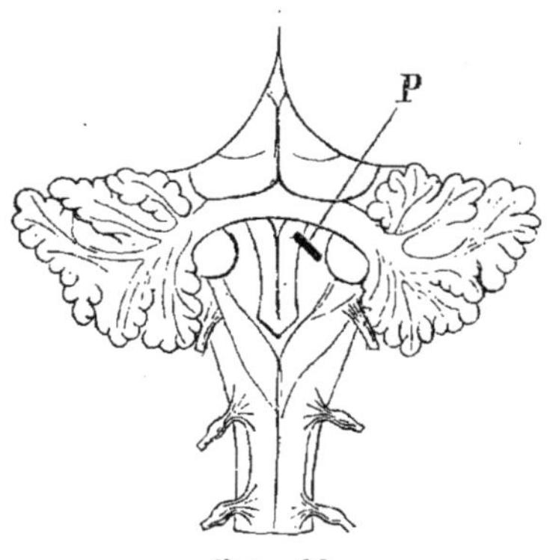

Fig. 62.

pour montrer que le pissement du sucre est complétement indépendant des troubles de mouvement qui suivent la piqûre.

Nous allons abréger les expériences qui suivent :

Exp. (30 avril 1851). — Lapin vigoureux. On le piqua entre l'occipital et l'atlas avec l'instrument à double pointe : affaissement, tendance à tomber du côté droit, respiration plutôt ralentie qu'accélérée, salivation. Le sucre apparut trois quarts d'heure après dans l'urine dont la quantité était augmentée ; elle devint transparente. On sacrifia l'animal au bout d'une demi-heure. A l'autopsie, on trouva que les piqûres étaient obliques ; l'une (*a*) entrait par le corps restiforme et allait obliquement en haut jusqu'à l'origine de la cinquième paire ; l'autre (*a'*) entrait par la ligne médiane (fig 63). Le foie contenait du sucre et donna une décoction opaline.

(30 avril 1854). — Lapin adulte. Piqûre avec l'instrument à double pointe en perforant l'occipital, de sorte que les piqûres étaient directes et non obliques : affaissement de l'animal qui tomba sur le côté droit ; salivation, apparition du sucre dans l'urine au bout d'une heure environ. Les urines, toujours troubles et alcalines, n'avaient pas du tout augmenté de quantité. A l'autopsie, la double piqûre portait au niveau des tubercules de Wenzel, au-dessus des olives (*c, c'*, fig 63) ; le foie contenait beaucoup de sucre.

(3 mai 1854). — Sur un lapin, on ouvrit la membrane occipito-atloïdienne, on donna issue au liquide céphalo-rachidien et on piqua la moelle allongée avec l'instrument à deux pointes, obliquement et en remontant vers les olives. L'animal fut anéanti ; la respiration lente, profonde et saccadée ; il y eut augmentation légère de la quantité d'urine, puis apparition du sucre dans l'urine trois quarts d'heure après la piqûre. L'animal mourut au bout de trois heures, ayant toujours du sucre dans l'urine. Le foie donna une décoction sucrée et très opaline. A l'autopsie, les deux piqûres étaient situées : la droite (*d*), sur l'olive ; et la gauche (*d'*), un peu plus en

dedans (fig. 63). On trouva, en outre, une hémorrhagie qui avait occasionné l'introduction du sang dans le canal central de la moelle où il formait un caillot filiforme.

(10 mai 1851). — Gros lapin vigoureux. Piqûre à la partie supérieure de la moelle allongée avec l'instrument à double pointe enfoncé en perçant l'occipital.

On traversa avec l'instrument tout le cervelet, sans causer de douleur comme cela a lieu ordinairement. La douleur se manifesta lorsqu'on atteignit la moelle allongée; mais il n'y eut pas de convulsion produite parce que n'étant pas allé jusqu'à la surface de l'os basilaire, on n'avait pas blessé les faisceaux antérieurs. Il conviendrait même d'agir toujours ainsi, si l'on pouvait être sûr d'avoir pénétré assez profondément. Après l'opération, le lapin se soutenait très bien sur ses pattes; il marchait en équilibre; seulement ses mouvements étaient raides et comme convulsifs. Le lapin, qui paraissait du reste très bien portant, mangea des feuilles de chou qu'on lui présenta. Toutefois l'animal semblait un peu triste et avait de la tendance au repos. Deux heures et demie après, on retira de la vessie des urines qui étaient un peu plus blanchâtres et contenaient énormément de sucre; elles n'avaient pas augmenté de quantité.

Huit ou neuf heures après, les urines qui n'avaient pas pendant tout ce temps augmenté de quantité contenaient toujours du sucre, mais moins abondamment.

Le lendemain, vingt-quatre heures après l'opération, 'es urines ne renfermaient plus de sucre, l'animal paraissait bien portant quoiqu'il eût peu mangé; on le sacrifia. Son foie donna une décoction non opaline, parfaitement transparente et cependant sucrée. A l'autopsie de la tête, on trouva que les piqûres, qui étaient verticales, avaient porté très haut, entre les tubercules de Wenzel et les tubercules quadrijumeaux (*f*, *f'*, fig. 63). En examinant la profondeur des piqûres, on vit qu'elles étaient très verticalement dirigées, et que leur extrémité inférieure correspondait un peu en arrière du niveau du pont de Varole. Les pyramides antérieures n'avaient pas du tout été atteintes par l'instrument qui n'avait traversé que le faisceau intermédiaire, ou *innominé* de la moelle allongée.

(19 mai 1851). — Sur un gros lapin, bien portant, on piqua la moelle allongée avec l'instrument à deux pointes, en perforant la partie supérieure de l'occipital. L'animal ne perdit aucunement l'équilibre après l'opération ; seulement ses membres devinrent raides, et ses mouvements très lents et comme circonspects.

Une heure après, l'urine contenait très évidemment du sucre. La quantité d'urine n'avait

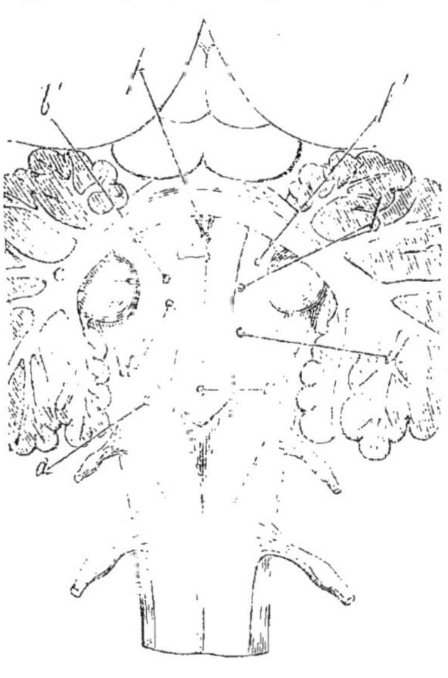

FIG. 63.

pas sensiblement augmenté. Le lapin mangea des feuilles de chou qu'on lui donna. Trois heures après la piqûre, les urines avaient toujours beaucoup de sucre.

Le lendemain, 20 mai, le lapin allait toujours bien, mais ses urines ne renfermaient plus de sucre. A l'autopsie, on trouva les deux piqûres symétriques (*b*, *b'*, fig. 63) n'intéressant que deux tiers de l'épaisseur de la moelle allongée. Les pyramides antérieures n'avaient pas été atteintes.

(30 juin 1850). — Sur un jeune lapin vif, bien portant, en digestion, on fit une piqûre simple en perforant l'occipital. Au bout de deux heures les urines étaient très sucrées; le diabète avait duré peu de temps.

(3 juillet 1850). — Sur le même lapin, très bien rétabli de la première piqûre, on repiqua par le même procédé. Le lapin avait de la tendance à tomber du côté droit.

Au bout d'une heure et demie les urines étaient très sucrées. A l'autopsie, ou retrouva les deux piqûres (la première *a* et la seconde *a'*, fig. 64).

(2 juillet 1850). — Jeune lapin, vigoureux, bien portant, en digestion. Piqué par la partie supérieure de l'occipital, un peu du côté droit. Tend à rouler à droite, grelotte comme nous l'avons vu dans la plupart des cas. Une heure et demi après les urines étaient sucrées. On obtint 14 centimètres cubes d'urine qui, étant dosés, donnèrent $0^{gr},35$ de sucre, soit $2^{gr},50$ p. 100. Le foie pesait 31^{gr}, sa décoction était laiteuse et le sucre qu'il contenait, étant dosé, donna $0^{gr},44$ pour tout le foie, soit $1^{gr},41$ p. 100.

(4 juillet 1850). — Sur un gros lapin on piqua la moelle allongée en pénétrant par l'occipital. Un mouvement de l'animal causa des lésions graves et par suite le coma.

Après une heure et demie il y avait du sucre dans l'urine. Alors on tua ce lapin. Le foie pesait 52 grammes, donna une décoction laiteuse et contenait 2,15 p. 100 de sucre.

La piqûre portait au-dessus du tubercule de Wenzel (*b*, fig. 64); elle était étendue et irrégulière

(25 novembre 1851). — Lapin jeune auquel on avait trois ou quatre jours auparavant coupé le filet sympathique au cou; il est piqué en pénétrant directement par le trou occipital, sans mettre à nu préalablement la membrane occipito-atloïdienne. Aussitôt l'animal tomba comme mort; la respiration fut suspendue, puis elle reprit bientôt, d'abord ronflante et saccadée. Le lapin resta couché sur le côté droit, tomba dans le coma, devint grelottant, etc. Les respirations, avant l'opération, étaient de soixante par minute; aussitôt après, de quatre-vingts; plus tard, elles tombèrent à cinquante-deux. Au bout d'une heure et demie, les urines, devenues abondantes, contenaient du sucre; le sang était très rutilant dans les artères quoique l'animal fut dans le coma. A l'autopsie on trouva que la piqûre était placée très bas (*c*, fig. 64); mais, en la suivant, on la voyait remonter dans l'épaisseur de la moelle allongée jusqu'au-dessus de l'orgine du vague correspondant. On voit par là qu'il ne faut pas s'en tenir à l'examen du point d'entrée de l'instrument. Dans ce cas, par exemple, une piqûre directe sur le point *c* n'eût pas donné de sucre.

(26 novembre 1851). — Grosse lapine en pleine digestion, bien portante. On piqua la moelle allongée par la partie supérieure de l'occipital. Aussitôt après la piqûre

l'animal se tenait en équilibre et courait sur ses quatre pattes.

Après une heure, on trouva déjà du sucre dans l'urine ; après une heure et demie, il y en avait beaucoup. L'animal était toujours très bien portant, on le sa-crifia. A l'autopsie, on trouva que la plaie (*d*) n'intéressait pas toute l'épaisseur de la moelle allongée et qu'elle n'avait pas atteint les faisceaux antérieurs.

(1ᵉʳ novembre 1851). — Sur un lapin, on coupa un pédoncule cé-rébelleux après avoir di-visé le grand sympathi-que et le vague au cou des deux côtés. L'animal tournait comme à l'ordi-

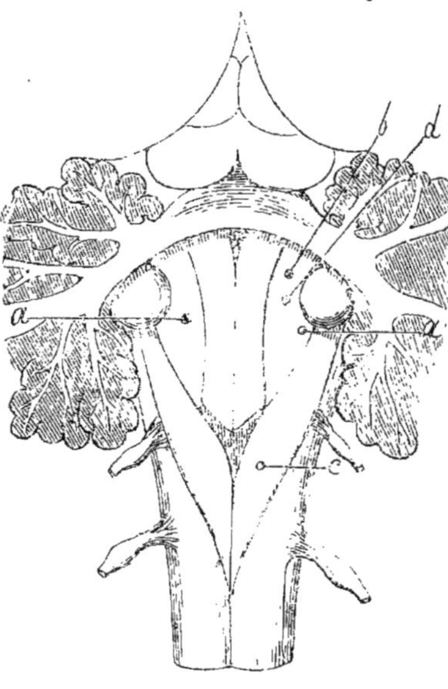

FIG. 64.

naire sur son axe. Examinée avant l'opération, l'urine ne contenait pas de sucre ; examinée une demi-heure après, on la trouva très abondante avec traces de sucre ; une heure et une heure et demi après, urine toujours abondante mais très sucrée ; alors on tua l'animal par hémorrhagie. Son foie donna une décoction laiteuse qui était très sucrée ; le sang contenait beaucoup de sucre. A l'autopsie, on constata que le pédoncule gauche était très bien coupé de même que le vague et le sympa-thique.

Cette expérience prouve que la section du pneumo-gastrique n'empêche pas le diabète; elle semble même le favoriser, comme nous le verrons encore dans d'autres expériences.

(Novembre 1851). — Sur un lapin, bien nourri, on détermina une apoplexie en coupant le cerveau en travers, au devant des pédoncules cérébraux; après quoi on fit la section des vagues : il avait apparu du sucre dans l'urine quelque temps après, quoique en petite quantité.

Nous avons cité ailleurs des animaux chez lesquels nous avions déterminé des lésions cérébrales, et amené par suite l'apparition du sucre dans leurs urines.

Quant à l'action de la piqûre du plancher du quatrième ventricule, sur laquelle nous aurons bientôt à nous expliquer, elle s'opérerait donc par la moelle épinière et non pas par les vagues. Nous allons vous rapporter des expériences qui établissent ce fait, et vous verrez en même temps que la section de la moelle a une influence directe sur la quantité de l'urine émise.

1° Sur un lapin adulte, on coupa la moelle épinière à la partie supérieure de la région dorsale. Au moment de la section les respirations furent accélérées, puis peu à peu elles se ralentirent; l'animal était paralysé de tout le train postérieur. Trois heures après, on observa des mouvements péristaltiques de l'intestin, très visibles à travers les parois abdominales. Les oreilles de l'animal étaient très chaudes, ce qui tenait probablement au point où la moelle avait été coupée.

L'animal fut sacrifié cinq heures après la section de la

moelle épinière. Le foie contenait du sucre en petite quantité, et sa décoction était transparente ; il n'y avait par conséquent pas de matière glycogène. Le densimètre donna 1 degré.

L'autopsie montra que la moelle était incomplétement coupée et seulement contuse entre les deuxième et huitième vertèbres dorsales, au bas de la région cilio-spinale. L'urine qu'on trouva dans la vessie était acide et non sucrée.

En comparant cette expérience aux sections faites plus haut, dans la région cervicale, il semblerait que c'est le renflement brachial qui exerce surtout son influence sur les fonctions du foie. Il faudrait également savoir si ces résultats auraient lieu quand la moelle est détruite plus ou moins complétement.

2° Sur un lapin adulte et bien portant, on piqua le plancher du quatrième ventricule par le procédé ordinaire. Après une heure et demie, l'urine du lapin contenait beaucoup de sucre sans que la quantité de l'urine fut augmentée, le sang de la veine jugulaire était sucré.

Alors on fit la section de la moelle épinière à la partie inférieure de la région cervicale, après quoi l'animal fut paralysé des parties situées au-dessous de la section. La respiration ne se faisait plus que par le diaphragme.

Après cette opération, la formation de l'urine fut complétement arrêtée, et il ne fut plus possible d'en retirer de la vessie.

Deux heures après la section de la moelle, on sacrifia l'animal : son sang contenait encore du sucre, mais en moindre quantité. Le foie en renfermait excessivement peu ; mais il donnait une décoction très opaline, indice d'une grande quantité de matière glycogène.

L'autopsie de la tête montra que la piqûre était faite très haut, au-dessus des tubercules de Wenzel, ce qui était en rapport avec la non-augmentation de l'urine.

Cette expérience montre donc que la section de la moelle, dans la région indiquée, a arrêté la production de l'urine ; que le sucre semble diminuer dans le foie, mais que la matière glycogène y existe abondamment ; ce qui n'est pas le cas des lapins qui ont été rendus diabétiques par la piqûre de la moelle allongée.

Il serait intéressant de savoir si, dans cette circonstance, il n'y a pas eu formation de matière glycogène due à la section de la moelle. Cela ne pourrait se juger qu'en faisant la section de la moelle le lendemain, par exemple, alors que le diabète a disparu et que la matière glycogène se trouve ordinairement absente.

3° Sur un lapin bien portant, on coupa la moelle épinière à la partie inférieure de la région cervicale. Après quoi, on retira du sang de la veine jugulaire ; puis on piqua le plancher du quatrième ventricule. L'animal étant paralysé, on vida la vessie de l'urine qu'elle contenait et on laissa l'animal en repos.

Une heure et demie après, on saigna de nouveau l'animal par la même veine ; car on constata qu'il ne s'était pas formé d'urine dans la vessie depuis la section de la moelle.

En examinant les deux saignées, on trouva du sucre dans toutes deux, sans qu'il fut possible de dire qu'il y en eût plus dans l'une que dans l'autre.

Trois heures et demie après la section de la moelle, l'animal étant toujours dans le même état, on retira de nouveau du sang de la veine jugulaire, et l'on constata qu'il était complétement dépourvu de sucre.

Dans ce moment, la température de l'animal avait considérablement baissé; elle était de 23 degrés dans le rectum, tandis qu'avant elle était de 38 degrés. Alors on sacrifia ce lapin par hémorrhagie, et on constata de nouveau dans la masse du sang qu'il n'y avait pas de sucre. Le foie donna une décoction très opaline qui était complétement dépourvue de sucre. On constata, en outre, que la piqûre avait été faite dans un point qui devait donner du sucre dans l'urine, et que la moelle épinière avait été bien coupée.

Il résulterait donc de cette expérience, que la section de la moelle arrête l'effet de la piqûre, et que, non-seulement l'animal ne devient pas diabétique, mais que le sucre disparaît de son sang. Ce qui différencie ce cas de la disparition du sucre par suite d'un état maladif, c'est qu'ici la matière glycogène se rencontre dans le foie en grande quantité. Cet effet est d'autant plus remarquable que cette matière glycogène peut être changée en sucre après la mort de l'animal. Il semblerait donc que pendant la vie l'action de la moelle empêche le contact entre cette matière et le ferment qui doit la transformer.

4° Sur une lapine pleine, on fit la section de la moelle immédiatement au-dessus du renflement brachial. L'animal paralysé présenta des mouvements réflexes très violents dans le train postérieur, sans en présenter dans les membres antérieurs.

Sept heures après la section de la moelle, l'animal était refroidi, rendait une grande quantité d'excréments, et remuait continuellement la queue. A ce moment on le sacrifia, et on observa ce fait que le cœur battit très longtemps après la mort. Le foie donna une décoction laiteuse, il contenait une grande quantité de matière glycogène, et pas sensiblement de sucre. Cette décoction donna 5 degrés au densimètre. Le lendemain, on fit une décoction avec une même quantité du foie abandonné à lui-même : cette nouvelle décoction était à peu près transparente et la quantité du sucre y était très considérable. Toutefois l'indication du densimètre n'avait pas sensiblement varié.

On observa un autre fait assez singulier : c'est que la première décoction du foie, celle qui ne contenait pas de sucre, mais seulement la matière glycogène, était très alcaline, tandis qu'elle devenait acide quand la matière se changeait en sucre.

Les résultats précédents montrent que la section de la moelle amène des modifications profondes dans les phénomènes chimiques qui s'accomplissent dans le foie.

5° Sur un lapin, on coupa la moelle épinière tout à fait à la partie inférieure de la région cervicale, immédiatement au-dessus de la vertèbre proéminente. Les oreilles s'échauffèrent beaucoup. Il y eut des mouvements réflexes très forts dans le train postérieur, et l'animal exécutait des mouvements avec les membres antérieurs.

Quatre heures après l'opération, on tua l'animal par la section du bulbe rachidien, et on observa qu'au moment de la mort il y avait des mouvements violents dans le train postérieur paralysé; c'est un phénomène qui s'observe aussi lorsqu'on asphyxie des animaux dont la moelle épinière a été coupée au dos.

Le foie donna une décoction excessivement laiteuse, mais contenant encore du sucre.

6° Sur un cochon d'Inde bien portant, la moelle épinière fut coupée à la partie inférieure de la région cervicale. Les membres antérieurs étaient encore doués de mouvement; tout le train postérieur était paralysé. Le lendemain, l'animal qui était vivace courait à l'aide de ses membres antérieurs. Il avait très peu mangé depuis l'opération et fut sacrifié par hémorrhagie.

Le foie examiné donna une décoction laiteuse alcaline, ne contenant pas de sucre. Une autre portion du foie, crue, abandonnée à elle-même jusqu'au lendemain, donna une décoction moins opaline, acide et accusant la présence d'une grande quantité de sucre.

7° Un autre cochon d'Inde, dont la moelle épinière avait été coupée vers le tiers inférieur de la région cervicale, fut paralysé de ses quatre membres. L'animal, abandonné à lui-même, fut trouvé mort le lendemain. La décoction du foie était limpide et très sucrée. Il y avait donc absence de matière glycogène; ce qui tenait sans doute à ce qu'elle avait été changée en sucre après la mort de l'animal.

8° Un autre cochon d'Inde eut la moelle coupée au niveau de la deuxième vertèbre dorsale. L'animal, paralysé du train postérieur, marchait avec les membres antérieurs. Il resta vif et mangea comme à l'ordinaire. Le lendemain, on le tua par hémorrhagie et l'on examina son foie dont la décoction alcaline ne contenait pas de sucre. On conserva une partie du foie jusqu'au lendemain pour savoir si le sucre y apparaîtrait, et on constata qu'il n'y en avait pas plus que la veille.

Il est bien intéressant, si ces expériences se confirment, que la section de la moelle dans la région dorsale arrête la production de sucre dans le foie alors même que l'animal continue à manger. Toutefois, lorsqu'on divise la moelle épinière à la partie inférieure de la région dorsale, la digestion paraît pouvoir se faire, ainsi que nous l'avons vu sur un chien qui continuait à manger, et chez lequel la sécrétion du sucre persista.

9° Sur un lapin en digestion, bien portant, ayant seulement subi, quinze jours auparavant, l'extirpation d'un ganglion cervical supérieur, on coupa la moelle épinière vers le niveau de la première vertèbre lombaire. Le lapin fut paralysé aussitôt du train postérieur. On piqua ensuite la moelle allongée. Trois heures après la piqûre, le lapin, qui était resté couché sur le flanc, donna de l'urine sucrée. Quatre heures après, cette urine était encore plus fortement sucrée; l'animal grelottant était couché sur le flanc; il donna beaucoup d'urine.

Le lendemain 12 novembre, l'animal fut trouvé mourant. Cependant son sang artériel était toujours rutilant, et le sang veineux dans la jugulaire était noir. L'urine était en grande quantité dans la vessie et elle était toujours sucrée.

VINGT-TROISIÈME LEÇON.

13 mars 1857.

SOMMAIRE : Lésions du plancher du quatrième ventricule qui ne produisent pas le diabète. — Expériences. — Cautérisations. — Lésion des corps restiformes. — Suppression de l'urine. — La section des vagues et du grand sympathique n'empêche pas la piqûre du quatrième ventricule de produire le diabète. — Piqûre entre les tubercules quadrijumeaux. — Expériences sur des pigeons. — Arrêt de la digestion.

Messieurs,

Nous continuons aujourd'hui le sujet qui nous a occupés dans la leçon précédente. Il nous reste à vous montrer que toutes les lésions de la moelle allongée ne sont pas toutes également susceptibles de produire le diabète ; que non-seulement il est nécessaire que la lésion porte sur un certain point, mais que sa nature même n'est pas indifférente, que les cautérisations, par exemple, ne donnent pas les mêmes effets.

Exp. (11 mars 1849). — Sur un lapin de taille moyenne, on découvrit la membrane occipito-atloïdienne en écartant simplement les muscles de la nuque sans les couper en travers. On perça la membrane : il sortit du liquide céphalo-rachidien comme à l'ordinaire. Alors on porta à l'entrée du quatrième ventricule, avec une pince fine, un fragment de nitrate d'argent fondu, gros comme la tête d'une épingle. Aussitôt le lapin s'agita, tourna la tête, tomba sur le flanc, exécuta quelques mouvements convulsifs et mourut environ cinq minutes après.

A l'autopsie, on trouva que les organes abdominaux paraissaient plus congestionnés, et les uretères plus remplis d'urine. L'examen de la tête montra l'entrée du quatrième ventricule profondément cautérisée ainsi que la partie interne des pédoncules cérébelleux.

L'urine examinée ne contenait pas de sucre ; mais en admettant même que l'effet habituel des lésions du plancher du quatrième ventricule eût été produit, le sucre n'aurait pas eu le temps de passer dans l'urine.

Exp. (12 mars 1849). — Sur un lapin, on mit à découvert l'entrée du quatrième ventricule et, avec un fil de fer rougi au feu, on cautérisa exactement le milieu de la face inférieure du ventricule.

D'abord, tant que la cautérisation fut superficielle, l'animal ne sentit aucune douleur, mais, en approchant de la partie inférieure vers le bec du *calamus scriptorius*, il y eut des manifestations de douleur très évidentes. L'animal, après cette opération, paraissait paralysé de tout le train postérieur ; toutefois, peu à peu, il se remit sur ses pattes et marcha en tendant toujours à s'incliner un peu du côté droit. Les yeux étaient clignotants, les pupilles dilatées ; l'urine était acide (parce que l'animal était nourri d'avoine) et ne contenait pas de sucre après l'opération.

Le lendemain, l'animal était toujours vivant et ses urines ne contenaient pas de sucre.

Exp. (15 mars 1849).— Sur un lapin nourri d'herbes, ayant les urines claires et alcalines, on découvrit l'entrée du quatrième ventricule, près de l'origine des pneumogastriques. On fit autant que possible la cautérisation sur la partie moyenne, mais cependant, à la suite de cette cautérisation, il y eut une paralysie de la cinquième paire du côté droit. Après cette opération, l'animal resta sur le flanc. Il était pris parfois de tournoiement ; on put obtenir à peine de l'urine dont l'excrétion paraissait suspendue ; elle ne contenait pas de sucre.

Cinq ou six heures après, l'animal se refroidit, il tournait de temps en temps et salivait beaucoup.

Le lendemain, dix-huit heures après l'opération, l'animal fut trouvé mort et froid. Il y avait un épanchement séro-sanguinolent dans les ventricules latéraux ; on constata que la partie cautérisée était située un peu au-dessous de l'origine des pneumo-gastriques, et que la cautérisation avait atteint en même temps le pédoncule cérébelleux droit. Les poumons étaient engoués et marbrés en noir par du sang. Le foie était friable, son tissu broyé donna une décoction claire qui ne renfermait aucune trace de sucre.

Sur un autre lapin, on découvrit également l'entrée du quatrième ventricule et on cautérisa avec un fil de fer rougi au feu, appliqué sur le plancher du ventricule, et autant que possible sur la ligne médiane.

Après l'opération, l'animal tomba sur le flanc et demeura anéanti. La cinquième paire n'était paralysée ni d'un côté ni de l'autre.

L'urine, claire et alcaline avant l'opération, ne contenait pas de sucre. Après l'opération, l'excrétion urinaire parut suspendue, et on put à peine retirer quelques gouttes d'urine qui n'était pas modifiée dans sa composition et ne renfermait pas de sucre.

Cinq ou six heures après la cautérisation, l'animal s'affaissa de plus en plus et sa température baissa; le lendemain on le trouva mort et raide.

On vit, à l'autopsie, que le point cautérisé répondait exactement à la partie moyenne du quatrième ventricule, au niveau même de l'origine des vagues et descendait un peu au-dessous.

La décoction du foie broyé était à peu près claire et ne donnait que des traces de sucre. On trouva dans l'estomac des pommes de terre et énormément de glycose, qui peut-être était la cause de la présence du sucre dans le tissu du foie. En effet, lorsque le foie ne fait plus de sucre, sa décoction est généralement claire, et le sucre qu'il contient provient ou de la transformation de la matière glycogène préexistante, ou bien, comme ici, de l'imbibition ou de l'absorption du sucre contenu dans l'estomac ou dans les voies digestives. Le cœur avait toutes ses cavités pleines d'un sang noir, mal cailleboté, qui se coagula ensuite plus complétement dans un verre.

La vessie était absolument vide.

Exp. (14 mars 1849). —Sur un lapin, dont l'entrée du quatrième ventricule avait été mise à découvert par la section de la membrane occipito-atloïdienne, on divisa, avec la pointe de ciseaux très fins, les deux corps restiformes près du *calamus scriptorius.*

Aussitôt après l'opération, l'animal ne parut pas s'en apercevoir; il marchait bien, sans chanceler. Mais environ dix minutes après, l'animal tomba dans un collapsus complet; il était affaissé, mou, ne pouvait plus marcher, respirait lentement et avec beaucoup de peine.

La sensibilité des membres postérieurs persistait encore, sans qu'on pût reconnaître s'il ne s'agissait pas seulement de sensibilité réflexe. L'animal refroidi resta dans ce collapsus complet, jusqu'à la mort. Il ne rendit pas d'urine; l'excrétion urinaire parut arrêtée pendant les six ou sept heures que l'animal vécut. On obtint seulement, deux ou trois heures après l'opération, quelques gouttes d'urine qui ne contenaient pas de sucre.

A l'autopsie, l'appareil digestif offrait seulement à noter un fait déjà observé sur d'autres lapins : c'est que le suc intestinal devenait visqueux par la potasse. On retira du ventricule droit du sang noir et mal coagulé. La vessie était vide; quelques gouttes d'urine en furent extraites et ne réduisirent pas le liquide cupro-potassique.

L'examen de la tête montra un peu d'épanchement séro-sanguinolent dans les ventricules. La lésion avait porté près du *calamus scriptorius* des deux côtés, en comprenant les deux espèces de bandelettes nerveuses qui le bordent. Elle siégeait par conséquent assez loin de l'origine des pneumogastriques, origine qui se trouve à peu près au niveau du bord inférieur du vermis.

Le foie avait sa couleur ordinaire; il était friable, et sa décoction, très opaline, contenait énormément de sucre.

En résumé, chez ce lapin, la lésion des corps restiformes n'a pas donné lieu au diabète; il semble, au contraire, y avoir eu suspension de l'excrétion urinaire. Cette lésion a produit, du reste, un affaiblissement considérable et une mort assez rapide.

Messieurs, il était naturel, après avoir constaté que la blessure du plancher du quatrième ventricule produisait le diabète, de rechercher le mécanisme par lequel il s'opère. Nous avions pensé, dans nos premières expériences (et cette idée nous avait même conduit à les pratiquer), que l'irritation produite à l'origine des vagues était conduite par le pneumo-gastrique jusqu'au foie ; mais, en cherchant à vérifier cette supposition par l'expérience, vous savez qu'il nous a été facile de voir qu'il n'en était pas ainsi, et que c'était par la moelle épinière que devait se transmettre l'action de la partie irritée sur l'organe excité. Nous allons vous fournir ici de nouvelles preuves de ce fait important.

Exp. (12 mai 1849).—Un lapin, nourri à la luzerne, fut piqué au plancher du quatrième ventricule, en traversant le cervelet. Il y eut d'abord désordre des mouvements : les pattes antérieures étant écartées, le poitrail de l'animal portant sur le sol et son train postérieur restant élevé.

Avant l'expérience, les urines étaient troubles, blanchâtres et alcalines, et elles conservèrent ces caractères pendant trois heures que dura la glycosurie d'une façon prononcée. Six heures après, l'animal était rétabli ; il mangeait comme à l'ordinaire, et ses urines ne contenaient plus de sucre.

Quatre jours après, l'animal étant bien portant, je réséquai les deux vagues dans la région du cou, en ménageant les filets cervicaux du grand sympathique ; puis je piquai l'animal au plancher du quatrième ventricule. Cette piqûre produisit d'abord un peu d'affaiblisse-

ment passager dans les mouvements des membres antérieurs.

Trois heures après la piqûre, on trouva seulement des
traces de sucre dans l'urine.

Le lendemain l'animal était mort, présentant les
phénomènes ordinaires de la section des vagues; ses
poumons étaient ecchymosés; son foie ne contenait pas
de sucre.

A l'autopsie de la tête, on trouva les deux piqûres :
la première piqûre, qui avait donné beaucoup de sucre,
était cependant située au-dessous de l'origine des
vagues, mais probablement oblique en haut.

Exp. (14 mai 1849). — Sur un lapin de taille
moyenne, mangeant de la luzerne, ayant des urines
troubles, blanchâtres et alcalines, on fit une piqûre du
plancher du quatrième ventricule, après avoir coupé les
deux vagues et les filets sympathiques. Après l'opération, les urines restèrent troubles et alcalines, et le
lapin pissa du sucre. Néanmoins il sembla en rendre
une moins grande quantité qu'un autre lapin, chez
lequel les nerfs vagues n'avaient pas été coupés.

Le lendemain, l'animal était mort. Son foie contenait beaucoup de sucre, et donnait une décoction
claire.

Un autre lapin, dans les mêmes conditions, eut
préalablement les deux filets cervicaux du grand sympathique coupés, et les vagues divisées. Le lapin piqué,
après cette section des nerfs, a pissé beaucoup de sucre,
les urines restant troubles et alcalines.

Le sang était resté rouge dans l'artère carotide.

ainsi qu'on l'a constaté pendant que l'animal rendait du sucre.

Il reste prouvé, d'après les expériences, que la section des nerfs vague et grand sympathique n'empêchent pas la glycosurie après la piqûre du plancher du quatrième ventricule.

Exp. (8 avril 1850). — Sur un lapin adulte, vigoureux, on piqua par l'occipital le plancher du quatrième ventricule, et l'animal fit un mouvement qui donna à la plaie plus d'étendue. Aussitôt après, l'animal tomba comme en syncope; puis il revint peu à peu, et resta couché sur le flanc avec la narine paralysée d'un côté.

Avant l'opération, les urines, troubles et alcalines, ne contenaient pas de sucre. Deux heures et demie après, elles en renfermaient beaucoup. Les urines étaient devenues limpides, mais elles étaient restées alcalines. Le lapin était toujours resté sur le flanc, grelottant, le poil hérissé, comme cela arrive le plus souvent.

L'urine dosée renfermait 5 pour 100 de sucre.

La température, dans le rectum, était de 36°.

A ce moment, on coupa les deux vagues au lapin dans la région du cou. Les respirations, déjà ralenties, ne le furent pas beaucoup par l'opération; seulement l'animal fit entendre le rhonchus caractéristique à la suite de la section des nerfs.

Une heure après la section des vagues, l'urine, claire et alcaline, contenait toujours beaucoup de sucre. Dosée, on trouva qu'elle en renfermait 6 pour 100.

Trois heures environ après l'opération, l'urine contenait toujours du sucre.

La température, dans le rectum, était de 38°.

Alors on tua l'animal par hémorrhagie, et on fit l'autopsie.

Le foie pesait 66 grammes. Le lapin pesait $1^k,550^{gr}$. Le tissu du foie, broyé et épuisé par l'eau à chaud, donna 112 centimètres cubes d'un liquide qui donna $0^{gr},95$ de sucre pour le contenu du foie, ce qui fait 1,44 pour 100.

Exp. (9 avril 1850). — Un lapin, nourri de choux, fut piqué par le procédé ordinaire. Aussitôt l'animal devint flasque dans tous ses membres et tomba en syncope. Peu à peu il revint, se releva; la respiration était accélérée, mais il se tenait bien sur ses quatre pattes, seulement avec une propension à aller toujours en avant. Au bout d'environ deux heures seulement, le lapin fut pris de frisson, resta dans un coin, les poils hérissés, et à ce moment son urine contenait beaucoup de sucre. Mais plus tard, après une heure ou deux, le lapin cessa d'être dans cet état et l'urine ne contenait plus de sucre.

Exp. (10 avril 1850). — Sur un gros lapin, on coupa les deux pneumo-gastriques dans la région moyenne du cou, et l'on piqua directement le plancher du quatrième ventricule. Au moment de la piqûre, l'animal fit un mouvement brusque qui fit dévier l'instrument. Le facial semblait paralysé du côté gauche, à la suite de cette piqûre. L'animal resta sur le flanc.

L'urine était trouble, alcaline, avant l'opération. Trois quarts d'heure après la piqûre, elle contenait des traces de sucre. Examinée une heure, deux heures, trois heures, quatre heures après, elle renfermait beaucoup de sucre. Le lapin était toujours dans le même état, couché sur le flanc et faisant entendre un rhonchus considérable. La respiration paraissait difficile; elle était profonde, quoique assez rapide.

Cinq heures après la piqûre, l'animal fut tué par hémorrhagie. Son sang, qui se coagula rapidement, donna un sérum très sucré. Le foie fut examiné le lendemain de la mort; il pesait 74 grammes, le lapin pesant 2^k,050.

Le foie, broyé et cuit, donna une décoction très opaline, contenant beaucoup de sucre; le dosage en indiqua 3,1 pour 100.

L'autopsie de la tête montra que la piqûre était bien située.

Exp. (11 avril 1850). — Sur un lapin fort et vigoureux, on piqua le cervelet. L'animal n'ayant pas remué, la piqûre fut très nette. Après l'opération, le lapin ne chancela pas du tout et n'eut pas de lésion apparente des mouvements; cependant, quelque temps après, l'animal se blottit dans un coin. Il prit une espèce de frisson; ses poils se hérissèrent, et une heure après l'urine contenait très évidemment du sucre, quoiqu'en petite quantité. Le lapin reprit bientôt ses allures, et le sucre disparut de ses urines; de sorte que le diabète a été, dans ce cas, excessivement fugace. Il a duré une demi-heure environ, sans doute parce que la piqûre avait été légère.

Le lendemain 12 avril, sur le même lapin, très bien revenu de son opération de la veille, je coupai la moelle épinière à la partie inférieure de la région cervicale. Il y eut aussitôt paralysie de tout le train postérieur; les respirations ne se firent plus que par le diaphragme.

Alors on piqua le plancher du quatrième ventricule par le procédé ordinaire. Auparavant, l'urine ne contenait pas de sucre ; une heure après la piqûre, l'urine recueillie ne contenait pas de sucre non plus. On essaya ensuite, à différentes reprises, de faire uriner le lapin, et il fut impossible d'avoir aucune trace d'urine. Le lapin présentait tous les caractères qui accompagnent la piqûre ; il était tremblotant, couché sur le flanc. Lorsqu'on essayait de le faire pisser, la compression de la vessie produisait des mouvements réflexes très violents dans les membres postérieurs. Le lendemain l'animal était mort.

Son foie donna une décoction opaline qui contenait beaucoup de sucre : le dosage en indiqua une proportion de 3 pour 100 environ.

En résumé, on n'a pu, dans cette expérience, savoir si l'urine contenait du sucre; il a été impossible d'en extraire, de sorte que la section de la moelle semblerait arrêter la formation de l'urine.

Exp. (28 mars 1849). — Un gros lapin fut piqué sur le plancher du quatrième ventricule à travers la membrane occipito-atloïdienne, mise à nu. La piqûre s'égara trop en avant, par suite d'un mouvement de l'animal. Aussitôt le lapin se raidit, tomba sur le flanc; les yeux firent saillie hors de l'orbite, et l'animal parut aveugle. Les mouvements respiratoires furent d'abord très accélérés. L'animal était en digestion de carottes; ses urines étaient troubles et alcalines. La piqûre fut faite à huit heures et demie ; on revint à onze heures et demie : le lapin venait d'expirer. La vessie contenait une grande quantité d'urine acide, ne renfermant pas de sucre.

A l'autopsie, on trouva dans la tête que la piqûre avait porté au milieu des tubercules quadrijumeaux.

Le foie présentait une coloration noirâtre, et son tissu, bouilli avec de l'eau, donnait une décoction claire qui ne contenait pas de sucre. Les poumons étaient sains ; le cœur était rempli d'un sang noir dans toutes ses cavités.

Sur plusieurs lapins, après avoir fait la section du pédoncule cérébelleux, de façon à produire la rotation qui en est la conséquence, j'ai observé qu'il survenait au bout de quelque temps (deux, trois, quatre ou cinq heures après) une modification telle dans l'urine, que celle-ci étant avant l'opération trouble, alcaline, dépourvue de sucre et d'albumine, devenait par suite claire, neutre, puis acide avec présence de sucre et d'albumine.

J'ai voulu faire des expériences pour vérifier de nouveau ces faits.

Exp. (3 mars 1849). — On piqua en arrière le pédoncule cérébelleux chez un lapin de taille moyenne. On ne put pas avant l'opération lui prendre d'urine ; mais un autre lapin, nourri de même, avait les urines alcalines. Ce qui fait penser qu'elles devaient être alcalines chez le lapin en expérience.

Aussitôt après la piqûre l'animal se mit à tourner sur son axe du même côté. Une heure après l'opération, on retira facilement de l'urine de la vessie (les piqûres produisent un relachement qui rend toujours l'émission

de l'urine plus facile). Cette urine était acide, limpide et
de couleur ambrée ; elle ne donna pas de trace de sucre
par le tartrate cupro-potassique. Deux heures après,
mêmes caractères et traces de sucre. Cinq heures après
la piqûre du pédoncule, l'urine retirée de la vessie était
claire, limpide, acide, et donnait des quantités considérables de sucre; par l'acide azotique, il n'y avait pas
de précipité dans l'urine. Par la chaleur, il y avait un
peu d'opalescence qui disparaissait avec légère effervescence par l'addition d'un peu d'acide azotique. La respiration de l'animal était saccadée, et sa température
avait évidemment baissé.

Le lendemain l'animal était mort, on fit son autopsie.
On ne rencontra rien de particulier dans ses organes.
La bile était rougeâtre et contenait évidemment du
sucre. L'estomac, rempli de carottes et d'herbes, offrait
une réaction acide, tandis que l'intestin grêle présentait
une réaction alcaline.

On retira de la vessie de l'urine qui était opaline, jaunâtre et très nettement alcaline. Par l'acide nitrique,
de même que par la chaleur, elle donnait lieu à une coagulation évidente qui paraissait être de l'albumine. Elle
réduisait considérablement le liquide cupro-potassique,
et fermentait très activement avec la levûre de bière. Le
tissu du foie cuit donna une décoction très opaline qui
contenait beaucoup de sucre. Les vésicules séminales
étaient remplies d'un liquide limpide très alcalin, rédui-
sant abondamment le liquide cupro-potassique.

Le sang dans le cœur était noir et assez mal coagulé ;
il devenait rutilant à l'air. Ce sang étant cuit avec de

l'eau, la décoction contenait évidemment du sucre.

L'autopsie de la tête de l'animal montra que la blessure avait été faite un peu en arrière du pédoncule cérébelleux.

Exp. (octobre 1849). — J'ai piqué sur le cervelet au-dessus du vague, comme pour les mammifères, chez un pigeon encore jeune et ne mangeant pas seul. Le pigeon manifesta d'abord quelques désordres dans les mouvements. Chose curieuse, la digestion s'arrêta complétement.

A l'autopsie, le foie contenait du sucre et donnait une décoction à peine louche.

Sur un second pigeon, à la suite de la même piqûre, il ne se manifesta pas de sucre dans les excréments, mais la digestion fut encore complétement arrêtée en ce sens que le jabot qui était plein de graines resta dans le même état jusqu'à la mort, qui eut lieu quatre jours après.

A l'autopsie, on trouva que les graines contenues dans le jabot étaient excessivement sèches. Les intestins étaient très rétrécis, et contenaient de la bile verte. Le foie contenait du sucre, et donnait une décoction claire.

On voit, d'après ces expériences, que la piqûre chez les oiseaux ne paraît pas produire le même effet que chez les mammifères, mais qu'il existe un phénomène singulier qui consiste dans l'arrêt de la digestion.

Exp. (13 février 1850). — Sur un jeune lapin on fit une piqûre aussi exactement que possible sur la ligne médiane, et on maintint quelques secondes l'instrument dans la plaie. A l'instant même le lapin fut comme anéanti ; il était flasque, immobile, ne respirait plus ; la conjonctive était insensible ; cependant la cornée n'avait pas la teinte terne qu'elle prend après la mort. On fit alors quelques insufflations pulmonaires. Au bout d'une demi-minute environ de cet anéantissement, les muscles du lapin se raidirent, et ces sortes de convulsions durèrent pendant une minute environ : elles n'existaient que dans les membres postérieurs, tandis que les membres antérieurs étaient immobiles, écartés, et ne pouvant pas supporter l'animal. Peu à peu le lapin se releva, d'abord en chancelant, puis ensuite plus solidement : il se mit dans un coin, resta calme, le poil hérissé, comme sont les animaux piqués pendant la période diabétique. Au bout d'une demi-heure au plus de cet état, l'animal reprit le poil luisant, redevint parfaitement gai, et se mit à manger.

Cette expérience prouve que lorsqu'on blesse des parties très importantes à la vie, comme la moelle allongée, par exemple, on peut apporter dans la partie un trouble qui cause la mort, indépendamment de la lésion anatomique qui a été produite. Ici, en effet, le lapin était mort et ne serait pas revenu sans la respiration artificielle ; mais une fois les fonctions rétablies, l'animal s'est comporté absolument comme s'il n'avait pas eu de piqûre, ce qui prouve que celle-ci, en tant que lésion anatomique, n'était pas susceptible de gêner beaucoup les fonctions et de produire la mort par elle-même.

VINGT-QUATRIÈME LEÇON.

18 MARS 1857.

SOMMAIRE : Influence de la piqûre du plancher du quatrième ventricule sur la circulation abdominale et sur la sécrétion du foie. — Mécanisme de cette sécrétion. — Fonction glycogénique. — Préexistence
d'une matière glycogène au sucre. — Son isolement, ses caractères
physiologiques et chimiques. — Sa transformation en sucre. — Mécanisme physiologique de cette transformation. — Influence du système
nerveux sur la transformation de la matiere glycogène et, par suite,
sur sa production.

MESSIEURS,

Les phénomènes que nous avons vu précédemment
se produire chez des lapins peuvent aussi s'observer
chez les grenouilles. Nous avons étendu ces observations à des phénomènes moteurs ou sensitifs de
la vie extérieure. Nous allons aujourd'hui continuer
à appeler surtout votre attention sur ce qui se passe dans
les organes intérieurs et spécialement sur la fonction
glycogénique. Une semblable étude peut aussi se faire
sur des grenouilles, car, récemment Schiff a fait ces
expériences, qui sont faciles. On arrive immédiatement
sur la moelle allongée : on la pique, et la grenouille devient diabétique comme les lapins. L'excrétion urinaire
est plus abondante, mais il faut néanmoins pour obtenir
une quantité d'urine suffisante pour les essais, opérer
sur plusieurs grenouilles. Après la piqûre les lapins deviennent souvent malades, et les phénomènes diabétiques
cessent alors chez eux ainsi que nous l'avons vu. Chez

les grenouilles, qui sont bien moins affectées par cette lésion que les animaux à sang chaud, on peut analyser plus exactement les différentes parties de l'observation du phénomène.

On a par exemple piqué douze grenouilles. Chez six d'entre elles, les vaisseaux du foie avaient été liés. Chez les six autres dont les vaisseaux n'avaient pas été liés on trouva au bout de deux ou trois heures du sucre dans les urines ; on n'en rencontrait pas chez les autres. On défit alors les ligatures, et, au bout de deux ou trois heures, on trouva que ces grenouilles étaient aussi devenues diabétiques, ce qui prouve évidemment que l'on avait empêché la production du diabète en arrêtant la circulation dans le foie et que, en rétablissant ensuite le passage du sang, les symptômes du diabète s'étaient montrés.

Ces observations m'amènent à vous parler de la manière dont on doit comprendre l'action des nerfs, lorsqu'elle intervient dans les phénomènes chimiques de la vie, et par exemple, dans la production du diabète.

On ne saurait admettre que les nerfs exercent sur les phénomènes chimiques de l'organisme une action directe ; ils ne les modifient qu'indirectement, en vertu de leur influence sur les agents mécaniques de l'organe sécréteur, ou des organes circulatoires qui s'y distribuent.

Et ici j'insiste sur ce point, parce que le mécanisme des sécrétions est généralement mal compris, et qu'à cet égard, il règne dans la science les opinions les plus contraires à la saine intelligence de ces phénomènes importants.

Les chimistes voient généralement dans la sécrétion
un dédoublement direct du sang, une séparation des
éléments immédiats de ce liquide, tel qu'on pourrait se le
représenter par une équation entre le sang qui pénètre
dans la glande d'une part, et le sang qui en sort, ajouté
au produit de sécrétion, d'autre part. Toutes les théories
qui ont été proposées pour expliquer la formation du
sucre dans l'organisme animal sont toutes conçues
dans le même esprit : Schmidt voit dans la production du sucre un dédoublement de la matière grasse
du sang, un acide gras et un radical sucré analogue
à la glycérine. Frerichs admet que le sang de la veine
porte se dédouble, que l'un des produits de ce dédoublement est le sucre ; quant à l'autre, il pense que c'est
l'urée, afin d'utiliser l'azote. Lehmann, qui a constaté
dans le foie une diminution de la fibrine et de l'albumine, admet que le sucre naît du dédoublement de ces
substances, dont l'azote serait employé dans la formation
de la bile. Toutes ces théories, ainsi que vous le voyez,
font servir directement le sang à la composition du
produit de sécrétion.

Berzélius, qui comprenait la différence qui peut
exister entre les phénomènes chimiques et les phénomènes physiologiques, disait que les considérations hypothétiques n'appartenaient qu'à une physiologie de pro-
babilités, ce qui veut dire que, de ce qu'une chose
pourrait se passer d'une certaine manière, il ne s'ensuit
pas qu'elle se passe réellement ainsi, et que quelque probable que soit une hypothèse, il faut toujours en chercher la vérification expérimentale.

Les idées théoriques sur les sécrétions rappelées plus haut, sont celles avec lesquelles j'entrepris mes premières recherches sur la sécrétion sucrée du foie. Mais bientôt je dus reconnaître qu'elles n'étaient point en rapport avec les faits.

J'ai trouvé, en effet, que si on enlève le foie chez un animal, et si on l'examine, il contient du sucre. Si vingt-quatre heures après on l'analyse de nouveau, il en contient bien davantage. Nous savons aussi qu'en coupant la moelle à un lapin à une certaine hauteur, le sucre disparaît de son foie, mais qu'il y reste une matière qui peut se changer en sucre.

Ces faits montrent jusqu'à l'évidence que le sucre qui se produit dans le foie n'y est pas abandonné immédiatement par le sang qui traverse l'organe. D'autres expériences, enfin, qui ont été rapportées ici, m'offraient des résultats incompréhensibles par un dédoublement du sang. La théorie ancienne devait donc être abandonnée.

Je vous ferai grâce de tous les tâtonnements par lesquels il m'a fallu passer pour arriver à la solution de la question. Des essais nombreux et variés me conduisirent à penser que la formation du sucre dans le foie (et toutes les autres sécrétions sont dans ce cas) n'était pas un phénomène direct. La production du sucre n'était que le résultat d'une série de transmutations organiques, et la sécrétion devait nécessairement donner autre chose que du sucre, c'est-à-dire une matière qui se changeait en sucre. Je fus ainsi amené à voir dans toute sécrétion des phénomènes de deux ordres, les uns vitaux, les autres chimiques : un phénomène vital cessant avec la vie, un phénomène chimique pouvant continuer après la mort. La vie produit dans le foie la matière qu'une transformation change ensuite en sucre ; cette transformation peut se continuer après la mort de l'animal dans un foie lavé de son sang, mais non débarrassé de la matière glycogène.

Cette matière qui se change en sucre, la voici isolée. C'est une substance blanche offrant les caractères d'une matière amylacée.

Sur un animal qui mange de la viande, pas plus que chez les végétaux, il ne se fait donc de sécrétion directe de sucre : chez les animaux comme chez les végétaux le sucre est le produit de l'action d'un ferment sur l'amidon. Voici dans ce flacon la matière glycogène ou amidon animal : nous allons vous indiquer les moyens de l'obtenir.

On pourrait sans aucun doute imaginer, pour extraire la matière glycogène du foie, une foule de moyens qui offriraient des avantages variés. Je me bornerai à indiquer le procédé auquel je me suis arrêté.

On prend le foie encore chaud et saignant chez l'animal bien nourri et bien portant, aussitôt après qu'il a été sacrifié. On peut employer le foie d'un animal quelconque, soumis aux alimentations les plus diverses. Mais, pour simplifier la question sur ce point, je dirai qu'il ne s'agit ici que d'expériences faites avec des foies de chiens nourris exclusivement avec de la viande. On divise le tissu du foie en lanières très minces qu'on jette aussitôt dans de l'eau maintenue constamment bouillante, afin que le tissu de l'organe soit subitement coagulé et que la matière glycogène qui se trouve en contact avec son ferment n'ait pas le temps de se changer en sucre, sous l'influence d'une température qui s'élèverait trop lentement. On broie ensuite les morceaux de foie coagulé dans un mortier ; puis on laisse cette espèce de bouillie hépatique cuire pendant environ un quart d'heure ou même moins, dans une quantité d'eau suffisante seulement pour baigner le tissu, afin d'obtenir de cette façon dans la décoction concentrée une plus grande quantité de la matière susceptible de se changer en sucre. On exprime ensuite dans un linge ou sous une presse le tissu du foie cuit, on y ajoute un peu de noir animal qui précipite une partie des matières organiques, et aussi une petite quantité de matière glycogène, et l'on jette sur un filtre le liquide de décoction qui passe avec une teinte opaline. Ce liquide est aussitôt additionné de quatre ou cinq fois son volume d'alcool à 38 ou 40 degrés, et on voit se former sous son influence un précipité abondant floconneux, d'un blanc jaunâtre ou laiteux. qui est constitué par la matière glycogène elle-même, retenant encore du sucre, de la bile et d'autres produits azotés indéterminés. Tout le précipité, recueilli sur un filtre, est alors lavé plusieurs fois à l'alcool, de manière à le dépouiller le plus possible du sucre et des matériaux biliaires solubles. A cet état, ce précipité desséché revêt l'apparence d'une substance grisâtre, quelquefois comme gommeuse, à laquelle on pourrait donner le nom de *matière glycogène brute*. Elle possède la propriété de se redissoudre dans l'eau. à laquelle elle communique toujours une teinte

fortement opaline et d'où elle est entièrement précipitable par l'alcool (1) concentré.

Pour purifier cette matière glycogène et la débarrasser des matières azotées, ainsi que des moindres traces
de glycose qu'elle aurait pu encore retenir, on la fait
bouillir dans une dissolution de potasse caustique très
concentrée pendant un quart d'heure ou une demi-
heure, opération qui ne l'altère pas, et n'en change pas
les propriétés fondamentales, puis on filtre en ajoutant
un peu d'eau, et toute la dissolution est précipitée de
nouveau par l'addition de quatre ou cinq fois son volume
d'alcool à 38 ou 40 degrés. Agitant alors avec une baguette de verre, la matière précipitée se divise, ayant
d'abord une grande tendance à adhérer aux vases. Par
des lavages répétés avec de grandes quantités d'alcool,
on enlève autant que possible la potasse, la matière glycogène se présente alors sous une forme d'une substance
comme grenue, presque pulvérulente. Toutefois cette
matière ainsi préparée retient toujours avec elle une
certaine quantité de carbonate de potasse ; qu'on ne
peut pas enlever par les simples lavages à l'alcool ; il
faut pour cela redissoudre la matière dans l'eau, satu-
rer le carbonate de potasse par l'acide acétique et traiter de nouveau par l'alcool qui précipite la matière et

______

(1) La dissolution aqueuse de cette matière glycogène brute et avant
d'avoir été traitée par la potasse, se colore par l'iode, ne réduit pas les
sels de cuivre dissous dans la potasse, ne fermente pas avec la levûre de
bière. Cependant, abandonnée pendant longtemps à elle-même, cette
substance m'a paru dans quelques cas pouvoir se changer partiellement
en sucre ; c'est sans doute quand elle reste mêlée encore à des matières
étrangères.

la sépare de l'acétate de potasse qui reste soluble dans la liqueur. La matière glycogène perd alors sa forme grenue pour revêtir l'aspect d'une substance blanche, très finement tomenteuse lorsqu'elle est en suspension dans l'alcool, pulvérulente et comme farineuse quand elle est desséchée.

Ainsi préparée, cette matière hépatique glycogène possède un ensemble de caractères qui la rendent tout à fait analogue à de l'amidon hydraté ayant déjà subi un commencement d'altération. C'est une matière neutre, sans odeur, sans saveur, donnant sur la langue la sensation de l'amidon. Elle se dissout, ou peut-être plus exactement, se met en suspension dans l'eau à laquelle elle communique une teinte fortement opaline. L'examen microscopique n'y montre rien de caractéristique. L'iode y développe une coloration qui peut varier en intensité, depuis le bleu violet foncé jusqu'au rouge marron clair ; rarement la coloration est nettement bleue. Quand on chauffe jusqu'au rouge avec de la chaux sodée, cette matière hépatique ne dégage pas d'ammoniaque, ce qui indique qu'elle ne renferme pas d'azote (1). (La matière glycogène brute traitée de la même manière dégage très nettement des vapeurs ammoniacales.) Elle

(1) Lorsqu'on broie le tissu du foie frais et qu'on coagule à froid la pulpe hépatique par une quantité suffisante d'alcool à 38 ou 40 degrés, on précipite la matière glycogène avec son ferment. Après avoir, par des lavages à l'alcool répétés, enlevé le sucre et fait sécher la matière, qui se réduit à une sorte de poudre du tissu du foie, si on la replace dans l'eau froide, on obtient une dissolution opaline qui contient la matière glycogène hépatique et son ferment. Ce qui le prouve, c'est que cette dissolution abandonnée à elle-même se charge de sucre très rapidement.

ne réduit pas les sels de cuivre dissous dans la potasse, ne subit pas la fermentation alcoolique sous l'influence de la levûre de bière, est entièrement insoluble dans l'alcool fort et précipitable de sa solution aqueuse par la sous-acétate de plomb, le charbon animal en excès, etc.

Mais la propriété de la matière hépatique qui nous intéresse le plus est celle qui est relative à son changement en sucre. C'est là que les analogies physiologiques de cette substance avec l'amidon hydraté se montrent dans tout leur jour. On voit, en effet, que toutes les influences, sans en excepter une, qui transforment l'amidon végétal en dextrine et en glycose, peuvent également changer la matière glycocène du foie en sucre, en passant par un intermédiaire analogue à celui de la dextrine. C'est ainsi que l'ébullition prolongée avec les acides minéraux étendus d'eau, l'action de la diastase végétale et celle de tous les ferments animaux analogues, tels que le suc ou le tissu pancréatique, la salive, le sang, etc., transforment très facilement la matière glycogène en sucre. Au moment où cette transformation graduelle s'opère, la dissolution de la matière glygogène, d'opaline qu'elle était, devient peu à peu transparente et perd en même temps la faculté d'être colorée par l'iode. Mais bientôt après, et seulement quand le

Quand la transformation en sucre est achevée, on peut précipiter par l'alcool le ferment qu'on sépare du sucre et qu'on obtient alors isolé. Mais quand on ajoute de l'alcool à la dissolution avant que le sucre apparaisse, on précipite la matière glycogène avec son ferment. Quand on fait bouillir la matière ainsi obtenue avec de la potasse caustique, il y a un dégagement évident d'ammoniaque qui provient de la destruction de la matière azotée du ferment mélangé à la matière glycogène.

changement définitif en sucre a été effectué, la dissolution acquiert les propriétés de réduire les sels de cuivre dissous dans la potasse, de fermenter sous l'influence de la levûre de bière en donnant de l'alcool et de l'acide arbonique. J'ajouterai que l'action des ferments diastasiques opère cette transformation en sucre en quelques minutes quand on a le soin de maintenir les liquides à une température voisine de celle du corps, entre 35 et 45 degrés. La dissolution aqueuse de la matière glycogène hépatique ne se change pas spontanément en sucre ; elle ne s'altère que très difficilement quand elle est abandonnée à elle-même et résiste en partie à la putréfaction du tissu du foie cuit.

La torréfaction, l'action limitée des ferments et des acides minéraux changent la matière glycogène en un corps qui offre des caractères tout à fait semblables à ceux de la dextrine.

Cette substance est insoluble dans l'alcool concentré, se dissout dans l'eau en donnant une dissolution transparente ; elle ne se colore plus sensiblement par l'iode, ne réduit pas les sels de cuivre dissous dans la potasse, ne fermente pas avec la levûre de bière et dévie à droite le plan de polarisation.

Sur une dissolution aqueuse très peu chargée de cette matière examinée à l'appareil de M. Biot, au Collége de France, dans un tube de 320 millimètres, on a constaté un pouvoir rotatoire très bien caractérisé vers la droite, avec des développements de teintes très marqués autour du minimum d'intensité de l'image extraordinaire.

D'après toutes les expériences qui ont été précédemment rapportées, il reste donc parfaitement établi que le foie des chiens nourris exclusivement avec de la viande possède la propriété spéciale, et exclusive à tout autre organe du corps, de créer une matière glycogène tout à fait analogue à l'amidon végétal et pouvant comme lui se changer ultérieurement en sucre, en passant par un état intermédiaire à celui de la dextrine.

Sans aucun doute, l'étude de la matière glycogène du foie ne devra pas se borner là. Il faudra connaître exactement sa composition élémentaire et sa constitution ; savoir si cette matière se change totalement en sucre et si, dans cette transformation, il n'y a pas d'autres produits qui prennent naissance, et soumettre en un mot à une étude plus approfondie le parallélisme si apparent qu'offre la transformation en sucre de cette matière glycogène du foie avec la transformation en sucre de l'amidon végétal. Les soins de cette étude appartiennent aux chimistes. Il me suffit, quant à présent, d'avoir prouvé l'existence de cette substance spéciale qui précède toujours l'apparition du sucre dans le foie, pour avoir établi un fait qui est susceptible d'éclairer puissamment le mécanisme physiologique de la formation du sucre dans les animaux, et de fournir en même temps des conclusions qui intéressent au plus haut degré la physiologie générale.

Relativement à la formation physiologique du sucre chez les animaux, elle doit être nécessairement envisagée, ainsi que je le disais, non comme un phénomène de dédoublement chimique direct des éléments sanguins au moment du passage du sang dans le foie, mais comme une fonction constituée par la succession et l'enchaînement de deux actes essentiellement distincts.

Le premier acte entièrement vital, ainsi appelé parce que son accomplissement n'a pas lieu en dehors de l'influence de la vie, consiste dans la création de la matière glycogène dans le tissu hépatique vivant.

Le second acte, entièrement chimique et pouvant s'accomplir en dehors de l'influence vitale, consiste dans la transformation de la matière glycogène en sucre à l'aide d'un ferment.

Pour que le sucre apparaisse dans le foie, il faut donc la réunion de ces deux ordres de conditions. Il faut que la matière glycogène puisse être créée par l'activité vitale de l'organe ; il faut ensuite que cette matière soit amenée au contact du ferment qui doit la transformer en sucre.

La matière glycogène se forme, comme tous les produits de création organique, par suite des phénomènes de circulation lente qui accompagnent les actes de nutrition. Quant à décider si, parmi les nombreux vaisseaux sanguins dont est pourvu le foie, il en est qui sont plus spécialement chargés de cette circulation nutritive, tandis que d'autres seraient plus spécialement en rapport avec les phénomènes de transformation chimique de la matière glycogène, c'est une question physiologique que nous n'avons pas à aborder ici pour le moment. Il nous suffira d'indiquer d'une manière générale comment le contact entre la matière glycogène et son ferment peut s'opérer chez l'animal vivant.

J'avais d'abord pensé que le ferment était spécial au foie, comme la matière glycogène elle-même ; j'étais même parvenu à l'obtenir à l'état d'isolement. Mais, voyant ensuite que le liquide possède la propriété de transformer cette matière glycogène en sucre avec une très grande énergie, il devint impossible de songer à une localisation du ferment, celui qu'on peut extraire du foie venant très probablement du sang lui-même. De sorte que si en dehors de l'organisme nous avons plusieurs ferments pour opérer la transformation de la matière glycogène en sucre, chez l'animal vivant il suffit d'en admettre un représenté par le sang, qui du reste possède aussi la propriété de changer rapidement l'amidon végétal hydraté en dextrine et en sucre. Sans entrer dans le mécanisme intime de ce contact et dans l'explication des causes physiologiques qui en font varier l'intensité, ce qui nous entraînerait dans des descriptions d'anatomie microscopique et de phénomènes de circulation capillaire qui trouveront ailleurs leur développement, nous nous bornerons à dire que l'observation des phénomènes physiologiques apprend que dans le foie, parallèlement à cette circulation lente et nutritive, il faut encore en considérer une autre, intermittente, variable et dont la suractivité coïncide avec l'apparition d'une plus grande quantité de sucre dans le tissu de l'organe.

Chez les animaux en digestion, la circulation dans la veine porte est surexcitée, et alors la transformation de la substance glycogène est beaucoup plus active, quoique la formation de cette matière ne paraisse pas correspondre à ce moment-là. Cette suractivité circulatoire peut aussi être réveillée en dehors de la digestion ; et alors le même phénomène de transformation de la matière et de l'apparition du sucre a également lieu. Chez les animaux hibernants ou engourdis, comme les grenouilles par exemple, le ralentissement de la circulation, qui est lié à l'abaissement de la température, amène une diminution et quelquefois une disparition à peu près complète du sucre dans le foie. Mais la matière glycogène y est toujours, ainsi qu'on le prouve en l'extrayant. Il suffit alors de mettre les grenouilles engourdies à la chaleur pour activer leur circulation et voir bientôt le sucre apparaître dans leur foie. En plaçant de nouveau les animaux dans une basse température, on voit le sucre diminuer ou disparaître pour se montrer de nouveau quand on remet les grenouilles dans un milieu où la température est plus élevée. J'ajoute qu'on peut reproduire plusieurs fois ces singulières alternatives d'apparition du sucre, sans que l'animal prenne aucun aliment et en agissant seulement sur les phénomènes de la circulation par l'intermédiaire de la température.

Chez les animaux à sang chaud, on peut agir aussi, au moyen du système nerveux, sur les phénomènes de la circulation abdominale et secondairement ensuite sur la transformation de la matière glycogène dans le foie. J'ai montré que quand on coupe ou qu'on blesse la moelle épinière dans la région du cou, au-dessous de l'origine des nerfs phréniques, on diminue considérablement l'activité de la circulation hépatique, au point qu'après quatre ou cinq heures, il n'y a plus de traces de sucre dans le foie de l'animal, dont le tissu reste cependant encore chargé de matière glycogène. Il est à remarquer qu'à la suite de cette opération la température des organes abdominaux s'abaisse beaucoup, en même temps qu'il y a d'autres troubles sur lesquels je n'ai pas à m'arrêter ici.

J'ai prouvé également qu'en blessant l'axe cérébro-spinal dans la région du quatrième ventricule, on produit des phénomènes exactement opposés ; la circulation abdominale est très accélérée et conséquemment le renouvellement du contact de la matière glycogène avec son ferment considérablement étendu. Aussi la transformation de la matière glycogène devient-elle si active et la quantité du sucre emportée par le sang si considérable, que l'animal, comme on le sait, devient diabétique dans ce cas, c'est-à-dire que l'excès de sucre versé dans le sang par le foie surexcité passe dans ses urines.

Dans les deux cas précités, le système nerveux agit évidemment sur la manifestation purement chimique d'un phénomène physiologique. Mais quand on analyse son mode d'action, on reconnaît que ses effets n'ont été que mécaniques et ont porté primitivement sur les organes moteurs de la circulation capillaire, qui ont eu pour effet tantôt d'amoindrir ou d'empêcher, tantôt d'étendre ou d'augmenter le contact de deux substances capables par leurs propriétés de réagir l'une sur l'autre; elles donnent ainsi naissance à un phénomène chimique que le système nerveux règle indirectement, mais sur lequel il n'a pas d'action directe et primitive. Cette vue n'est pas spéciale pour le foie, et je prouverai plus tard que les influences chimiques que l'on reconnaît au système nerveux en général sont le plus ordinairement de cet ordre purement mécanique.

Quant aux conclusions que nous pouvons actuellement déduire, au point de vue de la physiologie générale, du mécanisme que nous avons indiqué pour la formation du sucre dans le foie, il est impossible de ne pas être frappé de la similitude qui existe sous ce rapport entre la fonction glycogénique du foie et la production du sucre dans certains cas de l'organisme végétal. Dans une graine, par exemple, qui produit du sucre pendant la germination, nous avons à considérer également deux séries de phénomènes bien distincts : l'un primitif, entièrement vital, est constitué par la formation de l'amidon sous l'influence de la vie du végétal ; l'autre consécutif, entièrement chimique, pouvant se passer en dehors de l'influence vitale du végétal, est la transformation de l'amidon en dextrine et en sucre par l'action dé la diastase. Lorsqu'un foie séparé de l'animal vivant continue encore un certain temps à produire du sucre, il est de toute évidence que le phénomène vital de création ou de sécrétion de la matière glycogène a cessé ; mais le phénomène chimique continue à se produire si les conditions d'humidité et la chaleur nécessaire à son accomplissement se trouvent réalisées. De même, dans la graine séparée de la plante, le phénomène vital de la sécrétion de l'amidon a cessé avec la vie végétale ; mais, sous l'influence des conditions physico-chimiques favorables, son changement en dextrine et sucre, à l'aide de la diastase, peut s'opérer. Enfin il est facile de voir, par ces observations parallèles, que la formation du sucre dans le foie des animaux passe par trois séries de transformations successives tout à fait analogues à l'apparition de l'amidon, de la dextrine et du sucre dans la graine des végétaux.

En résumé, d'après tous les faits que nous venons de rappeler, nous pouvons conclure que la question de la production du sucre dans les animaux a réalisé un progrès important, par suite de l'isolement de la matière glycogène qui préexiste constamment au sucre dans le tissu du foie.

Mais il reste encore à déterminer la forme organique de cette matière glycogène, ainsi que les conditions anatomiques et physiologiques exactes de sa formation dans ses rapports avec les phénomènes de développement et les divers états physiologiques du foie. Des expériences que j'ai déjà entreprises à ce sujet me permettent d'espérer qu'il sera possible d'aller plus avant dans la question glycogénique et de localiser la formation de la matière glycogène dans des éléments spéciaux de l'organe hépatique.

Chez les animaux arrivés au terme de leur développement, le système nerveux de la vie organique n'intervient donc que pour régulariser, par une influence toute mécanique, des actes chimiques qui en sont indépendants dans leur essence; ces actes chimiques de l'organisme adulte sont en effet analogues aux phénomènes de développement qui, à une époque antérieure, s'accomplissaient de la même façon, alors que le système nerveux n'existait pas encore.

Quant aux expériences comparatives dont l'appréciation nous a conduit à cette digression, on voit qu'elles établissent bien nettement, qu'outre son rôle d'organe conducteur de l'agent nerveux, la moelle agit encore comme centre, soit pour déprimer, soit pour exalter certaines manifestations organiques.

VINGT-CINQUIÈME LEÇON.

20 mars 1857.

SOMMAIRE : Autopsie d'animaux opérés dans une leçon précédente.— Influence de la moelle sur certaines circulations locales. — Section du filet cervical du grand sympathique. — Lésion des pédoncules cérébelleux. — Mouvements de rotation. — Mouvements épileptiformes consécutifs à certaines lésions de la moelle épinière. — Mouvements de progression, en avant ou en arrière, déterminés par des lésions des centres nerveux. — Ablation des hémisphères cérébraux. — Expériences.

MESSIEURS,

Les expériences dont vous avez été témoins dans les leçons précédentes, montrent que dans les phénomènes relatifs à l'action de la moelle sur les manifestations organiques, il y a différentes parties de la moelle agissant spécialement sur certains points des organes splanchniques.

A l'appui de cette proposition, nous vous avons cité deux expériences principales. Dans l'une, la moelle avait été coupée au-dessous des nerfs phréniques; dans l'autre, une piqûre avait été faite au niveau du quatrième ventricule, délabrement moins étendu, afin de ne pas faire succomber immédiatement l'animal.

Il semble qu'après cette solution de continuité de la totalité où d'une partie restreinte de la moelle, l'agent nerveux s'accumule dans la partie située au-dessous, et que tous les organes correspondants en tirent une activité plus considérable.

Avant de chercher à expliquer comment ces phénomènes peuvent se produire avec des caractères aussi différents, je dois vous indiquer quelle a été la suite des expériences commencées ici dans la dernière séance, et terminées au laboratoire par l'autopsie des deux lapins, autopsie qui a confirmé tous les résultats qui vous avaient été annoncés.

Chez le lapin qui, ayant eu la moelle coupée au-dessus du plexus brachial, et qui nous avait offert des mouvements péristaltiques semblables à ceux qui se produisent chez l'animal après la mort, nous avions porté votre attention vers les modifications fonctionnelles du foie qui, au bout de trois ou quatre heures, ne devait plus contenir de sucre.

Chez l'autre lapin, les phénomènes étaient tout différents; on n'avait pas vu de mouvements péristaltiques mais il y avait une telle augmentation de sucre que l'animal était devenu diabétique.

Or, au bout de trois heures, quand ces animaux furent sacrifiés, on trouva que le foie du lapin qui avait eu la moelle coupée au-dessus de la région dorsale était exsangue et jaunâtre. Il y avait stase sanguine dans les vaisseaux abdominaux. Le sang de la veine porte ainsi que celui des organes splanchniques était rouge comme celui des veines rénales.

La température prise dans le rectum s'était abaissée de 38 degrés, température normale, à 23 degrés.

Nous avons alors examiné le foie dont la décoction ne renfermait pas de sucre; mais nous y avons cherché et trouvé en grande quantité la matière qui se transforme

en sucre, matière que vous voyez isolée dans cette
éprouvette.

Dans le foie du lapin diabétique, nous avons trouvé
du sucre en grande quantité. Nous y avons rencontré
aussi, mais en quantité bien moindre, la matière dont
la transformation donne le sucre.

Le foie du premier lapin était exsangue. Chez lui,
la circulation abdominale était extraordinairement ralentie puisque la température prise dans le rectum a pu
s'abaisser à 23 degrés. Cet affaiblissement de la circulation
avait probablement rendu le contact du sang avec la matière glycogène insuffisant pour que cette dernière fût
transformée en sucre. La matière transformable existait,
car vous voyez dans cette éprouvette que nous en avons
obtenu une grande quantité. La première condition du
phénomène, la production vitale, se trouvait donc encore
remplie. Si la seconde, la transformation chimique, ne
s'est pas trouvée effectuée aussi, c'est que le trouble
de la circulation abdominale a empêché ce contact de la
matière fermentescible et du ferment, apportant ainsi
un obstacle physique à la manifestation de la réaction
chimique entre les deux substances.

Chez l'autre lapin, les choses se sont passées tout autrement. La circulation a été activée : une grande quantité de sang traversait le foie ; le contact de la matière
glycogène avec le ferment était fréquemment renouvelé ; le sucre produit par ce contact était rapidement
entraîné hors du foie, dans lequel sa production s'est
trouvée ainsi assez activée pour que l'animal devînt diabétique. Le sang contenait ainsi un excès de sucre par

suite d'une influence nerveuse agissant simplement sur les phénomènes mécaniques de la circulation.

Relativement à cette action s'exerçant dans le foie lui-même, je vous rappellerai que nous avons signalé des fibres musculaires dans les veines hépatiques et dans la portion de la veine cave qui traverse le foie. Ces fibres musculaires agissent de façon à comprimer le foie qui se vide alors comme le ferait une éponge que l'on presse.

Il nous resterait à expliquer les mouvements péristaltiques qui, après la section de la moelle entre le plexus cervical et le plexus brachial, apparaissent dans les intestins de notre premier lapin.

Il faut voir là encore une action sur la circulation, action qui ne se manifeste pas quand on pique la moelle plus haut.

Quand on tue un animal par la section du bulbe et qu'ensuite on lui ouvre l'abdomen, on observe des mouvements péristaltiques qui cessent dès que, par la respiration artificielle, on rétablit le cours du sang, et reparaissent aussitôt qu'on cesse les insufflations.

Si l'on remonte à la cause de ces troubles circulatoires et qu'on veuille en étudier le mécanisme, on se trouve arrêté par des difficultés très sérieuses. Toutefois l'action du système nerveux sur le système vasculaire est purement motrice. S'il y a dans ces actions des manifestations locales, des désordres de la circulation circonscrits, il faut les expliquer par l'action circonscrite des nerfs. On ne peut pas concevoir autrement comment une partie de l'appareil circulatoire peut être modifiée sans que les autres le soient.

Si au lieu d'agir sur la moelle on agit sur le grand sympathique, sur le premier ganglion dorsal par exemple qui reçoit de la moelle une racine motrice, on obtient exactement les mêmes effets.

Lorsque d'un côté seulement on détruit le filet qui de de ce ganglion remonte vers la tête, on a, comme je l'ai montré, une accélération de la circulation dans toute la moitié correspondante de la tête. Nous avons donc encore là un exemple de modification locale. Jusqu'ici ces phénomènes sont encore complétement inexpliqués dans leur nature.

Nous avons coupé sur des chevaux le filet du grand sympathique et nous avons également noté d'abord l'activité plus grande des phénomènes circulatoires, puis nous avons alors regardé quelle était la pression avant et après l'opération ; cette pression dans les vaisseaux était plus considérable après l'opération.

L'appréciation de cette pression doit être faite avec certaines précautions, et avec l'instrument spécial hémomètre différentiel que nous avons décrit ailleurs (15ᵉ leçon, p. 282).

Messieurs, de la moelle épinière à laquelle nous nous étions arrêté d'abord nous avons passé à la moelle allongée. Continuant maintenant à monter nous verrons qu'il existe dans l'encéphale des parties sur lesquelles des expériences ont été faites. Nous verrons qu'elles indiquent que des rôles très importants leur sont assignés.

Nous vous avons déjà signalé dans le pont de Varole,

près de l'origine de la cinquième paire, un point dont la piqûre active la sécrétion salivaire.

On a vu encore qu'il existe dans le pont de Varole et dans les prolongements qui l'unissent au cervelet, des parties dont la lésion amène des désordres de mouvements constants.

Magendie a observé en 1822, que la blessure du pédoncule inférieur du cervelet est suivie chez l'animal sur lequel on la pratique, de mouvements de rotation suivant l'axe du corps, mouvements irrésistibles et se produisant toujours dans un sens déterminé. L'animal tourne sur lui-même jusqu'à ce qu'il se trouve arrêté par un obstacle ou jusqu'à ce que ses forces soient épuisées. Dans ce dernier cas, les mouvements se reproduisent après quelques instants de repos.

Des mouvements combinés d'une assez grande complication s'exécutent donc sous l'influence de cette piqûre. Depuis Magendie on a étudié ces mouvements sans avoir rien ajouté d'essentiel à ce qu'il avait observé. D'ailleurs la simple observation du phénomène offrait déjà quelques difficultés ; les tentatives que l'on a faites pour l'expliquer sont restées tout à fait stériles.

Magendie avait vu qu'en blessant le pédoncule cérébelleux inférieur, le tournoiement se faisait du côté correspondant au pédoncule lésé. Ce fait, il ne l'avait pas mis en avant pour justifier une théorie ; c'est en essayant de couper la cinquième paire dans le crâne, en introduisant l'instrument en arrière dans la fosse occipitale qu'il avait produit les symptômes que je viens de vous rappeler et constaté à l'autopsie la lésion du pédoncule cérébelleux. En rapportant le résultat de son observation, il était résté dans les termes d'une simple énonciation de faits examinés sans idée préconçue. Plus tard, des expérimentateurs ont répété ces expériences avec les mêmes résultats. D'autres ont vu que l'animal tournait du côté opposé à la lésion et sont partis de là pour attaquer la réalité des faits rapportés par Magendie : c'était l'accuser de n'avoir pas su distinguer la droite de la gauche. Et ici, messieurs, je vous rappellerai une règle qui devrait toujours être observée dans les discussions scientifiques : on ne doit pas venir opposer une dénégation à un fait et avancer légèrement qu'un observateur s'est trompé ; le débat n'y gagne rien en précision, il y perd en dignité. La science n'a rien à gagner à voir poser des contradictions mais seulement à les éclaircir. Il faut reconnaître que si l'on voit autre chose que ses prédécesseurs c'est que les conditions dans lesquelles on s'est placé ne sont plus les mêmes, et l'étude de ces conditions peut seule conduire à des appréciations utiles à la vérité.

Il fallait donc ici chercher à savoir pourquoi, dans la blessure du pédoncule inférieur du cervelet, dans certains cas l'animal tourne à droite ; pourquoi dans d'autres il tourne à gauche. En agissant ainsi on aurait vu, comme je l'ai montré, que cela dépend de la partie du pédoncule qui a été coupée.

La portion de ce pédoncule qui se trouve en avant de l'origine de la cinquième paire, et celle qui se touve en arrière de cette origine, donnent, lorsqu'on les blesse, des effets opposés.

La partie postérieure, qu'avait blessée Magendie en introduisant son instrument par l'occipital, lui donna la rotation du même côté. La partie antérieure qu'on blessa lorsqu'on arriva en avant en perforant le temporal, donna la rotation du côté opposé noté par MM. Lafargue et Longet.

J'ai essayé ici sur un lapin de savoir ce qui arriverait si l'on coupait tout le pédoncule, mais je n'ai pas réussi. L'animal n'a pas tourné, et il est, comme vous le voyez, complétement paralysé. Quoique les délabrements fussent considérables, l'autopsie que nous faisons montre que la section était incomplète; c'est donc une expérience à tenter de nouveau avec les précautions nécessaires.

M. Schiff, de Berne, a obtenu les mêmes résultats que nous, relativement à la partie du pédoncule qu'il faut blesser pour obtenir une rotation du corps dans un sens déterminé.

On a voulu ensuite expliquer le mécanisme par lequel se produit ce mouvement de rotation. L'explication de Lafargue ne saurait être acceptée : il pensait qu'on produit une paralysie de tout un côté du corps, hémiplégie croisée telle que l'animal, tombant sur le côté paralysé, tournerait en raison des efforts que fait le côté qui a conservé le mouvement pour lutter contre cette chute. Cette explication n'a aucune valeur, les choses se passent tout autrement dans cette rotation rapide de l'animal. Quant à l'hémiplégie invoquée, je ne l'ai jamais rencontrée chez les animaux, et je ne sache pas que personne l'ait jamais vue. J'ai consulté à cet égard plusieurs vétérinaires éminents ; tous avaient observé fréquemment des paraplégies chez les animaux mais jamais une hémi-plégie réelle.

Si l'on tenait absolument à se faire une idée de la nature de ce phénomène, je pense qu'on devrait se bor-ner à le considérer comme étant dû à la rupture d'un équilibre physiologique. Ce défaut d'équilibre tiendrait-il à une diminution de la force motrice d'un côté ou bien à une exagération de la force motrice de l'autre côté? — Il nous semble probable qu'il y a plutôt exagération, car nous avons vu des lésions de la moelle amener une aug-mentation absolue de la sensibilité qui pouvait être net-tement constatée au moyen des procédés indiqués par L. Türck.

On sait aussi que, lorsqu'on a coupé complétement la moelle, la sensibilité se trouve augmentée; alors en effet la strychnine, qui porte son action spécialement sur la sensibilité, agit plus rapidement sur les parties hyper-esthésiées que sur les autres.

Enfin, un autre fait très intéressant a été ajouté par Brown-Sequard à cette série de résultats que nous de-vons pour le moment enregistrer soigneusement, en attendant le jour où ils seront assez nombreux pour qu'on puisse leur assigner une signification physiologique.

Lorsque, sur un cochon d'Inde, on coupe dans la ré-gion dorsale une moitié latérale de la moelle, l'animal une fois guéri, la cicatrisation étant terminée, on produit, en pinçant certaines parties de la face, et du cou, des mouvements convulsifs, épileptiformes. L'irritation du rameau sous-orbitaire de la cinquième paire les produit plus sûrement.

C'est là un fait que, dans l'état actuel de nos connaissances, on doit encore renoncer à expliquer d'une manière satisfaisante. Je crois néanmoins qu'il faut toujours voir dans ces phénomènes des exagérations de l'activité nerveuse.

Nous possédons encore quelques autres faits relatifs aux suites de la blessure de différentes parties de l'encéphale. A la suite de la lésion des pédoncules cérébraux, on observe des mouvements de manége, mouvements de course circulaire dirigée tantôt de droite à gauche, tantôt de gauche à droite, selon que le pédoncule droit ou le gauche a été blessé. Quelquefois ce mouvement se réduit à une simple rotation du train antérieur mobile autour du train postérieur fixe.

Dans les nombreuses expériences qu'ils ont faites autrefois sur les propriétés des diverses portions de l'encéphale, Magendie et M. Flourens (1) ont encore observé des mouvements de progression soit en avant soit en arrière.

Le recul serait déterminé par la blessure du pédoncule postérieur du cervelet : il est toutefois difficile à produire.

D'après Magendie, la blessure des corps striés déterminerait des mouvements de progression en avant.

Nous avons vu arriver ces mouvements de progressions irrésistibles en avant, quand on asphyxie un animal, en lui liant la trachée, par exemple, et en lui laissant la liberté des mouvements.

(1) *Recherches expérimentales sur les propriétés et les fonctions du système nerveux.*

Des cas pathologiques ont été signalés, dans lesquels ces mouvements, observés plus haut, se sont retrouvés.

M. Serres a le premier remarqué des malades atteints de mouvements de rotation suivant l'axe de leur corps ; ces malades, dans leur lit, tournaient de façon à s'enrouler de leurs draps. Nous avons vu quelque chose d'analogue chez des animaux qui survivaient à la piqûre du pédoncule cérébelleux ; ils se roulaient dans la paille de manière à paraître avoir été empaquetés.

On a également noté chez des malades les mouvements de recul ou de propulsion en avant.

Magendie a cité le cas d'un de ses malades, qui malgré lui marchait en avant ; quand il voulait s'arrêter, il était obligé de fixer devant lui sa canne terminée par une pointe de fer. Pour se retourner, il était donc obligé de s'arrêter et de changer ainsi sa direction, après quoi il marchait de nouveau devant lui.

On peut vivre quelquefois longtemps avec des lésions de ce genre, et je ne sache pas qu'on ait jamais été à même de faire d'autopsies dans ces cas. Mais il est très probable qu'elles montreraient des lésions anatomiques qui confirmeraient les faits physiologiques dont nous avons parlé.

Messieurs, nous avons dû nous borner à la simple énumération des faits dont je vous ai dernièrement entretenus, car leur signification nous échappe. Peut-être, dans la deuxième partie du cours, aurons-nous quelque occasion d'y revenir et de vous présenter à ce sujet des vues nouvelles et plus complètes.

Pour vous montrer de quelle nature sont les mouvements de rotation que je vous ai signalés aujourd'hui, et afin que vous voyez combien il est impossible de les expliquer par une hémiplégie simple, nous allons essayer de piquer sur ce lapin le pédoncule cérébelleux.

L'opération est assez difficile parce qu'on n'a plus, comme pour la section de la cinquième paire, la ressource de diriger l'instrument sur une surface osseuse. Les points de repère manquent ici. Nous voici entre l'occipital et l'atlas, et nous poussons l'instrument dans la direction que nous présumons être celle qui convient. L'animal, après cette blessure, tombe du côté lésé, mais il ne tourne pas encore très vivement ; nous allons réintroduire l'instrument et faire une blessure plus élévée pour amener une rotation plus complète.

L'expérience est nette maintenant : l'animal tourne bien, mais quand il est affaibli et fatigué, il ne recommence à tourner qu'autant qu'on l'excite en le pinçant.

Nous devons citer encore ici une déviation des yeux qui sont dirigés dans le sens où se fait la rotation.

L'opération que nous venons de vous montrer est généralement plus facile à produire chez les jeunes lapins.

Avant de terminer ces considérations sur les propriétés des différentes parties des centres nerveux, nous devons vous indiquer que les expérimentateurs qui en ont étudié les propriétés ne se sont pas bornés à des piqûres ou à des solutions de continuité de peu d'étendue. On a fait aussi des ablations, et vu que certaines parties peuvent manquer sans que la vie soit immédiatement détruite, tandis qu'il n'en est pas de même pour d'autres.

La moelle allongée ne peut être enlevée chez un animal élevé sans que l'animal périsse aussitôt : c'est l'organe le plus important du centre nerveux, celui dont le rôle est le plus nécessaire à la vie. Quant à la moelle et au cerveau, on a pu en enlever des portions assez considérables sans produire une mort rapide. On a reconnu, par exemple, en enlevant les hémisphères cérébraux, que ces organes ne sont pas nécessaires à la vie organique, mais qu'ils sont indispensables aux manifestations de la vie animale.

M. Flourens, qui a fait surtout ses expériences sur des oiseaux, a pu, sans les tuer, enlever les lobes cérébraux. Chez ces animaux, le sang est doué d'une grande force plastique, il se coagule facilement, ce qui empêche l'hémorrhagie de les tuer. Les jeunes mammifères sont encore dans ce cas. Ainsi, voici de petits chats qu'on a apportés dans mon laboratoire, ils sont malades et n'ont pas teté depuis longtemps ; néanmoins nous allons vous montrer qu'ils peuvent survivre à l'ablation du cerveau.

Une incision médiane de la peau nous amène sur la calotte crânienne que nous détachons avec des ciseaux ; puis, avec le dos d'un bistouri, nous détachons le cerveau, respectant la moelle allongée et aussi le cervelet, à cause de l'intimité de ses rapports avec le pont de Varole.

Ce petit chat ne meurt pas immédiatement, il respire librement, ses cris se font entendre, il pourrait téter. Toutefois ses mouvements ne sont pas volontaires et doivent être attribués à une réaction inconsciente provoquée par diverses excitations extérieures, ou par la secousse de l'opération.

M. Flourens a pu voir sur des poules qui ont survécu plusieurs mois à l'ablation des hémisphères cérébraux que ces animaux complétement immobiles, privées de la vue, trituraient néanmoins, avalaient et digèraient les graines qu'on leur mettait dans le bec; jetées en l'air elles volaient, mais leurs mouvements avaient perdu toute spontanéité. Il semblait qu'on leur avait simplement enlevé la volonté. Si notre petit chat avait sa mère, il pourrait teter et vivre encore quelques jours, assez pour périr, non de l'opération immédiate, mais de ses suites.

VINGT-SIXIÈME LEÇON.

25 mars 1857.

SOMMAIRE : Du liquide céphalo-rachidien. — Son siége. — Ses propriétés physiques et chimiques. — Phénomènes consécutifs à son ablation. — Titubation due à la section des muscles de la nuque. — Elle n'a pas lieu chez les oiseaux. — Rôle protecteur du liquide céphalo-rachidien. — Son rôle régulateur de la circulation dans les centres nerveux. — Facilité avec laquelle il se reproduit.

MESSIEURS,

Une question importante nous reste à examiner : celle relative au liquide céphalo-rachidien qui entoure les centres nerveux dans les trois premières classes des vertébrés, et qui est remplacé chez les poissons par une matière d'aspect graisseux plus consistante.

L'histoire anatomique et physiologique du liquide céphalo-rachidien se trouve tout entière dans les travaux de Magendie. Contrairement à l'idée de Bichat qui le plaçait entre les deux feuillets de l'arachnoïde, le liquide céphalo-rachidien est placé au-dessous du feuillet viscéral de cette séreuse. J'ai autrefois, étant interne de Magendie, eu souvent à le montrer sur l'homme; voici comment je procédais :

Le cadavre étant incliné, la tête haute, le bassin plus bas, j'ouvrais le canal vertébral dans sa partie inférieure, et j'enlevais la calotte osseuse du crâne sans intéresser la dure-mère; cette dernière opération permettait à l'air extérieur d'exercer sa pression. Le liquide s'accumulait à la partie inférieure du canal rachidien où on le voyait très facilement. Alors, soulevant la dure-mère avec des pinces, j'incisais avec des ciseaux la lame soulevée, et avec elle le feuillet pariétal de l'arachnoïde dont elle est tapissée. On trouve alors le liquide dans la cavité de l'arachnoïde ; aucun écoulement de liquide n'a lieu : ce n'est qu'en incisant le feuillet profond que l'on donne issue au liquide céphalo-rachidien accumulé derrière lui. Depuis longtemps déjà, tout le monde reconnaît que le liquide céphalo-rachidien est extérieur à l'arachnoïde ; il n'y a plus aujourd'hui de doute à cet égard.

A quoi sert ce liquide ?

Magendie avait pensé d'abord que la régularité des mouvements était liée à sa présence. Il l'avait enlevé par une solution de continuité de la membrane occipito-atloïdienne, et avait vu son ablation être suivie d'une titubation rappelant assez bien celle de l'ivresse.

Magendie racontait dans ses cours que plus tard il lui arriva, faisant l'expérience sur des cochons d'Inde, d'être dérangé au moment où, après avoir coupé transversalement les muscles de la nuque, il se disposait à ponctionner la membrane occipito-atloïdienne mise à nu. Lorsque, quelque temps après, il revenait pour terminer son opération, il était bien surpris en trouvant chez l'animal cette titubation qu'il avait d'abord attribuée à la soustraction du liquide céphalo-rachidien. Il reconnut aussitôt son erreur. Plus tard, M. Longet répéta ces expériences, et vit également que la section des muscles seuls de la nuque amène la titubation.

Chez les oiseaux il n'y a pas de titubation produite

par la section des muscles de la nuque, mais ces animaux ne peuvent plus voler. C'est ce qui semblerait résulter de l'expérience suivante.

J'ai coupé les muscles de la nuque sur un pinson. Après l'opération, l'animal marchait très bien, sautait sans tituber, mais il ne pouvait plus voler.

Lorsqu'on le mettait sur la table et qu'il arrivait au bord, il tombait à terre comme une masse inerte sans chercher à voler.

On a ouvert ensuite la membrane occipito-atloïdienne et l'animal est mort aussitôt; peut-être avait-on touché le bulbe rachidien?

Je n'ai pas eu l'occasion de répéter cette expérience chez d'autres oiseaux; il serait intéressant cependant de voir si chez tous les oiseaux on détruirait ainsi la faculté du vol par la section des muscles de la nuque.

J'ai fait quelques expériences sur la soustraction du liquide céphalo-rachidien; elles m'ont conduit à reconnaître qu'il est possible d'enlever ce liquide sans couper les muscles de la nuque, de telle façon que l'animal ne soit pris d'aucun accident immédiatement apparent.

Pour enlever le liquide, je fais l'incision en arrière sur la ligne médiane, dans le raphé qui sépare les masses musculaires de la nuque; ensuite je perce la membrane occipito-atloïdienne. L'animal n'éprouve aucun effet bien sensible. Le liquide s'écoule cependant, car nous verrons plus tard qu'il est soumis dans le canal rachidien à une pression qui n'est pas aussi considérable que celle du sang. Alors donc que l'air peut entrer librement par la plaie, l'écoulement du liquide céphalo-rachidien ne produit pas immédiatement d'accidents;

mais cette soustraction peut avoir des suites très graves lorsqu'on empêche l'accès de l'air en même temps qu'on aspire le liquide. C'est ce qui se produit, lorsqu'au lieu d'inciser la membrane on la ponctionne obliquement avec un trocart fin, et qu'on retire le liquide par l'aspiration d'une seringue adaptée au trocart.

L'aspiration du liquide n'est d'abord suivie d'aucun phénomène marqué, mais bientôt, quand la quantité enlevée devient un peu considérable, l'animal s'affaiblit d'abord, puis il tombe quelquefois comme frappé d'une paralysie générale.

A l'autopsie, j'ai trouvé que dans la moelle de ces animaux (qui, bien entendu, n'avait pas été blessée par le trocart) étaient disséminés une infinité de petits points apoplectiques. La moelle était comme tuméfiée. Son canal central, assez difficile à apercevoir pour qu'on en ait nié l'existence à une certaine époque, peut parfois dans ces cas recevoir dans sa cavité un stylet ordinaire.

Dans un cas où, en faisant cette expérience, nous avions blessé les sinus veineux de la moelle et produit une petite hémorrhagie, ce canal central de la moelle était rempli par un caillot qui en occupait toute la longueur et le rendait très visible par cette sorte d'injection.

Les lésions que nous venons de signaler, ne peuvent s'expliquer par le défaut de pression sur les centres nerveux résultant de l'ablation du liquide céphalo-rachidien. Nous verrons en effet, comment, par un mouvement de flux et de reflux, ce liquide régularise la circulation dans la moelle en exerçant sur les vaisseaux une pression qui fait équilibre à celle du sang qu'ils renferment. Cette contre-pression venant à manquer, les hémorrhagies se produisent dans la substance nerveuse comme se produisent les ecchymoses dans un membre qu'on placerait dans le vide, comme se produisent encore dans un air raréfié, les hémorrhagies pulmonaires ou nasales.

Magendie a le premier précisé la situation du liquide céphalo-rachidien et attiré l'attention sur ses propriétés; il a montré que ce fluide diffère essentiellement de la sérosité. Malgré cela vous verrez tous les jours noter, dans des relations d'autopsie, qu'on a trouvé de la sérosité dans les ventricules, et attribuer à cette sérosité une origine pathologique. Or ce liquide qu'on trouve dans les ventricules n'est pas de la sérosité : c'est du liquide céphalo-rachidien, produit physiologique que l'on prend à tort pour un produit d'origine pathologique.

Placé dans la cavité sous-arachnoïdienne, séparé des centres nerveux seulement par leur membrane vasculaire, la pie-mère, le liquide céphalo-rachidien remplit tout le vide qui existe entre la moelle et le canal vertébral. Il ne faut donc pas s'en rapporter à certaines planches d'anatomie, dont beaucoup, même assez récentes, montrent le canal vertébral rempli par la moelle. Un espace assez considérable la sépare des parois du canal, espace d'autant plus grand que l'on considère une partie de la colonne vertébrale jouissant de mouvements plus étendus.

Au niveau du quatrième ventricule, le liquide céphalo-rachidien pénètre d'abord dans ce ventricule et se répand successivement dans les autres. L'aqueduc de Sylvius lui donne passage du quatrième dans le troisième; il passe de là, par les trous de Monro, dans les ventricules latéraux, d'où il s'étend jusque dans les ventricules olfactifs chez les animaux qui en ont, chez les chiens, par exemple. On peut avoir une preuve de la réalité des communications que je viens de vous indiquer en appliquant une couronne de trépan au niveau du ventricule olfactif d'un chien, et en versant dans ce ventricule un peu d'un liquide coloré, dont la teinte s'étendra de proche en proche au liquide, situé d'abord dans les ventricules, puis autour de la moelle. Souvent j'ai vu que, dans ce cas, le liquide injecté par les ventricules olfactifs passait dans le troisième et dans le quatrième ventricule et dans l'espace sous-arachnoïdien, sans pénétrer dans les ventricules latéraux.

Magendie avait comparé les centres nerveux protégés par le liquide qui les baigne à l'extérieur et à l'intérieur, au fœtus dans l'amnios, comparaison qui donne une idée exacte du rôle protecteur du liquide céphalo-rachidien, et montre de quelle nature sont ses rapports anatomiques avec les centres. Mais là ne se bornent pas ses usages : constamment en mouvement, il agite continuellement les organes nerveux centraux. Le liquide céphalo-rachidien est, en effet, soumis à des oscillations qui répondent aux mouvements respiratoires, et dont nous allons établir le rapport avec ces mouvements.

Le centre nerveux est, nous le savons, entouré par un réseau de vaisseaux artériels et veineux qui se ramifient dans la pie-mère ; outre cela, il possède un système vasculaire veineux particulier, le système des sinus. Ce sont eux qui, se remplissant et se vidant alternativement, produisent les mouvements du liquide céphalo-rachidien.

Au moment de l'inspiration, il y a appel de sang dans les poumons, les veines se vident; mais bientôt, pendant que se prolonge l'expiration, le sang est chassé du poumon et la circulation s'y ralentit, alors le sang stagne et s'accumule dans les veines qu'il distend.

Toutefois, il ne faudrait pas croire que l'aspiration du poumon amène une vacuité relative de tout le système veineux; elle ne fait sentir ses effets que dans les vaisseaux veineux les plus rapprochés du thorax. M. Poiseuille a fait, pour reconnaître jusqu'où cette aspiration pouvait faire sentir ses effets, des expériences qui, d'accord avec les observations d'entrée accidentelle d'air dans les veines, montrent que cette action aspirante ne s'étend pas loin dans les membres.

Mais cet appel du sang veineux dans le poumon, par les mouvements d'inspiration, n'est pas la seule cause de sa progression dans les veines. A une distance plus grande du poumon, les petites veines sont vidées dans le sens de la circulation par la compression que leur font éprouver les mouvements des parties dans lesquelles elles sont situées.

Si la circulation veineuse générale est aidée par ces deux ordres de causes, il n'en est plus de même pour la circulation de la moelle. Ici les mouvements musculaires sont nuls pour comprimer les tissus. Des deux causes de progression du sang que nous venons d'examiner, une seule agit donc : l'aspiration du poumon. Or, la disposition des sinus, système de veines toujours béantes, permet à cette aspiration d'agir fort loin, et de suppléer ainsi au défaut des mouvements. C'est donc la respiration qui règle ici la circulation veineuse des centres nerveux. Lorsqu'on a étudié l'influence des mouvements respiratoires sur la circulation veineuse, on n'a pas songé à étudier quelle modification elle éprouvait par la disposition des sinus. Ces modifications, que j'ai signalées, sont l'extension à tout le système de l'aspiration pulmonaire, extension nécessaire en raison de l'insuffisance des autres agents de propulsion du sang dans le système veineux.

Le gonflement des sinus vertébraux pendant l'expiration chasse en haut, autour des hémisphères et dans les ventricules, le liquide céphalo-rachidien. Leur vacuité au moment de l'inspiration lui permet de redescendre. Le mouvement de bas en haut correspond donc à l'expiration, celui de haut en bas, à l'inspiration.

Dans les plaies de tête, il y a souvent issue du liquide céphalo-rachidien. M. Laugier, qui en a signalé plusieurs observations, a vu qu'il s'échappait en suivant les mouvements de l'expiration.

On comprend par ce rôle du liquide céphalo-rachidien, destiné à combler les vides que laisse le sang dans ses oscillations, comment, dans une expiration prolongée, l'accumulation du sang dans le système des sinus peut, augmentant la pression du liquide céphalo-rachidien, déterminer sur l'encéphale des phénomènes même de compression, qui ne sont pas toujours sans inconvénients.

Lorsque la colonne vertébrale perd ses mouvements dans les espèces où elle est un axe rigide, chez la plupart des poissons, l'intervention protectrice du liquide céphalo-rachidien est moins nécessaire ; aussi disparaît-il plus ou moins complétement pour être remplacé par une matière particulière plus consistante.

Les expériences physiologiques et les cas pathologiques offrent encore à notre observation un fait curieux, relatif à la facilité avec laquelle ce liquide se reproduit.

A la suite des fractures du rocher, il peut y avoir un écoulement considérable du liquide céphalo-rachidien. J'ai vu à l'Hôtel-Dieu un malade en perdre plusieurs litres en vingt-quatre heures. Il était impossible d'admettre que cet écoulement fût séreux, qu'il représentât le sérum provenant d'une hémorrhagie. Les caractères chimiques du liquide écoulé le différenciaient d'ailleurs du sérum, et le rapprochaient du liquide céphalo-rachidien ; il ne coagulait pas par la chaleur, ne contenait par conséquent pas d'albumine.

La quantité du liquide céphalo-rachidien est variable ; elle m'a semblé être moindre pendant l'abstinence. Sa détermination dans les cas particuliers est sans intérêt ; il faudrait, pour que cette estimation eût quelque valeur, pouvoir en fixer les limites extrêmes et reconnaître comment elles varient suivant la taille et l'espèce des sujets.

Je désire vous montrer aujourd'hui ce liquide, afin que vous ne puissiez plus le confondre avec la sérosité.

Pour cela, nous avons pris ce chien, mis à nu la membrane occipito-atloïdienne, en écartant simplement les muscles. Maintenant la dure-mère est à nu, et l'on peut la voir soulevée de temps en temps par les oscillations du liquide céphalo-rachidien. En piquant la dure-mère avec un tube effilé et aspirant, nous en avons une petite quantité ; mais il est mélangé de sang, et se trouve ainsi privé de son caractère le plus remarquable : celui d'être un liquide non albumineux.

On va préparer un lapin sur lequel nous essayerons d'en obtenir dans de meilleures conditions.

Voici un lapin sur lequel nous allons recueillir du liquide céphalo-rachidien. Notre but étant simplement d'avoir ce liquide, nous allons couper transversalement les muscles du cou pour avoir une plaie plus large, plus facile à observer. Notre seule précaution est maintenant d'éviter la blessure des sinus veineux, qui ferait périr l'animal par introduction de l'air dans le système veineux.

Ce petit tube effilé, engagé sous la dure-mère, nous a permis de recueillir une certaine quantité de liquide céphalo-rachidien qu'on va vous faire passer, et que vous verrez parfaitement limpide. Nous en recueillons encore ici une autre petite quantité, toujours sans aspirer, afin d'éviter d'amasser du sang. Le tube étant en place, vous voyez, à chaque expiration de l'animal, le niveau du liquide s'y élever un peu.

Ce liquide, chauffé, ne coagule pas ; il s'est seulement un peu desséché, abandonnant sur les parois du tube une partie des sels qu'il tenait en dissolution.

Quant au liquide mêlé de sang que nous avons tout à l'heure recueilli sur le chien, vous voyez qu'en le chauffant il nous donne un coagulum albumineux qui, bien évidemment, appartient au sang avec lequel il a été mélangé. Le liquide céphalo-rachidien renferme également du sucre, mais nous nous sommes occupé ailleurs de cette question (tome Ier de nos *Leçons de physiologie*.)

VINGT-SEPTIÈME LEÇON.

27 mars 1857.

SOMMAIRE : Du système nerveux chez les invertébrés. — Recherches anatomiques et physiologiques de M. E. Faivre. — Anatomie des éléments nerveux. — Leurs formes les plus simples. — Constitution du système nerveux des rotatoires. — Son perfectionnement en remontant la série. — Système nerveux de la sangsue, du lombric, des dytisques. — Expériences sur les mouvements de relation chez les dytisques. — Les types anatomiques du système nerveux des invertébrés ont leurs analogues dans la période embryonnaire des animaux supérieurs.

Messieurs,

Après avoir établi les distinctions qu'il convient de faire entre les propriétés et les fonctions du système nerveux; après avoir poussé plus loin la séparation, et vous avoir montré que des caractères bien tranchés devaient faire admettre des divisions dans les fonctions, il est utile de voir si les faits constatés chez les vertébrés peuvent être étendus aux animaux des classes inférieures, et considérés ainsi comme tout à fait généraux.

L'induction ne saurait ici suffire : en effet, quelque démontrée que soit une proposition, l'induction et l'analogie ne doivent jamais être considérées comme des raisons suffisantes pour la généraliser; la conclusion ne saurait venir qu'après une vérification expérimentale.

Récemment des études directes ont été entreprises sur les animaux invertébrés. On a répété sur eux quelques-unes des expériences qui avaient été faites sur les animaux vertébrés. En détruisant certaines portions du système nerveux, et voyant les troubles que ces destructions amènent dans le jeu des fonctions, M. le docteur Ernest Faivre (1) est arrivé à des résultats pleins d'intérêt, résultats dont je veux aujourd'hui vous entretenir, et que j'aurai à comparer à ceux qui s'obtiennent lorsqu'on opère sur des animaux supérieurs. Vous verrez par là que quelle que soit l'analogie, que quelque légitimes que puissent paraître, au premier abord, les vues de l'induction, on trouve toujours de l'imprévu dans les résultats de l'expérience.

Et d'abord, comparons la constitution du système nerveux chez les animaux inférieurs à celle qu'il nous a présentée chez les animaux supérieurs.

Examinant les éléments nerveux pour chercher l'expression morphologique la plus simple de ce système, on trouve déjà les éléments plus simples chez les invertébrés que chez les vertébrés.

La première expression que l'on observe est une réunion de quelques cellules bipolaires avec leurs prolongements, constituant à elle seule tout le système nerveux. Chez certains rotateurs, F. Leydig a vu tout le système nerveux être constitué par trois ou quatre de ces cellules indépendantes les unes des autres. A un degré de perfectionnement un peu plus avancé, ces cellules sont réunies dans une enveloppe commune ; on a alors un ganglion. En remontant la série, on trouve ensuite que ces ganglions, qui ont d'abord augmenté en nombre,

(1) *Études sur l'hystologie comparée du système nerveux chez les invertébrés.* Paris, 1857, in-4.

ont une tendance à se disposer sous la forme d'une double chaîne, de laquelle émanent des filets latéraux. Chez ces animaux, deux chaînes longitudinales et parallèles de ganglions sont réunies par des commissures latérales. A mesure que l'organisation s'élève, les deux ganglions latéraux correspondants se rapprochent et se confondent. En s'élevant encore davantage, on trouve un cerveau rudimentaire dans un ganglion supérieur, placé au-dessus de l'œsophage. Ce ganglion supérieur est relié à un ganglion sous-œsophagien, cerveau inférieur, dont nous aurons bientôt occasion d'examiner le rôle. Ce système de ganglions, que nous voyons se former, s'étendre, se perfectionner à mesure que nous remontons dans la série animale, sont les analogues du système central cérébro-spinal des animaux élevés. Le perfectionnement de ce système semble résulter d'une double tendance de rapprochement latéral entre les parties correspondantes des deux chaînes antéro-postérieures, et de rapprochement antéro-postérieur entre les parties constituantes de ces chaînes latérales. Voyons comment en sont constituées les différentes parties.

Chez le lombric et chez la sangsue, toute la face inférieure de la chaîne ganglionnaire est celluleuse; toute la face supérieure est fibreuse. Le cerveau offre une texture analogue. Dans les ganglions de ce système, ces cellules de la face inférieure sont toutes apolaires ou unipolaires. De ces ganglions partent des filets longitudinaux destinés à les relier entre eux et à en former une chaîne, et des filets transversaux qui vont se répandre dans les organes et fournissent la commissure

qui réunit deux ganglions correspondants. Chez la sangsue, on trouve une cellule *f* entre les deux filets de chacun
de ces troncs latéraux (fig. 65).

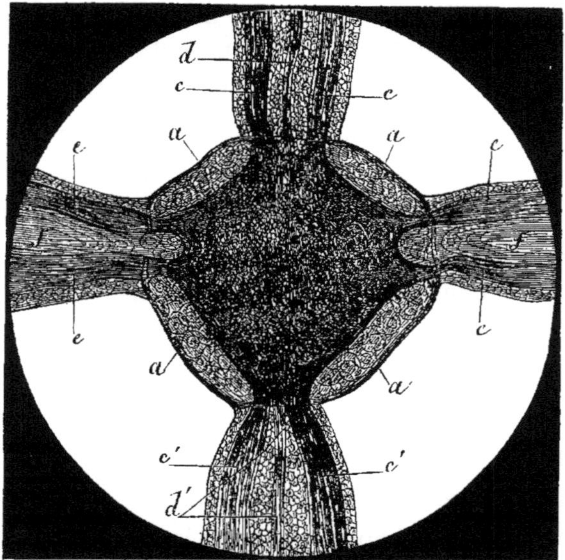

FIG. 65 (1).

Messieurs, les fibres nerveuses des animaux invertébrés ne sont pas composées comme les fibres des vertébrés. Nous avons vu que, chez ces derniers, trois éléments concouraient à la structure du tube nerveux
élémentaire, le cylindre d'axe, la moelle et l'enveloppe.

Chez les invertébrés, le tube nerveux primitif affecte

(1) *Ganglion de la sangsue médicinale vu par sa face supérieure*
(d'après M. Faivre.) — *a a a a*, ganglion constitué par des cellules nerveuses qu'on distingue par transparence ;—*c, c, c'c'*, connectifs antérieurs
et postérieurs ; — *d, d'*, nerf intermédiaire ; — *e e e e*, troncs nerveux ;
— *f, f*, cellules bipolaires placées en dehors de l'enveloppe, entre les
troncs nerveux latéraux auxquelles elles envoient des prolongements.

plusieurs formes. Dans la sangsue, la fibre primitive ressemble à un tube. Elle renferme une substance uniformément granuleuse; il est impossible d'y distinguer deux éléments, d'y voir un cylindre d'axe et une moelle. Toutefois, cette matière granuleuse peut représenter le mélange de deux substances de nature différente, et le nerf de la sangsue s'offrir ainsi dans les mêmes conditions que la fibre primitive des vertébrés. On trouve, en effet, que le contenu des tubes primitifs de la sangsue est formé d'une matière azotée analogue à celle qui constitue le cylindre d'axe, et d'une matière grasse qui représente ici l'élément médullaire.

Chez d'autres espèces, le lombric, par exemple, les tubes primitifs sont formés par une série de renflements fusiformes reliés entre eux par des parties plus effilées.

Chez les insectes et les crustacés, on ne distingue plus de tubes primitifs isolés, mais une seule gaîne renfermant une matière granuleuse et des noyaux.

Avant de passer à l'examen des propriétés de ces tubes nerveux, je désire vous montrer quelques expériences sur les masses cérébrales et ganglionnaires de ces animaux, afin de vous faire mieux sentir que s'il y a des analogies avec ce que nous avons vu chez les animaux supérieurs, il existe aussi des différences assez remarquables.

Chez les dytiques, le cerveau est représenté par deux renflements ganglionnaires : un supérieur, sus-œsophagien, formé de deux lobes, constitue le cerveau supérieur; un autre, médian et scus-œsophagien, est le cerveau inférieur.

Lorsqu'on enlève un lobe du cerveau supérieur, la direction des mouvements se trouve troublée : ainsi l'ablation de l'hémisphère droit amène la rotation à gauche, et réciproquement. Et ici l'on ne peut pas voir, dans cette tendance à la rotation, le résultat de l'affaiblissement d'un côté du corps : la rotation est le résultat de mouvements d'ensemble, parfaitement coordonnés, et n'accuse pas du tout la prédominance d'une moitié du corps, ayant conservé son énergie, sur l'autre moitié qui serait paralysée.

Lorsqu'on a enlevé un des ganglions cérébraux supérieurs, et qu'ensuite on en coupe un des connectifs entre le mésothorax et le métathorax, on observe toujours la rotation du côté opposé à celui où on a enlevé le ganglion ; mais cette rotation se produit par un mécanisme différent, selon que le connectif coupé ensuite l'a été d'un côté ou de l'autre.

Voici deux dytiques. Sur le premier, on a coupé le connectif droit ; le lobe droit du cerveau était enlevé. L'animal tourne à gauche en se servant des pattes gauches, qui l'attirent dans le sens de la rotation à effectuer.

Chez cet autre dytique, dont le lobe droit a été enlevé, et qui par conséquent doit tourner à gauche, on coupe le connectif gauche. Eh bien ! l'animal tourne toujours à gauche ; seulement, comme les pattes droites sont les seules dont l'usage lui reste, il s'en sert pour se pousser.

Dans un cas, le dytique tourne en s'attirant avec les membres du côté où se fait la rotation ; dans l'autre, il tourne en se poussant avec les membres du côté opposé.

Le cerveau supérieur des insectes agit donc sur la direction des mouvements. Des phénomènes analogues, déterminés chez les animaux supérieurs par l'ablation des lobes cérébraux, nous ont montré qu'il en était ainsi chez les vertébrés.

M. Faivre a enlevé chez cet autre dytique le ganglion cérébral inférieur. L'animal reste complétement immobile; il a perdu toute spontanéité et n'offre plus que des mouvements réflexes, qui apparaissent lorsqu'on vient à l'exciter. Nous trouvons encore là quelque analogie avec ce qui se passe chez les animaux élevés, lorsqu'on a détruit chez eux le bulbe rachidien.

Si des organes centraux nous passons aux organes périphériques, nous voyons des différences apparaître : l'expérimentation nous oblige actuellement à ne pas pousser plus loin les analogies entre les propriétés du système nerveux chez les vertébrés et chez les invertébrés.

De chacun des ganglions latéraux, partent sur les organes périphériques deux filets dans lesquels l'analogie porterait à voir des nerfs purement moteurs et purement sensitifs. Or, des expériences multipliées ont conduit M. Faivre à penser que cette distinction ne saurait être admise, que les mêmes nerfs servent à la fois de conducteurs aux impressions sensitives et aux excitations motrices. En effet, si on coupe isolément les filets latéraux qui partent des ganglions, on se trouve avoir produit une destruction complète du mouvement et du sentiment dans les parties où se distribuent les nerfs coupés. Chez les dytiques, M. Faivre s'est assuré, en coupant les nerfs crâniens dès leur origine, que chacun des organes auxquels se distribuent ces nerfs, est paralysé à la fois du mouvement et du sentiment.

Ces expériences porteraient donc à admettre que chez les animaux supérieurs et chez les animaux inférieurs, les propriétés centrales du système nerveux sont les mêmes, tandis que la partie périphérique de ce système présenterait dans les manifestations fonctionnelles des différences tenant à la fusion, chez les invertébrés, des éléments sensitif et moteur.

Toutefois, la distinction qui peut être faite chez les animaux supérieurs entre les propriétés motrices et sensitives, ne résulte que d'un perfectionnement anatomique de la fibre nerveuse; et la fusion entre les fibres que l'expérience conduirait à admettre chez les invertébrés, n'est pas une raison qui doive faire admettre une confusion dans les propriétés. Des anastomoses multipliées ont lieu entre les fibres primitives de la sangsue. On trouve dans le connectif un réseau duquel il est impossible d'isoler l'élément anatomique. Une apparente confusion physiologique est nécessairement la conséquence de cette fusion anatomique.

Nous avons fait autrefois sur des sangsues des expériences qui montrent bien clairement qu'une distinction doit être faite chez les animaux entre les propriétés motrices et sensitives. L'empoisonnement par le curare montre, en effet, deux propriétés bien distinctes là où l'analyse anatomique tendrait à n'en faire admettre qu'une. Mais il n'y a pas dans ces faits incompatibilité ; rien n'empêche de concevoir que chez les sangsues, il existe dans un même tube les substances conductrices de deux propriétés distinctes : il faut bien admettre qu'il en est ainsi dans les cas où le système nerveux se trouve réduit à quelques cellules bipolaires.

Je dois insister ici sur un autre fait, qui se rattache aux mouvements réflexes qu'on a voulu expliquer chez les animaux élevés par les rapports que les fibres nerveuses contractent avec les cellules nerveuses. Sans doute on doit chercher à saisir les rapports anatomiques, et voir s'ils peuvent servir à rendre compte des phénomènes observés ; mais il ne faut pas s'attacher à l'explication qui pourrait en résulter, dès qu'elle est insuffisante à rendre compte des faits. Si chez le dytique ou chez la sangsue, on veut expliquer les mouvements réflexes par des rapports de continuité, on ne le peut plus : le ganglion est constitué par des cellules d'où partent des fibres qui s'entrecroisent ; mais ces cellules sont unipolaires et ne permettent pas d'admettre la continuité avec des fibres de plusieurs ordres. Le phénomène physiologique est ici le même, bien que la disposition anatomique diffère ; nous ne saurions donc logiquement expliquer, par la disposition anatomique qui s'observe chez les animaux supérieurs, des actes qui s'accomplissent chez d'autres sans cette disposition.

Nous terminerons ces faits par des considérations qui motiveront l'examen auquel nous venons de nous livrer des propriétés nerveuses chez les êtres inférieurs. Il ne faudrait pas croire que ces particularités de structure ne puissent être d'aucune utilité dans l'étude des animaux supérieurs.

En effet, les différentes formes que nous venons de passer en revue, formes permanentes chez les invertébrés, s'observent aussi chez les vertébrés, où elles sont temporaires, et s'observent dans la période embryonnaire. Je crois néanmoins qu'il ne faut pas penser que si, à une période plus avancée du développement, les fibres se sont spécialisées chez les vertébrés, leurs propriétés soient devenues différentes quand la forme a changé. Les tissus ont chez l'embryon les propriétés qu'ils auront plus tard. Chez lui, en effet, on trouve partout des cellules; mais, à ce moment déjà, chacune de ces cellules a des propriétés particulières, bien que la forme ne permette pas de les distinguer.

Les cellules qui plus tard seront le cœur se contractant déjà chez l'embryon du poulet, la forme qu'elles prendront plus tard ne changera que le mode physique de la contraction; le fait organique fondamental restera le même. C'est ainsi que s'il doit plus tard y avoir des fibres motrices et sensitives distinctes, elles existent primitivement; peut-être confondues anatomiquement, mais destinées à ne se séparer que plus tard.

Notons enfin que l'état embryonnaire n'est pas la seule condition dans laquelle il nous soit donné de rencontrer chez les vertébrés une fusion apparente de la sensibilité et du mouvement. Certaines parties du système nerveux offrent des exemples de la persistance de l'état qui s'observe chez les animaux inférieurs. C'est ainsi que, dans le grand sympathique, on trouve les formes nerveuses tout à fait analogues a celles qui, transitoires chez les vertébrés, sont le type normal définitif des nerfs des invertébrés. C'est en étudiant en détail le grand sympathique que nous aurons à insister davantage sur ces considérations.

Ici, messieurs, se terminent les considérations générales que nous voulions vous présenter sur le système nerveux. C'est dans la seconde partie de ce cours que trouveront place, à propos de l'histoire de chaque nerf, les observations qui rattachent l'histoire pathologique du système nerveux à son histoire physiologique.

FIN DU TOME PREMIER.

TABLE DES MATIÈRES

DU TOME PREMIER.

FIN DE LA TABLE DES MATIÈRES DU TOME PREMIER.

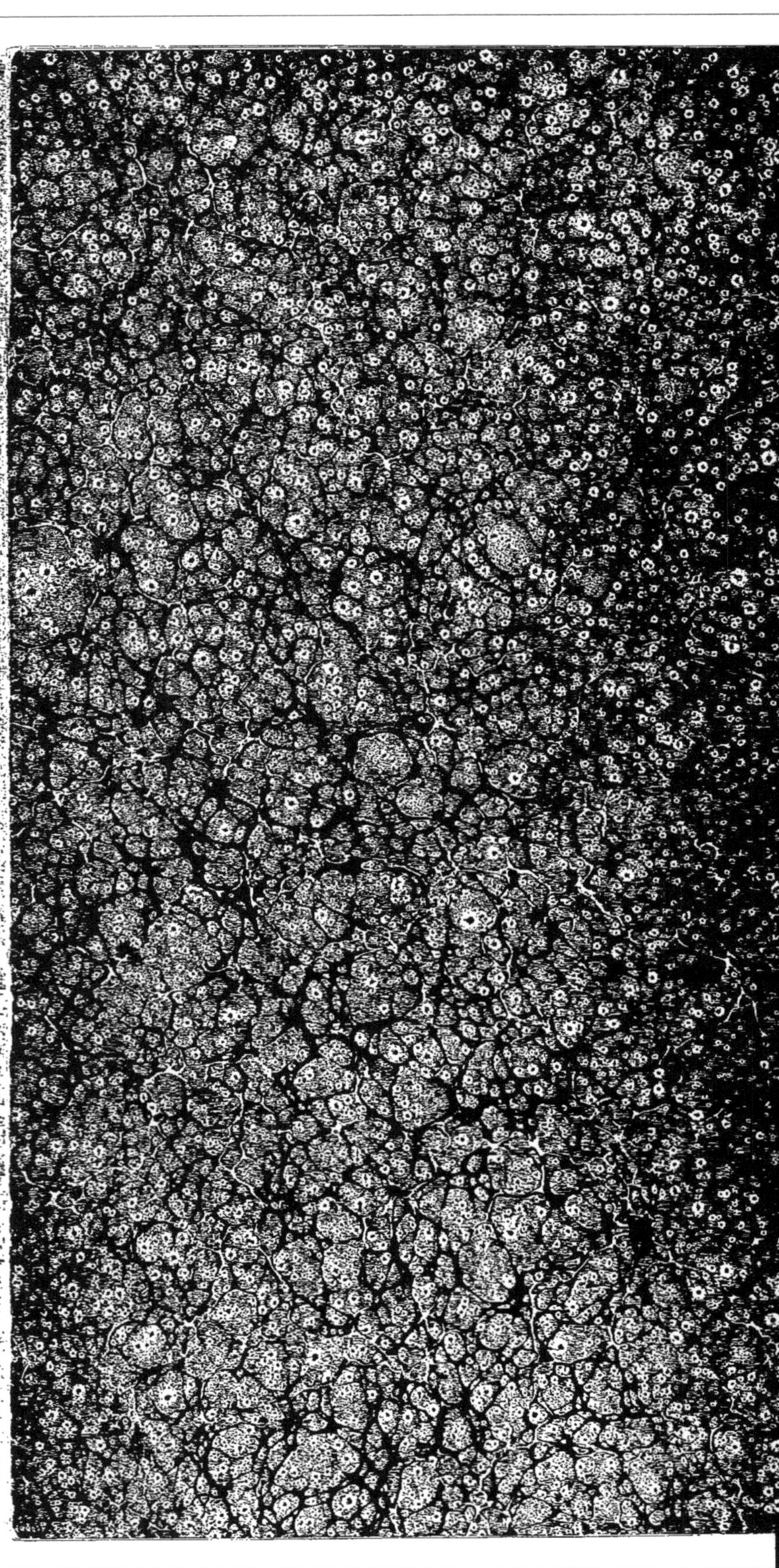

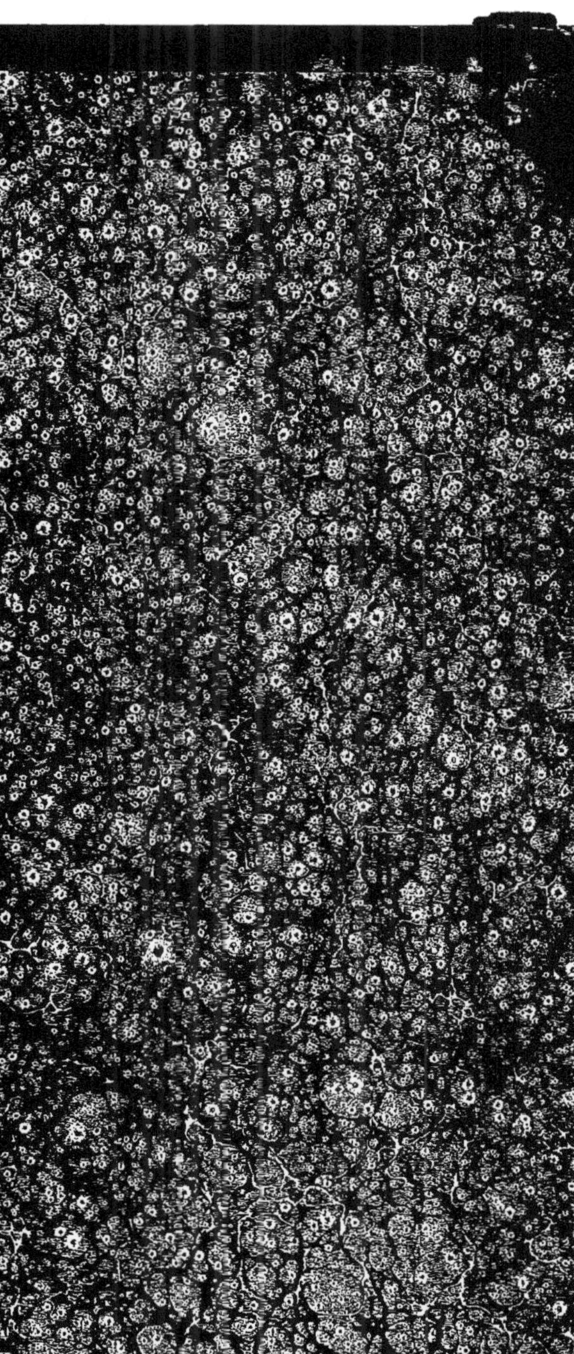

www.ingramcontent.com/pod-product-compliance
Ingram Content Group UK Ltd.
Pitfield, Milton Keynes, MK11 3LW, UK
UKHW020114130726
13696UKWH00001B/40